PROF. DR. MED. GUSTAV DOBOS
Das gestresste Herz

W0086441

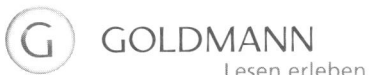

GOLDMANN
Lesen erleben

Buch

Das Herz ist die Pumpe unseres Körpers und reagiert nicht nur sensibel auf Gefühle, Stress und Anstrengungen, es ist auch der Taktgeber unseres Lebens. Drei Milliarden Mal schlägt es im Laufe eines Lebens – mal schnell, mal langsam, mal stolpernd und dann wieder rhythmisch ausdauernd. Kardiologen sind darauf spezialisiert, im Akutfall Leben zu retten und Krankheiten mithilfe hochmoderner Technik zu behandeln. Aber was kommt vor dem Infarkt? 90 Prozent aller Herzinfarkte sind lebensstilbedingt, könnten also von uns selbst verhindert werden. Dass das gar nicht so schwer ist, zeigen Forschungsergebnisse aus der modernen Naturheilkunde. Es gibt wirkungsvolle Verfahren zur Reduktion von Stress, einem großen Belastungsfaktor für das Herz. Diese Ergebnisse der modernen Naturheilkunde lassen sich ohne große Probleme in den Alltag einbauen. Wie man das am besten macht und was das alles Positives bewirken kann, zeigt Gustav Dobos in diesem Buch. Mit einem Zusatzkapitel über Frauenherzen und was ihnen guttut.

Autor

Prof. Dr. med. Gustav Dobos ist Internist und der Wegbereiter der wissenschaftsbasierten Naturheilkunde in Deutschland. Er hat an der Universität Duisburg-Essen einen Lehrstuhl für Naturheilkunde und Integrative Medizin und ist Chefarzt an den Kliniken Essen-Mitte.

Prof. Dr. med. Gustav Dobos

Das gestresste Herz

Mit Naturheilkunde und neuester Forschung länger leben

Das 8-Wochen-Programm für mehr Herzgesundheit

Extra: Warum Frauenherzen anders schlagen

Fachmedizinische Beratung:
Dr. med. Ernst Girth

Unter Mitarbeit von Dr. Petra Thorbrietz

GOLDMANN

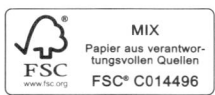

Verlagsgruppe Random House FSC® N001967

Dieses Buch ist bereits 2019 unter dem Titel »Das gestresste Herz. Mit Naturheilkunde für ein längeres Leben. Neueste Forschung zu Lebensstil und Herzgesundheit. Das 8-Wochen-Programm« im Scorpio Verlag erschienen.

1. Auflage
Vollständige Taschenbuchausgabe September 2020
Copyright © 2019 der Originalausgabe: Scorpio Verlag, München
Copyright © 2020 dieser Ausgabe: Wilhelm Goldmann Verlag, München,
in der Verlagsgruppe Random House GmbH,
Neumarkter Str. 28, 81673 München
Dieses Buch wurde vermittelt von der Literarischen Agentur Kossack, Hamburg
Umschlag: Uno Werbeagentur (München) nach einem
Entwurf von FAVORITBUERO (München)
Umschlagmotiv: © Claudia Kempf
Satz: Satzwerk Huber, Germering
Druck und Bindung: GGP Media GmbH, Pößneck
Printed in Germany
GS/EB · CB
ISBN 978-3-442-17884-1

Besuchen Sie den Goldmann Verlag im Netz

Inhalt

Risiko Bewegungsmangel 123

Risiko Stress 146

Herzgesundheit: Das 8-Wochen-Programm zum Ausprobieren 205

Statt eines Vorworts: Hand aufs Herz …

Es ist über 20 Jahre her, aber diesen Tag werde ich nie vergessen. Ich war Arzt auf der Intensivstation an der Universitätsklinik Freiburg und saß mit einer Frau am Bett ihres Ehemannes, der damals nur wenig älter war, als ich es heute bin. Der Patient hatte auf einem Abschiedsessen anlässlich seiner Pensionierung einen so schweren Asthmaanfall erlitten, dass sein Herz stehen geblieben war. Er konnte reanimiert werden, aber es war leider zu spät – das Gehirn hatte zu sehr gelitten. Er lag im Sterben. Ich tat das, was man als Arzt professionell tut – man erklärt, versucht zu trösten, hält das Leid anderer aus, ohne es allzu nah an sich heranzulassen, weil man sonst nicht mehr funktionieren könnte. Für alle Mitarbeiter einer Intensivstation ist der Tod letztlich Routine.

Doch an diesem Tag war das anders. Ich musste mein Gespräch mit der Frau unterbrechen, weil ich ans Telefon gerufen wurde. Mein herzkranker Vater hatte an diesem Tag eine Bypass-Operation in Lahr im Schwarzwald, und ohne große Umschweife erklärte mir der Chirurg am anderen Ende der Leitung, dass es »eine Komplikation« gegeben habe. Beim Annähen der Gefäße hatte sich eine Arterienwand unerwartet gespalten. Die Blutung war so groß gewesen, dass sie sich nicht hatte stillen lassen. Mein Vater lag im Sterben. Als ich auf der Intensivstation in Lahr ankam, war er bereits tot. Meine professionelle Distanz zu dem

Organbefund löste sich mit einem Schlag in Luft auf. Mein eigenes Herz raste und stolperte unruhig – der Schmerz hatte es völlig aus dem Takt gebracht. Meine Mutter war bereits mit 50 Jahren an einem Schlaganfall verstorben, nun also mein Vater. Bei all der Trauer fragte ich mich auch, ob ich einmal dasselbe Schicksal erleiden würde. Meine eigene Sterblichkeit wurde mir in diesem Moment zum ersten Mal so richtig bewusst.

Da ein Herz-Kreislauf-Leiden mit Abstand die häufigste Todesursache hierzulande ist, haben sicher viele unter Ihnen einen ähnlichen Moment erlebt, oder Sie kennen zumindest Menschen, denen es so ergangen ist. Und – Hand aufs Herz – haben Sie sich angesichts dieser Erfahrung nicht vorgenommen, besser auf Ihr eigenes Herz zu achten? Weniger Alkohol zu trinken, keinen fetten Speck mehr zu essen, regelmäßig Sport zu treiben? Was ist aus Ihren Vorsätzen geworden? Plötzlich sind Sie dann 50 oder 60, und die Warnsignale, die sich bereits seit Längerem abzeichnen, verdichten sich zu einer unbestimmten Angst. Müssen Sie wirklich schon regelmäßig Tabletten nehmen, um den Blutdruck zu senken? Können die Rhythmusstörungen, die Sie seit Neuestem abends vor dem Einschlafen wahrnehmen, eine Folge von Stress sein? Sind Ihre Gefäße wohl schon so steif, wie Sie sich selbst manchmal fühlen?

Medizin und Hygiene haben unsere Lebenserwartung deutlich gesteigert. Wir werden also immer älter, unser Lebensende schiebt sich, wenn wir Glück haben, weiter nach hinten. Aber leider gilt das nicht für das Einsetzen altersbedingter Erkrankungen – die Arthrose macht sich immer noch mit 50 bemerkbar, auch wenn wir danach vielleicht noch 40 Jahre leben. Und Herzkrankheiten? Frauen haben bereits ab 45, also nach ihrer Hormonumstellung, ein deutlich erhöhtes Risiko dafür, und bei

Männern beginnt es bereits mit 35 Jahren. Wir sollten uns also nicht nur darum bemühen, einem tödlichen Infarkt oder Schlaganfall aus dem Weg zu gehen, sondern auch verhindern, dass wir Jahrzehnte unseres Daseins auf diesem Planeten mit Krankheiten ringen, die unsere Lebensqualität erheblich einschränken.

Ich jedenfalls tue mein Bestes, das Schicksal meiner Herz-Kreislauf-kranken Eltern nicht zu meinem eigenen zu machen. Und ich muss zugeben, ich war erleichtert, als ich lernte, dass nur ein Bruchteil der Herztode mehr oder weniger unabwendbare Ursachen haben, also zum Beispiel genetisch bedingt sind.

Die gute Nachricht: 80 Prozent aller Schlaganfälle und sogar 90 Prozent aller Herzinfarkte haben ihre Ursachen in unseren Lebensgewohnheiten![1]
Das heißt: Wir müssen etwas ändern!
Es heißt aber auch: Wir können etwas tun!

Impulsgeber des Lebens

Jeder von uns hat ihn, diesen Respekt vor dem eigenen Herzen, dem Klopfen in uns, das uns ein Leben lang und bei jeder Gefühlsregung begleitet. Wenn Sie das Glück haben, Eltern zu sein, dann erinnern Sie sich vielleicht an den Moment, in dem Sie das winzige Zucken zum ersten Mal in verwirrenden Grautönen auf dem Ultraschallbild gesehen haben. Ab der fünften Woche, der Embryo ist noch nicht mal einen halben Zentimeter groß, wird der winzige Nervenknoten zum Impulsgeber des Lebens, wenige Tage später ist das Herz zu erkennen. Mehr und mehr wird sich das winzige Nervenbündel zu einem Hohlmuskel formen, der von nun an treulich seine Aufgabe erfüllt. Rhythmisch wird er sich 60- bis 85-mal in der Minute zusammenziehen und dann wieder erschlaffen, hunderttausend Mal am Tag und drei Milliarden Mal in einem durchschnittlichen Leben.

Weil das Herz so wichtig für unser Leben ist, ist es zum Sinnbild unserer Gefühle geworden. Wir sprechen vom brennenden Herzen, vom gebrochenen Herzen, vom glühenden Herzen. Manchmal spüren wir auch, wie unser Herz schmerzt oder stolpert oder auch bis zum Hals klopft. Manche von uns entwickeln Herzangst, unkontrollierte Panikattacken, die das Herz fast zum Zerspringen bringen. Andere, die vielleicht meditieren können Kontakt mit ihrem Herzen aufnehmen und es durch langsames, konzentriertes Atmen beruhigen und verlangsamen.

Die Schattenseiten des Wohlstands

Die Entwicklung der Kardiologie ist eines der Glanzstücke der modernen Hochleistungsmedizin. Was soll da noch die Naturheilkunde, wenn man doch verstopfte Herzkranzgefäße weiten, Herzklappen austauschen und sogar ganze Herzen transplantieren kann? An der Universität Aachen zum Beispiel wird sogar an einem Herzen aus Kunststoff geforscht, auch wenn dessen Entwicklung »so schwierig wie eine Reise zum Mond« ist, so der Forschungsleiter Ulrich Steinseifer.[2]

In 25 Jahren (1990–2015) ist die Zahl der an einer Herzkrankheit verstorbenen Menschen in Deutschland um 46 Prozent gesunken. Statistiken sind eine seltsame Sache, denn auch wenn diese Aussage so positiv klingen mag, zeigt gleichzeitig ein

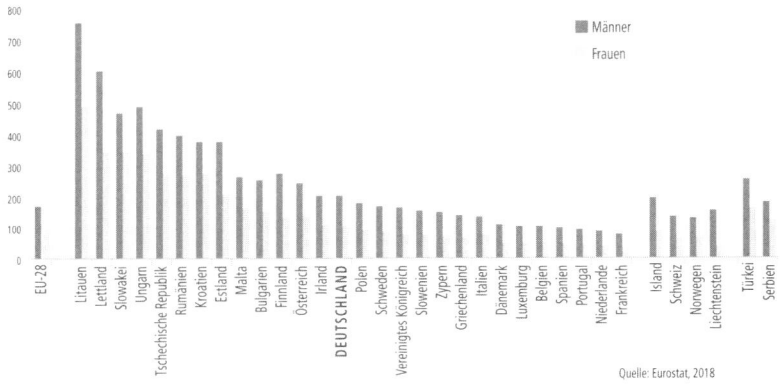

aktueller internationaler Vergleich der Krankheitshäufigkeiten (im renommierten Fachjournal The Lancet)[3], dass wir Deutschen im Verhältnis zu unseren westeuropäischen Nachbarn eine auffallend geringe Lebenserwartung haben, und das, obwohl wir – nach den USA und der Schweiz – in der OECD das meiste Geld für unser Gesundheitssystem ausgeben.[4] Demnach leben deutsche Männer im Schnitt 78,2 Jahre und deutsche Frauen 83 Jahre. Der westeuropäische Durchschnitt liegt hingegen bei 79,5 Jahren für neugeborene Jungen und bei 84,2 Jahren für Mädchen. Damit landen die deutschen Männer auf dem letzten Platz der Liste, aber auch die deutschen Frauen schneiden vergleichsweise schlecht ab. Nur Osteuropa lebt kürzer – volle 13 Jahre die Männer und sieben Jahre die Frauen. Im Vergleich zu den fitten Spaniern (Frauen 85,7 und Männer 80,1 Jahre) sind die Deutschen dicker, sie trinken mehr Alkohol, essen mehr Fleisch, Käse und Butter und bewegen sich weniger.

Auch wenn die Lebenserwartung, global betrachtet, zwischen 1950 und 2017 um knapp 50 Prozent gestiegen ist, so stagniert sie in Deutschland – obwohl wir das teuerste Gesundheitssystem der Europäischen Union haben. Ursache für das schlechte Abschneiden ist unser Lebensstil.

Die Zahl der Herztode ist zwar geringer geworden – aber das ist eine Folge der Hochleistungs-Intensivmedizin und eines international herausragenden Notarztsystems und kein Zeichen besserer Gesundheit. Denn noch immer führen Herzkrankheiten mit insgesamt 18,6 Prozent die Liste der fünf häufigsten Todesursachen an, und da sind die 7,8 Prozent für Bluthochdruck, Vorhofflimmern und -flattern noch gar nicht eingerechnet.[5] Rund 400 000 Menschen müssen hierzulande jährlich allein wegen Herzschwäche in ein Krankenhaus, und immer noch sterben jedes Jahr über 220 000 Menschen an einer Herzerkrankung.[6]

Dabei zeigt sich auch, so die Deutsche Herzstiftung, dass das Risiko, den Herztod zu sterben, in manchen Bundesländern höher ist, weil sie über weniger medizinische Infrastruktur verfügen. Und es schält sich eine neue Risikogruppe heraus: Frauen. Sie haben vermutlich ohnehin eine schlechtere Prognose, aber die bedrohlichen Symptome werden bei ihnen auch noch häufiger übersehen – eine geschlechtsspezifische Diskriminierung (siehe Seite 190 ff.).

Häufigste Todesursachen in Deutschland 2016 (in Tsd.)

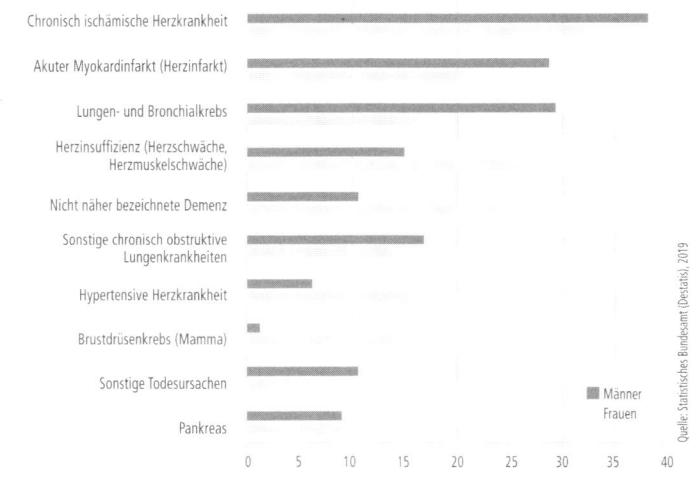

Chronisch ischämische Herzkrankheit

Akuter Myokardinfarkt (Herzinfarkt)

Lungen- und Bronchialkrebs

Herzinsuffizienz (Herzschwäche, Herzmuskelschwäche)

Nicht näher bezeichnete Demenz

Sonstige chronisch obstruktive Lungenkrankheiten

Hypertensive Herzkrankheit

Brustdrüsenkrebs (Mamma)

Sonstige Todesursachen

Pankreas

■ Männer
Frauen

Quelle: Statistisches Bundesamt (Destatis), 2019

Auf das Herz hören

Es geht also darum, das Herz zu schützen, *bevor* es krank wird, oder aber es zu unterstützen, wenn es schon geschädigt ist. Dies ist die Domäne der Naturheilkunde. Ihre Rolle ist nicht die des Lebensretters im Akutfall – dafür hat die Intensivmedizin potentere Mittel. Die Naturheilkunde aber kann Einfluss auf die Selbstregulation des Körpers nehmen, der ein erstaunliches Potenzial zur Selbstheilung hat. Sie bringt uns dazu, den Körper wieder aufmerksamer wahrzunehmen und seine Signale besser zu verstehen, um rechtzeitig reagieren zu können und nicht erst dann, wenn es zu spät ist. Sie lehrt uns auch, gut zu uns selbst zu sein. Davon wiederum profitiert unser Herz und fühlt sich mit uns wohl.

An meiner Klinik für Naturheilkunde und Integrative Medizin in Essen-Mitte betreuen mein Team und ich seit 1999 chronisch kranke Patienten, darunter auch solche mit Herz-Kreislauf-Krankheiten, Bluthochdruck, Diabetes und metabolischem Syndrom. Unsere Klinik ist in Deutschland einzigartig: Vom damaligen nordrhein-westfälischen Ministerpräsidenten Johannes Rau angeregt, waren wir zunächst eine Modellklinik »auf Probe«, die fünf Jahre lang streng auf ihren Erfolg hin überprüft wurde. Wenn dieses Buch erscheint, haben wir bereits 40 000 Patienten behandelt und feiern unser 20-jähriges Jubiläum. Unsere Arbeitsweise ist fachlich interdisziplinär, wir alle sind zwar Experten für Naturheilkunde und andere traditionelle Heilverfahren, aber wir haben unterschiedliche fachliche Schwerpunkte. Ich selbst bin Internist, Nephrologe und Intensivmediziner, kenne also auch die Seite der Notfallmedizin, bei der das Herz eine wichtige Rolle spielt. Die kardiologischen Inhalte dieses Buches wurden außerdem noch von einem Facharzt, Dr. med. Ernst Girth aus Frankfurt, der viele Jahre ein Katheterlabor geleitet hat, kritisch gegengelesen, wofür ich mich an dieser Stelle ausdrücklich bedanken möchte.

Hand in Hand mit der Kardiologie

Diese Form der Zusammenarbeit ist kennzeichnend für die »Integrative Medizin«, wie sie seit rund 25 Jahren vor allem in den USA praktiziert wird. Sie bezeichnet die Zusammenführung von sogenannter Schulmedizin und traditionellem Heilwissen, das zunehmend wissenschaftlich erforscht wird – denn beide Seiten haben unterschiedliche Stärken und Schwächen. Gemeinsam aber, Schulter an Schulter sozusagen oder auch Hand in Hand, können sie ihre Potenziale zum Wohle des Patienten entfalten.

Dies ist also kein »alternativmedizinisches« Buch, keine Aufforderung an Sie, die Medizin hinter sich zu lassen und nur auf »die Natur« zu vertrauen. Angesichts der Kampagnen, die sogenannte Skeptiker und andere Gegner der Naturheilkunde in der Öffentlichkeit fahren, kann man das nicht oft genug betonen. Die moderne, wissenschaftlich geprüfte Naturheilkunde ist nicht gegen die Medizin, sie gehört selbst zur Medizin, seit Tausenden von Jahren. Sie nutzt nur häufig andere Wege, um Wirkung zu erzielen, und sie stellt nicht einzelne Organe wie das Herz in den Mittelpunkt, sondern den gesamten Menschen. Denn seine Biografie und seine Art zu leben haben, wie wir sehen werden, großen Einfluss auf das Wohlbefinden, auf Gesundheit und Krankheit. Sie haben ein ähnliches oder in vielen Fällen sogar mehr Gewicht als Medikamente, die verschrieben werden, zumindest langfristig.

Wie durch ein Wunder

Wäre es nicht wunderbar, wenn wir lernen könnten, den »inneren Arzt«, von dem schon Hippokrates sprach, wieder in uns zu wecken? Dean Ornish, einem Star in der Riege der US-amerikanischen Kardiologen, ist das gelungen. Der Arzt, von dem der herzkranke Ex-Präsident Bill Clinton sagt, er verdanke diesem sein Leben, hat es durch eine strikte Kombination von veganer Ernährung, Bewegung und Entspannung geschafft, dass sich verengte Herzkranzgefäße wieder geweitet haben – ohne weiteren Kathetereingriff und Bypass.

Es war schon ein strenges Regime, das Ornish Bill Clinton wie vielen anderen Patienten über Monate auferlegte: vegane Ernährung, so gut wie ohne jedes Fett, täglich mindestens eine halbe Stunde meditieren und eine Stunde lang einen Spaziergang oder eine andere Form moderater Bewegung, außerdem psychosoziale Gruppenunterstützung und anfangs auch Rückzug vom Alltagsstress. Dieser Aufwand mag vielen von Ihnen als nicht leistbar erscheinen, oder Sie trauen sich vielleicht nicht zu, so ein Programm durchzuhalten. Aber Ornish zeigte bereits 1990[7] – und zum ersten Mal wurde damit auch der wissenschaftliche Nachweis erbracht –, was wir mit unseren eigenen Kräften erreichen können, wenn wir die Motivation dazu haben: Bei 82 Prozent seiner Probanden hatte sich die Engstelle der Arterie nach einem Jahr geweitet – die »Verkalkung« bildete sich also durch einen anderen Lebensstil zurück (mehr dazu auf Seite 101 f.).

Interessant ist auch, dass Herbert Benson vom Massachusetts General Hospital in Boston – ein weiterer Pionier einer Disziplin der modernen Naturheilkunde, der Mind-Body-Medizin (siehe Seite 180 ff., 205 ff.) – ebenfalls Kardiologe ist. Aus der Motivation heraus, etwas gegen schädlichen Stress zu tun, entwickelte er Programme, die den Körper gezielt in einen Zustand der Entspannung versetzen können – durch Atmung und Konzentration (siehe auch Seite 186).

Mythen und Fakten

Stressreduktion, eine herzgesunde Ernährung und regelmäßige Bewegung sind Säulen der Naturheilkunde. Das klingt auf den ersten Blick banal, ist es aber nicht – denn sonst hätten wir nicht so viele Herzkranke in Deutschland. Was also hält uns nun davon ab, unser Herz zu schützen?

Zum einen sind es sicher verwirrende Informationen, denn jede Woche geistern eine neue Ernährungstheorie und ein anderes Wundermedikament durch die Medien. Aber wussten Sie, dass es gar nicht nur bestimmte Fette sind, die das Herz bedrohen, sondern auch tierisches Eiweiß? Dass seelische Belastungen viel mehr Einfluss auf das sensible Organ haben, als man es bisher für möglich hielt? Wussten Sie auch, welche Rolle der Placebo-Effekt für das Herz spielen kann? Und dass ein Waldspaziergang das vegetative Nervensystem mehr beruhigt als ein Cardio-Training im Fitnessstudio?

Gegen 90 Prozent der Herzrisiken können wir selbst etwas tun, indem wir unseren Lebensstil bewusst gestalten (mehr dazu später). Das bedeutet aber kein Leben bei Wasser und trocken Brot – im Gegenteil. Ich bin mir sicher: Wenn Sie den Empfehlungen in diesem Buch folgen, werden Sie feststellen, dass Sie mehr Lebensqualität gewinnen und Ihre Gesundheit auf vielen Ebenen davon profitiert. Denn die moderne Naturheilkunde bietet stets mehrere Ansatzpunkte für positive Veränderung, und das ermöglicht, dass Sie Ihren ganz eigenen Weg zu mehr Gesundheit finden und entwickeln können. Lassen Sie also Ihr Herz sprechen, und hören Sie auf seine Stimme!

Wichtiger Hinweis

Dieses Buch kann keine Therapieempfehlungen für individuelle Personen geben, sondern versucht zu beschreiben, was jeder von uns für sein Herz tun kann, um es zu stärken und gegen die Herausforderungen des Alltags zu wappnen. Menschen, die bereits wegen eines Herzleidens in kardiologischer oder hausärztlicher Betreuung sind, können natürlich auch von den Inhalten dieses Buches profitieren. Ich bitte Sie aber, Veränderungen Ihres Lebensstils oder Selbsthilfemaßnahmen mit Ihrem Arzt abzusprechen, da sie Auswirkungen zum Beispiel auf Ihre Medikamenteneinnahme haben können. Das Herz ist zu wichtig, um damit zu experimentieren. Am besten wäre es natürlich, wenn Sie einen naturheilkundlich orientierten Kardiologen zuziehen könnten. (Regionale Hinweise finden Sie auf https://www.naturheilkunde.de.)

Kardiologen haben keine Zeit zu sprechen

Es wäre sicher ein Vorurteil, zu behaupten, dass Kardiologen die Technikfanatiker unter den Medizinern sind und den Menschen nur als Maschine sehen, den man warten und optimieren kann. Aber innerhalb unseres Gesundheitssystems hat es sich irgendwie dahin entwickelt – sicher auch als Folge unserer international starken Medizintechnik-Industrie –, dass die Herzmedizin in hohem Maße technikdominiert ist, von der Diagnostik bis hin zur Therapie. Gegen exzellente Medizintechnik ist erst mal nichts zu sagen, wenn es nicht bedeuten würde, dass dabei andere Bereiche der Herzmedizin unterbelichtet blieben, die Psychosomatik zum Beispiel. Und das habe ich selbst erlebt. »Wenn bei mir ein Patient ein Gespräch braucht«, sagte mir ein kardiologischer Kollege, »dann mache ich einen Ultraschall, den kann ich wenigstens abrechnen. Und während der Untersuchung können wir dann reden.«

»Ah, jetzt kommt das wieder. Der Patient braucht mehr ›Zuwendung‹!«, höre ich schon den einen oder anderen Kollegen spotten, denn das ist ein Argument, mit dem die Erfolge der Naturheilkunde oft abgetan werden. Nur der erhöhte Zeitaufwand und auch das Interesse, das den individuellen Belangen der Patienten entgegengebracht wird, sorge für die Beliebtheit der Naturheilkunde bei den Patienten, heißt es dann oft. Wenn sie wirklich erkrankten, würden diese dankbar zur »richtigen« Medizin zurückkehren.

Zuwendung und Erwartung

Den herablassenden Unterton werden jedoch viele dieser Kollegen bald verlieren. Denn die Ergebnisse jüngster Forschung verdichten sich zu der Erkenntnis, dass von der Arzt-Patienten-Beziehung wirklich therapeutische Wirkung ausgeht und diese sich nicht nur in einem beruhigten Puls und kurzfristiger Entspannung erschöpft. Heilung sei nämlich weniger die Folge des Einsatzes irgendwelcher therapeutischer Instrumente, so Ted Kaptchuk, Professor für Globale Gesundheit und Sozialmedizin an der Harvard Medical School. Heilung sei vielmehr, zitiert ihn das New York Times Magazine, »eine Handlung, in der fürsorgliche Zuwendung verbunden mit Hoffnung zu einem klinischen Ergebnis«[3] führe.

Was bedeutet das in der Praxis? Zum Beispiel, dass man sich viele der fast 900 000 jährlichen Linksherzkatheter-Untersuchungen und der über 350 000 Weitungen und Stützungen verengter Herzkranzgefäße[9] allein in Deutschland sparen könnte.

Das Leben verlängern sie nur im Falle eines akuten Infarkts, wenn ein Gefäß und damit die Blutversorgung des Herzens blockiert sind, also ein Notfall vorliegt. Dann sind solche Eingriffe lebensrettend und ein Segen des Fortschritts. Das sind sie aber nur in etwa 20 Prozent der Fälle.[10] Der internationale Vergleich scheint das zu bestätigen: Die Sterblichkeit an Herzkranzgefäß-Erkrankungen ist in Ländern, wo nur halb so viele Herzkathetereingriffe wie in Deutschland durchgeführt werden, in etwa gleich hoch.

Liegt kein akuter Infarkt vor, bringt der Eingriff nicht mehr als eine medikamentöse Therapie, lautet das aufsehenerregende Ergebnis des COURAGE Trial[11], das bereits 2007 veröffentlicht wurde. Dieses Ergebnis wurde inzwischen auch durch eine gro-ße Metaanalyse – eine umfassende Auswertung vieler Studien zwischen 1970 und 2011 – bestätigt.[12] Herzkatheter als diagnos-tisches und präventives Mittel scheinen vor allem den Nutzen zu haben, dass sie die Vorstellung stärken, im Körper sei etwas frei-geräumt worden. Eine Suggestion, die allerdings auch Kompli-kationen wie Blutungen und Thrombosen mit sich bringen kann.

Trotzdem wirkt die bildhafte Vorstellung: Wenn die Patien-ten von ihrem Arzt hören, dass ihre Gefäße geweitet wurden, und das zusätzlich noch auf dem Röntgenbild nachvollziehen können, dann berichten sie oft, dass ihre Symptome wie Enge in der Brust oder Atemnot verschwunden sind. Eine im renom-mierten Wissenschaftsjournal Lancet veröffentlichte Studie[13] zeigte aber durch den Vergleich mit einer Gruppe, die nur eine Scheintherapie erhielt, dass sich die reale Leistungsfähigkeit des Herzens nicht verbessert hatte.

Schein-OPs am Herzen

Wie kann so eine Placebo-Therapie aussehen, werden Sie fragen. In diesem Fall wurden die Patienten natürlich darüber aufgeklärt, was in der Studie untersucht werden sollte. In welcher Gruppe sie dann aber waren, wurde ausgelost, und das Ergebnis blieb ihnen verborgen. Alle wurden in einen OP gefahren, erhielten in der Leistengegend einen kleinen Schnitt, und dann wurde eine Sonde in die Beinarterie eingeschoben. Bei 95 der 200 Probanden aller-dings nur ein Stück weit und nicht bis zum Herzen. Nach dem Eingriff wurden jedoch alle mit der Mitteilung nach Hause ent-lassen, dass ihnen ein Stent – ein röhrenförmiges Implantat, das verengte Gefäße dehnen soll – gesetzt worden sei. Alle Patienten hatten Engstellen in ihren Herzkranzgefäßen, aber diejenigen mit dem eingebildeten Stent fühlten sich nach dem Eingriff genauso gut wie die mit dem echten. Auch die gemessene Leistung beim Belastungstest unterschied sich nicht.

Diese Studie wurde von verschiedenen Seiten kritisiert – wegen der kleinen Zahl an Probanden, aber auch, weil diese keine schweren Formen von Angina Pectoris hatten, und insgesamt keine Hochrisikopatienten zu der Gruppe zählten. Ohne Zweifel wäre es gut, die Befunde durch weitere Studien zu bestätigen. Rita Redberg, Professorin für Kardiologie an der University of California, dreht den Spieß der Argumentation allerdings um und verweist darauf, dass man solche Daten schon hätte erheben sollen, bevor man diese Techniken eingeführt hat. Denn die seien inzwischen millionenfach durchgeführt worden, mit hohen Kosten und ohne, wie sich nun herausstellt, Nachweis ihrer Wirksamkeit. In Deutschland gilt der Kathetereingriff laut kardiologischen Experten bei einer stabilen Angina Pectoris als nicht angebracht. In der Praxis wird er dennoch häufig vorgenommen, was sicher auch daran liegt, dass inzwischen eine ganze Branche der Medizin ihr Geld damit verdient.

Das zeigt ein Vergleich zwischen den Therapiearten, gemessen auf Basis der Diagnosis Related Groups (DRGs), also der gesetzlichen Fallpauschalen: Ein zweitägiger stationärer Aufenthalt, um ein Medikament gut einzustellen, bringt einem Krankenhaus ungefähr 800 Euro, ein weiterer Tag plus einer bildgebenden Untersuchung durch einen Katheter (Koronarangiografie) 2100 Euro. Dasselbe Verfahren mit dem Legen eines Stents erwirtschaftet bereits 4700 Euro. Trotzdem zeigt eine Metaanalyse, die die Ergebnisse wissenschaftlich solider, ausgewählter Studien miteinander vergleicht, dass Stents bei einer sogenannten stabilen Angina Pectoris *keinen* Vorteil gegenüber einer Medikamententherapie bieten.[14]

In den USA, schreibt die Wissenschaftsautorin Gina Kolata in der New York Times, diskutieren Kardiologen bereits darüber, ob die Leitlinien, die Orientierung über die jeweils bestmögliche Therapieform geben sollen, nicht geändert werden müssten. Denn, so argumentieren die Stent-Kritiker: Atherosklerose ist ein diffuses Beschwerdebild. Heute kann man eine oder mehrere Engstellen weiten. Aber morgen blockieren die Arterien vielleicht an einer ganz anderen Stelle.[15] Das belegt auch die erste deutsche Verlaufskontrolle, durchgeführt an rund 185 000 AOK-Patienten, die im Katheterlabor lagen: Bereits innerhalb eines Jahres hatte fast jeder Zehnte, dem ein Stent gesetzt worden war, eine neue und schwere Herzkomplikation. Fast doppelt so viele (17,9 Prozent) waren es bei denjenigen, die einen Stent aufgrund eines Herzinfarkts erhalten hatten.[16]

Das Drama der Behandlung

Das, worauf die Patienten so positiv reagieren, glaubt Kaptchuk, Chef des Placebo-Forschungsprogramms in Harvard, ist nicht das kleine Drahtgeflecht in dem Herzkranzgefäß, sondern das »Drama« des medizinischen Rituals – der weiße Mantel, der die Autorität des Arztes unterstreicht, das respekteinflößende Katheterlabor und nicht zuletzt der invasive Eingriff mit Schnitt und Sonde. Im Zentrum jedoch stehe eine Handlung zwischen zwei Menschen – die Behandlung. »Wie können wir unsere Forschungsbefunde den Ärzten klarmachen?«, fragt Kaptchuk und liefert die Antwort gleich mit: »Mit Molekülen. Daran glauben Mediziner.«

Die Molekularbiologin Kathryn Hall, die mit Kaptchuk zusammenarbeitet, hat jüngst im Zusammenhang mit einer riesigen Herz-Kreislauf-Studie eine sensationelle Entdeckung gemacht, die den Placebo-Effekt aus der psychologischen in die naturwissenschaftliche Wahrnehmung rückt. Und zwar handelt es sich um die Women's Health Study, welche die Gesundheit von rund 40 000 Frauen seit mehr als 20 Jahren beobachtet. Unter anderem untersucht sie die Herzgesundheit von vier Gruppen von Frauen, die entweder zusätzlich zu ihrer Medikamentierung noch Vitamin E oder Aspirin, beides gemeinsam oder auch nur ein Scheinmedikament einnehmen. Hall und Kaptchuk nutzten die Gelegenheit dieser Riesenstudie, um nach genetischen Mustern zu suchen, die dem Placebo-Effekt zugrunde liegen könnten. Denn aus der Hypnoseforschung weiß man zum Beispiel, dass bei einem Drittel der Menschen Suggestion sehr gut wirkt, während bei einem weiteren Drittel der Effekt stark von der Umgebung und der Tagesverfassung abhängt. Ein Drittel der Beteiligten lässt sich auch dann nicht hypnotisieren, wenn diese es gerne möchten. Würde man den Grad der Beeinflussbarkeit durch physische Besonderheiten erklären können?

Ein Enzym als Placebo-Erklärung

Die beiden Forscher nahmen das Enzym Catechol-O-Methyltransferase, kurz COMT, ins Visier, weil es anscheinend auf die Schmerzwahrnehmung Einfluss hat. Schmerzen sind ein subjektives Phänomen, wie ich in meinem Buch »Endlich schmerzfrei« beschrieben habe. Die Patienten reagieren häufig mehr auf die Vorstellung, sie hätten ein Schmerzmittel bekommen, als auf die chemischen Substanzen selbst, wie Studien des international renommierten Placebo-Forschers Fabrizio Benedetti von der Universität Turin für einige Analgetika belegen konnten.[17]

Und tatsächlich wurden Hall und Kaptchuk fündig: Das Enzym COMT scheint Einfluss auf den Placebo-Effekt zu nehmen, indem es in den Botenstoffwechsel im Gehirn eingreift. Es beeinflusst dort den Spiegel an Katecholaminen. Eines davon ist Dopamin, ein Botenstoff, der für Motivation und Belohnung wichtig ist. Wenig COMT, so die Ergebnisse der Messungen, führt zu mehr Dopamin und umgekehrt. Von den Placebo-Patienten reagierten vermutlich deshalb diejenigen am stärksten auf das Ritual der Behandlung, die geringe Mengen des Enzyms produzierten. Landeten sie per Los in einer Wartegruppe und wurden zunächst gar nicht behandelt, ging es ihnen folgerichtig auch am schlechtesten von allen.

Ein weiteres Indiz: Der Genabschnitt, der für die Produktion von COMT zuständig ist, heißt »rs4680«. Er variiert sehr stark von Person zu Person. Es könnte also sein, folgert Kathryn Hall, dass eine bestimmte genetische Prädisposition darüber bestimmt, wie einflussreich das Setting ist, der Rahmen also, in dem ein Medikament verabreicht oder eine Therapie durchgeführt wird. Jedoch ist »rs4680«, vermutet sie, nur einer von mehreren Faktoren in diesem »Placebom«, das grundlegenden Einfluss auf das für Gesundheit und Krankheit so zentrale Stressempfinden hat. Wir werden uns später noch genauer damit befassen (siehe Seite 146 ff.).[18]

Der Eingriff als Heilritual

Invasive Verfahren, bei denen also unmittelbar in den Körper eingegriffen wird, haben einen besonders hohen Placebo-Effekt. Das wird unter anderem immer wieder als Argument dafür angeführt, dass Akupunktur Wirkung hat, selbst wenn sie nicht an den traditionell überlieferten Punkten erfolgt. Das Prinzip gilt auch für eine Scheinspiegelung des Knies bei Arthrose. Das Institut für Qualität und Wirtschaftlichkeit im Gesundheitswesen (IQWiG) kam deshalb 2014 zu dem Urteil, dass eine wirklich durchgeführte Spiegelung nicht mehr nützt als eine Placebo-OP oder auch gar keine Behandlung.[15]

Von diesem Effekt eines Heilrituals profitiert auch der Herzkatheter. Allerdings nur kurzfristig, denn langfristig, zeigen die Studien, erhöht er die Lebenserwartung nicht.

Hintergrund:
Was kann ein Katheter genau?

Für eine Koronarangiografie mithilfe eines Kontrastmittels wird über einen kleinen Schnitt in die Leisten- oder Unterarmarterie ein dünner Katheter eingeführt. Wird eine Engstelle (Stenose) gefunden, wird er gegen einen Ballonkatheter ausgetauscht. An dessen Ende befindet sich ein Ballon, über dem ein zusammengedrücktes Maschengitter (Stent) liegt. Beide werden bis zur Gefäßverengung vorgeschoben, dann wird der Ballon unter Druck gedehnt, um das Blutgefäß zu weiten. Dabei entfaltet sich das Maschengitter und wird zur Gefäßprothese. Der Druck liegt bei sechs bis zehn Bar, manchmal sind noch mehr nötig –

ein Autoreifen hat, zum Vergleich, nur zwei Bar. Während des Eingriffs erhalten die Patienten gerinnungshemmendes Heparin, später Medikamente, welche die Verklumpung des Blutes hemmen (Thrombozyten-Aggregationshemmer).

Es besteht kein nachweisbarer Nutzen einer solchen Gefäßprothese (percutaneous coronary intervention, PCI) als präventive Maßnahme bei einer chronischen koronaren Herzkrankheit, also um einen Infarkt zu vermeiden. Bei einem akuten Herzinfarkt kann sie jedoch Leben retten. Liegt der Infarkt allerdings mehr als sechs bis zwölf Stunden zurück, gilt eine Gefäßöffnung nicht mehr als sinnvoll, weil das von diesem Kranzgefäß versorgte Gewebe zu stark geschädigt ist und sich das Blut andere Bahnen gesucht hat.[20]

Der Frankfurter Kardiologe Ernst Girth, der jahrzehntelang in einem Katheterlabor gearbeitet hat, bevor er sich zur Ruhe setzte und Zweitgutachter wurde, beschreibt die Eigendynamik, welche die Herztechnologie nahm: 1976, als die Ballonerweiterung minimalinvasiv möglich wurde, schienen nun auch einzelne Gefäßverengungen auf einfache Weise behandelbar. Bypässe – Überbrückungen von Gefäßengstellen – hatte man nur bei mehreren Stenosen gesetzt, weil sonst das Risiko den Nutzen überwog. Anfangs weitete man die Engstellen lediglich – mit dem Ergebnis, dass sich ein Teil der Gefäße innerhalb der ersten sechs Monate wieder verengte. Das konnte daran liegen, dass durch den hohen Druck eine Reizung des Gefäßes entstand, die das Immunsystem über zelluläre Prozesse zu reparieren suchte:

Das Gefäß »wuchs« wieder zu. Diese Rate wurde zunächst mit zehn Prozent angegeben.

Zweifelhafte Stent-Erfolge

Zu Beginn der 1990er-Jahre wurden dann in den USA die ersten Stents zugelassen. Dies führte zu einer wundersamen Vermehrung der Wiederverengung, der Restenose. Für die gute alte Ballonerweiterung, kritisiert Girth, lag die Rate dieser Komplikation laut Studien plötzlich bei 21 Prozent: »Wer aber einen Stent setze, riskiere nur bei zehn Prozent der therapierten Gefäße einen Rückfall.«[21] 2002, als mit Medikamenten beschichtete Stents in Deutschland auf den Markt kamen, die durch ihre Wirkstoffe die Wiederverengung verhindern sollten, erhöhten sich laut Girth erneut die Versagerquoten der inzwischen als veraltet angesehenen Technologie auf über 20 Prozent und die um ein Vierfaches teureren Drug-eluting Stents (DES) wiesen nur zwischen zehn und 14 Prozent Versagerquoten auf.[22] Später zeigte sich dann, dass auch die beschichteten Stents ihre Probleme hatten, weil sie mit dem Zellwachstum an der behandelten Stelle die Wundheilung bremsten. Das offen liegende Metall der Gefäßprothese aber ist ein Thromboserisiko. Um das zu senken, müssen die betroffenen Patienten ein Jahr lang gerinnungshemmende Medikamente einnehmen, die insbesondere bei Operationen oder Unfällen wiederum neue Risiken mit sich bringen.

Während Wolfgang Dissmann, Initiator des Deutschen Herzzentrums Berlin, schon 2002 darauf hingewiesen hatte, dass Kathetereingriffe in Deutschland häufig keine therapeutische Relevanz hätten und weit häufiger vorgenommen würden als in anderen Ländern der Welt, hat sich das Bild nur wenig geändert, im Gegenteil.[23] Und obwohl auch der Sachverständigenrat Gesundheit die Praxis der Katheterisierung kritisch hinterfragt hatte,[24] stieg die Zahl der Eingriffe zwischen 2001 mit 3900 Koronarangiografien pro einer Million Einwohner in Deutschland auf 6240 im Jahr 2009 an. Deutschland führt im Vergleich mit anderen OECD-Staaten immer noch die meisten Katheteruntersuchungen durch.[25]

Deutschland macht die meisten Herzkranzgefäß-Eingriffe in der OECD – ohne bessere Ergebnisse

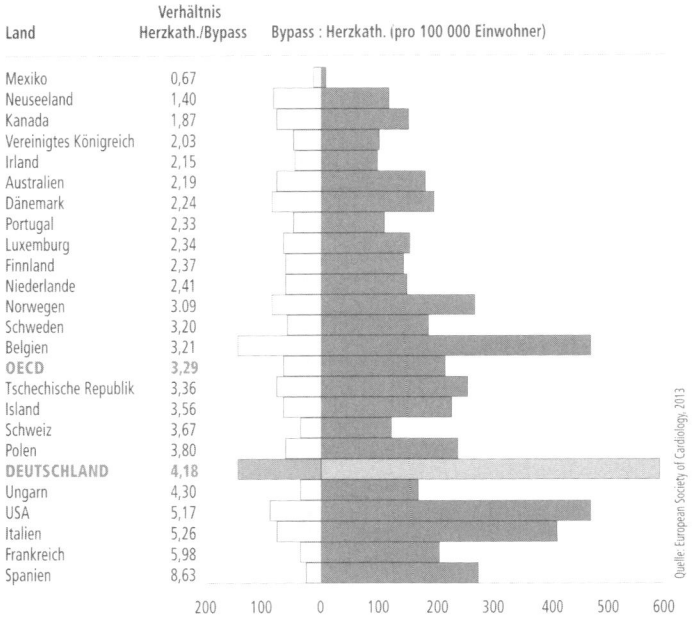

Land	Verhältnis Herzkath./Bypass	Bypass : Herzkath. (pro 100 000 Einwohner)
Mexiko	0,67	
Neuseeland	1,40	
Kanada	1,87	
Vereinigtes Königreich	2,03	
Irland	2,15	
Australien	2,19	
Dänemark	2,24	
Portugal	2,33	
Luxemburg	2,34	
Finnland	2,37	
Niederlande	2,41	
Norwegen	3,09	
Schweden	3,20	
Belgien	3,21	
OECD	3,29	
Tschechische Republik	3,36	
Island	3,56	
Schweiz	3,67	
Polen	3,80	
DEUTSCHLAND	4,18	
Ungarn	4,30	
USA	5,17	
Italien	5,26	
Frankreich	5,98	
Spanien	8,63	

Quelle: European Society of Cardiology, 2013

Der deutsche Kardiologe Frank A. Flachskampf, Professor an der Universität Uppsala, führt das unter anderem auf das deutsche Abrechnungssystem mit diagnoseabhängigen Fallpauschalen (DRG) zurück.[26] Von der Idee her sollten sie teure Eingriffe nur ermöglichen, in der Praxis aber werden sie geradezu zum Treiber der Apparatemedizin – vor allem deshalb, weil diese viel besser honoriert wird als nichtinvasive Verfahren wie Stresstests oder bildgebende Verfahren (Cardio-CT). In den Jahren 2002 bis 2012, so Flachskampf und Kollegen, sei die Zahl der Katheterlabore von 234 auf 830 angestiegen, die Rate der Koronarangiografien habe sich vervierfacht und die Zahl der Stents sogar verzehnfacht.[27]

Jetzt könnte man argumentieren, dass das Land der Dichter und Denker wie auch der Ingenieure eben besonders fortschrittlich sei. Irrtum. Im Vergleich zu den Niederlanden, die vergleichbar in Altersstruktur, Lebensstil, Bruttosozialprodukt und dem Gesundheitssystem sind, werden in Deutschland rund viermal mehr Katheterinterventionen durchgeführt, und trotzdem sterben im Verhältnis 35 Prozent mehr Männer und 44 Prozent mehr Frauen an einer ischämischen Herzkrankheit (siehe Grafik links).

Die Flatrate für invasive Eingriffe sei also kontraproduktiv, so die kritischen Kardiologen, denn sie bestrafe letztlich konservatives medizinisches Vorgehen. Deshalb müsse die »Finanzlogik« dringend mit medizinischer Vernunft zur Deckung gebracht werden. Bis heute ist das noch nicht erfolgt.

Katheteruntersuchungen am Herzen haben in den meisten Fällen mehr Risiken als Nutzen. Dilatationen (Aufdehnungen) verengter Gefäße verlängern die Lebenserwartung nicht, es sei denn, sie erfolgen mit geringem zeitlichem Abstand auf einen Herzinfarkt – dann allerdings sind sie lebensrettend. Bei nicht akut lebensbedrohlichen Beschwerden ist es sinnvoller, auf konservative, nichtinvasive Verfahren zurückzugreifen.

Verhindern Stents die Selbstheilung?

Was könnte der Grund dafür sein, dass Lebensstiländerungen in der Summe besser für das Herz sind als Implantate? Eine Theorie dazu ist, dass sie die Selbstheilungsmechanismen des Körpers nicht bremsen, sondern anstoßen. Aus naturheilkundlich-medizinischer Sicht ist das so: Zwischen den Arterien, die das Herz umgeben, gibt es »Verbindungsstraßen«, die häufig nur ganz fein angelegt, manchmal auch noch gar nicht vorhanden sind. Verengt sich eine der Arterien, beginnen diese »Kollateralen« zu sprießen und das Blut umzulenken. Das funktioniert ganz gut und kann, abhängig vom Ort des Geschehens, unter Umständen sogar einen Arterienverschluss so kompensieren, dass kein Herzinfarkt entsteht.

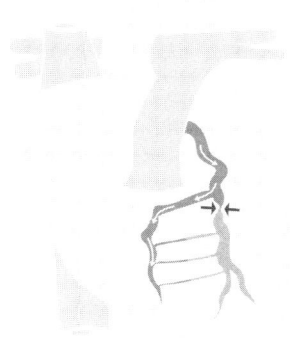

Kollaterale: Das Blut sucht sich eine Umleitung

Wird die Arterie aber mittels eines Eingriffs geweitet, so bleibt die Ausbildung der »Nebenstraßen« aus, und das Blut wird weiter durch eine Arterie gepumpt, die vielleicht nicht nur an dieser Stelle brüchig ist und andernorts neue Probleme machen kann.

Naturheilkundliche Herzmedizin: Was kann sie?

Einerseits ist die Kardiologie, das ist völlig unbestritten, eine Medizin, die in besonderer Weise durch technische Innovationen vorangekommen ist. Die Anfänge waren zunächst beschwerlich: 1628 beschrieb der englische Arzt William Harvey als Erster den Blutkreislauf. Was uns heute ganz selbstverständlich anmutet, war damals experimentell schwer nachzuweisen und wurde deshalb vehement von Harveys Zeitgenossen bestritten. Seit der Antike gingen Ärzte davon aus, dass das Herz von der Lunge mit einem Lebenselixier aus der Luft, dem Pneuma, versorgt würde. Das Blut, so glaubte man, entstand in der Leber aus der Nahrung und wurde in der rechten Herzhälfte gereinigt. Die Schadstoffe atmete der Mensch dann über die Lunge aus, während das saubere Blut durch Poren in die linke Herzhälfte drang und sich dort mit dem Pneuma zum Lebensgeist verband, der vom Herzmuskel weitergepumpt wurde. So weit die antike Theorie, der Harvey widersprach.

Es dauerte weitere 100 Jahre, bis seinem Landsmann Steven Hales die erste Blutdruckmessung gelang – an einem Pferd. Und erst weitere 150 Jahre später, an der Schwelle zum 20. Jahrhundert, erfand der italienische Arzt Scipione Riva-Rocci die unblutige Blutdruckmessung mit einer Armmanschette. Nach ihm wird der Wert des gemessenen Blutdrucks bis heute mit »RR« bezeichnet. Um seine Zeit herum entstand auch das Stethoskop, das bis heute zur Auskultation, also zum diagnostischen Abhören von Herz, Lunge und auch Bauchgeräuschen, verwendet wird. Und in Frankfurt wurde 1896 in einer Notoperation die erste erfolgreiche Herznaht gesetzt und rettete einem jungen Gärtner das Leben.

Bald schon folgte eine Innovation auf die nächste. Mitte der 1960er-Jahre setzte sich die Herzkatheteruntersuchung als Routineverfahren durch, und die Herz-Lungen-Maschine ermöglichte es, das Herz vorübergehend stillzulegen, während der Blutkreislauf umgeleitet wurde. Der erste Schrittmacher wurde implantiert, dann die erste künstliche Herzklappe. Bereits 1967 gelang Christiaan Barnard in Kapstadt die erste Herztransplantation. Zehn Jahre später erweiterte der Dresdener Kardiologe Andreas Grüntzig erfolgreich ein verengtes Herzkranzgefäß per Ballon, die Bypass-Operation am schlagenden Herzen per »minimalinvasiver« Schlüsselloch-Chirurgie fand erstmals 1994 statt. Inzwischen forscht die Biotechnologie, zum Beispiel am Klinikum Aachen, an humanen Herzklappen aus Nabelschnurzellen. 2018 gelang es dem ersten deutschen Herztransplanteur, Bruno Reichart, und seinem Münchner Team, ein genmodifiziertes Schweineherz in einen Pavian zu verpflanzen. Seiner Vorhersage nach wird das in wenigen Jahren eine Therapie für den Menschen sein.

Der Lebensstil als größter Risikofaktor

Die Hochtechnologie hat uns also ermöglicht, das Herz erfolgreich zu behandeln, wenn es bereits erkrankt ist, sogar, es auszutauschen. Aber sie hat uns nicht dorthin gebracht, die Herzgesundheit zu stärken. So ist die Sterblichkeit durch einen Infarkt innerhalb der letzten 25 Jahre in etwa halbiert worden. Das sei enorm, lobt Thomas Eschenhagen, Leiter des Deutschen Zentrums für Herz-Kreislauf-Forschung (DZHK) in Hamburg. Aber er schränkt auch gleich ein: Immer noch stürben die meisten Menschen an einer Herz-Kreislauf-Erkrankung, und die Herzinsuffizienz, die chronische Herzschwäche, habe im selben Zeitraum zugenommen.[28] Das liegt nicht nur an der steigenden Lebenserwartung, sondern auch daran, dass heute mehr Menschen als früher einen Infarkt überleben, der Herzmuskel aber bleibende Schäden zurückbehält. Die Herzrhythmusstörungen haben, wie die obige Grafik aus dem Herzbericht 2016[29] zeigt, ebenfalls deutlich zugenommen. Unser Lebensstil führt außerdem dazu, dass unser Herz viel stärker gefährdet ist als früher.

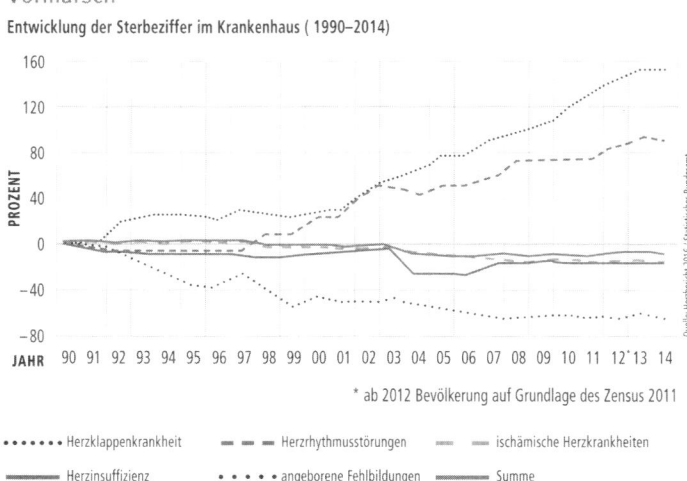

Herzrhythmusstörungen und Herzklappenfehler auf dem Vormarsch

Entwicklung der Sterbeziffer im Krankenhaus (1990–2014)

* ab 2012 Bevölkerung auf Grundlage des Zensus 2011

Quelle: Herzbericht 2016 / Statistisches Bundesamt

······ Herzklappenkrankheit ━ ━ ━ Herzrhythmusstörungen ━ ━ ischämische Herzkrankheiten

━━━ Herzinsuffizienz • • • • • angeborene Fehlbildungen ━━━ Summe

Das Ornish-Programm

Einer der Begründer der modernen Lebensstilmedizin war der bereits zitierte Kardiologe Dean Ornish. In den 1970er-Jahren war der junge Medizinstudent an der Universität von Houston irritiert darüber, dass seinen Lehrern zu einer Herzkranzgefäß-Erkrankung nicht viel mehr einfiel als ein Bypass, damals noch das Mittel der Wahl. Das behebt aber doch die Ursachen der Erkrankung nicht, dachte er sich. Denn die Patienten kehrten nach der Entlassung aus der Klinik meistens zu ihren früheren ungesunden Verhaltensweisen zurück. Zwar war damals die Rolle von Ernährung, Stressbewältigung oder Bewegung bereits Gegenstand von Studien, aber noch hatte niemand versucht, sie miteinander zu verbinden und daraus ein therapeutisches Programm zu entwickeln.

1977 erhielt der damals 24-Jährige ein Forschungsstipendium und unterbrach sein Studium, um sich mit zehn Herzpatienten in ein Hotel in Houston zurückzuziehen. Unter seiner Leitung verbrachte die Gruppe dort, abgeschottet von der Außenwelt, einen Monat: Die Teilnehmer aßen vegetarisch und streng fettarm (nur zehn Prozent der gesamten Kalorienaufnahme). Sie lernten Yoga und Meditation, bewegten sich viel und bildeten Gesprächsgruppen. Bei vielen verbesserte das den Blutfluss zum Herzen. Aber das Experiment wurde zunächst nicht anerkannt, denn die Nachweismethoden waren noch ungenau, und es gab keine Kontrollgruppe. Deshalb wiederholte Ornish seinen Ansatz später unter exakteren wissenschaftlichen Bedingungen.

Sein Lebensstilprogramm hat er inzwischen den Ursachen verschiedener Zivilisationsleiden wie Krebs oder Depression angepasst (www.ornish.com). Am berühmtesten aber ist und bleibt sein Herzprogramm. Auch in Deutschland gibt es bundesweit niedergelassene Ärzte und Kliniker, die das Ornish-Programm anbieten. Die Krankenkassen übernehmen hier aber nur in Ausnahmefällen auf Antrag die Kosten. Wir an unserer Essener Klinik haben wichtige Elemente davon in eine naturheilkundliche sogenannte Ordnungstherapie eingepasst (siehe das Lebensstilprogramm Seite 205 ff.).

Das Versagen der Medizin

Wir könnten erreichen, dass 90 Prozent der Herzinfarkte nicht stattfinden. Ein Meilenstein auf dem Weg zu dieser Erkenntnis war ein globales Forschungsprojekt unter kanadischer Leitung, das in 52 Ländern das Infarktrisiko an rund 30 000 Teilnehmern untersuchte. Diese INTERHEART-Studie fand bereits zwischen 1999 und 2003 statt und wurde ein Jahr später im Fachmagazin Lancet publiziert.[30] Sie legte die Grundlage für viele weitere Studien und Therapieansätze – denn als zentrale Risikofaktoren ermittelte sie: Blutfette, Rauchen, Bluthochdruck, Übergewicht (vor allem Bauchfett), Diabetes, psychosoziale Einflüsse, zu geringer Verzehr von Obst und Gemüse, Alkohol und Bewegungsmangel. Vererbung und Umwelteinflüsse seien weit weniger relevant.

Anteil der Lebensstilfaktoren an Herzinfarkt und Schlaganfall (INTERHEART-Studie)

LEBENSSTIL-RISIKOFAKTOREN	MÖGLICHE SENKUNG DES HERZRISIKOS durch Lebensstiländerung (in %)
Überhöhte Blutfettwerte	49,2
Rauchen	35,7
Psychosoziale Belastung	32,5
Übergewicht	20,1
Bluthochdruck	17,9
Falsche Ernährung (wenig Obst und Gemüse)	13,7
Wenig Bewegung	12,2
Alkohol	6,7

Quelle: Yusuf S. e: al., Lancet 2004

Diese und ähnliche Studienergebnisse führten dazu, dass die wissenschaftlichen Leitlinien, für Ärzte eine Art Katechismus und ein wichtiger Behandlungsleitfaden, dem Lebensstil inzwischen einen wichtigen Stellenwert einräumen. So heißt es in der »Nationalen Versorgungsleitlinie für chronische koronare Herzkrankheiten«[31]: Nichtmedikamentöse Therapiestrategien (Lebensstiländerungen) seien »unverzichtbar«.

Die Leitlinie zur »Risikoadjustierten Prävention von Herz- und Kreislauf-Krankheiten« der Deutschen Gesellschaft für Kardiologie macht zum Beispiel folgende Modellrechnung für einen typischen Patienten auf: Ein 55-jähriger Patient hat zwar keine familiäre Vorgeschichte, was das Herz angeht, und auch keinen erhöhten Blutzucker, aber er ist Raucher und hat einen zu hohen Blutdruck (systolisch 150–159 mmHg), außerdem grenzwertige HDL- und LDL-Cholesterin-Werte (38–39 mg/dl; 156–160 mg/dl) und zu viele Triglyzeride (150–199 mg/dl) – spezielle Fettsäuren, die als Folge von Übergewicht und übermäßigem Alkoholgenuss vermehrt auftreten und dann gefährlich werden. Das Risiko des Patienten, einen Infarkt zu erleiden, liegt bei 2,3 Prozent im Jahr. Das klingt jetzt nicht so viel, aber über zehn Jahre summiert es sich auf 23 Prozent. Das heißt, jeder Fünfte in einer vergleichbaren Kohorte hat dann einen Infarkt erlitten.[32]

Allein wenn der Mann das Rauchen aufgibt, halbiert sich das Risiko. Fängt er außerdem an, »mediterran« zu essen, nimmt er also viel Gemüse und Obst samt gesunden Fetten zu sich, und ist zusätzlich noch etwa vier Stunden pro Woche körperlich aktiv, so sinkt sein Risiko von 23 Prozent in zehn Jahren auf weniger als sieben Prozent, auch ohne jede medikamentöse Therapie.

Wieso tun wir nichts?

Diese Erkenntnisse stehen also in den Leitlinien, aber in der Praxis bewegen sie wenig. Liegt das an den Patienten oder an den Ärzten? Die Antwort lautet: an beiden. Das fängt an mit der Zeit, die notwendig ist, um die Patienten davon zu überzeugen, dass es sich wirklich lohnt, etwas an ihrem Lebensstil zu verändern. Der durchschnittliche Kontakt zwischen Arzt und Patient beträgt aber nach einer Erhebung des Instituts für Qualität und Wirtschaftlichkeit im Gesundheitswesen (IQWiG) nicht einmal mehr acht Minuten. Das ist kein Wunder, wenn die hausärztliche (altersspezifische) Quartalspauschale für einen über 50-jährigen

Patienten vielleicht 80 Euro beträgt und ein Kardiologe mit 130 Euro schon das obere Limit erreicht. (Die Honorarregelungen unterscheiden sich regional.) Wohlgemerkt ohne technische und sonstige Zusatzleistungen, aber unabhängig von der Häufigkeit des Patientenbesuchs. Dabei sucht ein deutscher Patient im Schnitt 18-mal im Jahr den Arzt auf, anscheinend ohne das zu bekommen, was er sucht. »Vertrauen und Zuwendung werden im modernen Gesundheitswesen viel zu wenig beachtet und genutzt«, sagt Paul Enck, einer der führenden deutschen Placeboforscher in der Abteilung Psychosomatische Medizin und Psychotherapie des Universitätsklinikums Tübingen. »Dabei sind sie das größte Kapital der Medizin.«[33]

Zeit und Vertrauen sind ein Faktor, praktisches Üben ein anderer. Patienten müssen positive Erfahrungen machen, um den Wert einer Verhaltensänderung am eigenen Körper zu erfahren. Theoretische Risikoberechnungen, wie wir sie eben aufgestellt haben, sind da zu abstrakt und nutzen wenig. Mein früherer Oberarzt Ulrich Deuse, der heute eine internistische Praxis in Essen führt und daher weiß, wie stark der Arbeitsdruck eines Kassenarztes ist, hat das so gelöst: Er bietet seinen Patienten eine Privatsprechstunde am Abend nach Praxisschluss an und legt ihnen nahe, sich die Ausgabe dafür einmalig zu leisten. Während dieser Stunde geht er im Gespräch auf die wichtigsten Empfehlungen ein, beantwortet individuelle Fragen und erläutert die Grundzüge der Mind-Body-Medizin (siehe Seite 180 ff.), deren wichtige Ziele Entspannung, Selbstfürsorge und ein gesunder Lebensstil sind. Dann macht er mit seinem Patienten eine Achtsamkeitsübung oder eine andere Entspannungseinheit, verhilft ihm zu Übungsmaterial oder vermittelt auf Wunsch einen geeigneten Kurs. Zum Schluss vereinbaren beide einen Folgetermin in einigen Wochen, um den Plan, den sie gemeinsam für eine Lebensstilveränderung gemacht haben, auf seinen Erfolg hin zu überprüfen sowie Schwierigkeiten und Rückschläge zu besprechen.

Selbstfürsorge ist wichtig!

In den folgenden Kapiteln werde ich auf das, was Sie alles tun können, um Ihr Herz zu schützen, noch genauer eingehen. Wichtig ist mir aber schon an dieser Stelle, dass Sie in dem vorliegenden Buch nicht nur praktikable Informationen erhalten, sondern vor allem auch Motivation und Hilfestellungen für die Umsetzung. Aktives Gesundheitsverhalten zu stärken ist nämlich einer unserer wichtigsten Therapiebausteine. Mein Team und ich haben in mehr als 20 Jahren wertvolle Erfahrungen damit gesammelt und daraus ein Behandlungskonzept entwickelt, das neben dem klinischen Programm auf Selbsthilfe und Selbstfürsorge setzt und in Deutschland einzigartig ist. Wir predigen also weniger, was Sie theoretisch tun *sollten,* sondern helfen Ihnen, das auch *praktisch* umzusetzen.

Mit jeder einzelnen positiven Lebensstilveränderung verringern Sie Ihr persönliches Risiko, einen Infarkt zu erleiden oder eine Erkrankung der Herzkranzgefäße zu bekommen. Gleichzeitig werden Sie sich besser fühlen und mehr Lebensqualität empfinden. Sie selbst entscheiden, welchen Weg Sie gehen wollen. Und: Sie schaffen das. Wir helfen Ihnen dabei.

Medikamente: So viel wie nötig, so wenig wie möglich

Diejenigen von Ihnen, die bereits herzwirksame Arzneien einnehmen, kennen das: Ein Medikament kommt selten alleine. Meistens werden mehrere Wirkstoffe kunstvoll miteinander kombiniert und verschrieben, die an unterschiedlichen Punkten ansetzen, um das Herz zu entlasten. Dazu zählen Cholesterin- und Blutdrucksenker, harntreibende Mittel und Betablocker, ACE-Hemmer, Kalziumantagonisten und andere.

Viele Menschen haben ein Unbehagen, so viele Medikamente einzunehmen – jeder fünfte Patient mit Herzschwäche ist nicht »adhärent«[34], wie das im Medizindeutsch lautet. Das heißt, er oder sie hält sich nicht an die verschriebene Medikamentierung, lässt sie ganz weg oder nimmt eine falsche Dosis ein. Mangelnde Adhärenz ist allerdings nicht nur ein Thema bei Herzerkrankungen, sondern bei den meisten chronischen Krankheiten. Sie ist für alle Gesundheitssysteme der Industrienationen ein riesiges Problem.

Von sämtlichen ausgestellten Rezepten werden nur 50 bis 70 Prozent in einer Apotheke abgegeben, so der internationale Gesundheitsberater GSW.[35] Von denen nehmen nur noch 25 bis 30 Prozent der Patienten diese Medikamente korrekt ein, und gerade einmal 15 bis 20 Prozent gehen zu einem Arzt, um sich das Folgerezept zu holen.

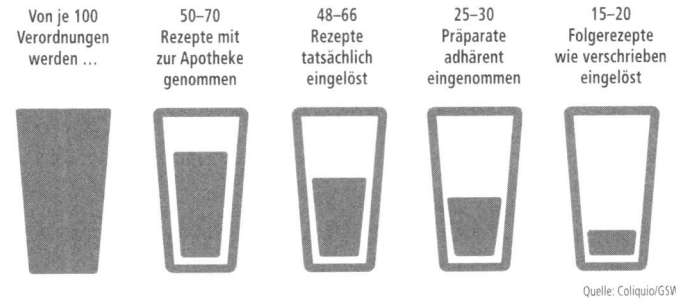

Patienten nehmen ungern Tabletten

| Von je 100 Verordnungen werden ... | 50–70 Rezepte mit zur Apotheke genommen | 48–66 Rezepte tatsächlich eingelöst | 25–30 Präparate adhärent eingenommen | 15–20 Folgerezepte wie verschrieben eingelöst |

Quelle: Coliquio/GSW

Die Konsequenz: Jeder zweite Patient hält eine Langzeittherapie mit Medikamenten nicht durch, bedauert zum Beispiel der Pharma-Hersteller Merck. Apps für die Medikamentenverwaltung und andere digitale Feedback-Tools sollen das in Zukunft verbessern.[36]

Zu Risiken und Nebenwirkungen ...

Woran liegt das? Ein Grund kann sein – und hier landen wir wieder beim Zeitproblem –, dass die Patienten vom Arzt nicht genügend aufgeklärt wurden. 99 Sekunden müssen im Schnitt reichen, über die Verordnung und das Präparat zu sprechen.[37] Hinzu kommt, dass viele Patienten zu aufgeregt sind, um alles aufzunehmen, was ihnen der Doktor erzählt. Also haben sie vielleicht nicht verstanden, dass Blutdrucksenker anfangs Abgeschlagenheit verursachen können, ein Zustand, der sich nach einigen Wochen gibt. Oder ihnen ist nicht klar, dass sie Betablocker nicht einfach selbsttätig absetzen dürfen, weil sie sich gerade eben »super« fühlen.

Der Beipackzettel ist in der Regel nicht geeignet, bei einem Laien das Verständnis zu fördern. In seiner Ausführlichkeit listet er (aus Haftungsgründen) auch noch die unwahrscheinlichsten Nebenwirkungen auf, was bei empfindsamen Menschen wie ein Nocebo wirken kann – eine negative Suggestion, die durchaus Symptome hervorrufen kann. Es gibt sogar Mediziner, die aus diesem Grund fordern, das System der Beipackzettel zu verändern und stärker auf die hilfreiche Beratung durch den Apotheker zu setzen.

Nun ist es so, dass Herzmedikamente natürlich auch echte Nebenwirkungen haben. Das gilt eigentlich für jede Substanz: Je stärker sie wirkt, desto größer sind die damit verbundenen Nebenwirkungen. Pflanzliche Medikamente lösen ebenfalls unerwünschte Reaktionen aus, allerdings fallen diese in der Regel schwächer aus, wie auch ihre Wirkung. Was lässt sich aus naturheilkundlicher Sicht zu Herz-Kreislauf-wirksamen Herzmitteln sagen? Wann sind sie notwendig? Und gibt es ausreichend wirksame Alternativen?

Medikamente für Millionen

Wann hat das überhaupt angefangen mit der systematischen medikamentösen Behandlung von Herz und Kreislauf? 1948 beauftragte die US-amerikanische Gesundheitsbehörde Forscher herauszufinden, aus welchem Grunde Herz-Kreislauf-Leiden die häufigste Todesursache in den USA seien. Mit ein Anlass für das gestiegene Interesse war das Entsetzen über den Schlaganfall, der 1945 zum Tod von Präsident Franklin D. Roosevelt während dessen vierter Amtszeit geführt hatte – in einer entscheidenden Phase der amerikanischen Geschichte.

Man wählte für die Studie eine Kleinstadt in Massachusetts und 5209 ihrer Bürger, nämlich diejenigen, die zwischen 30 und 60 Jahre alt waren und bis dato kein Herz-Kreislauf-Leiden hatten. Später wurden auch noch die Kinder der Probanden einbezogen. Die Studie läuft immer noch und bezieht inzwischen schon die dritte Generation ein. Als Framingham-Herz-Studie ging sie in die Geschichte ein und war eine der ersten epidemiologischen Langzeitstudien überhaupt.[38] Ihre Ergebnisse wurden zur Basis der modernen medikamentösen Kardiologie, denn es wurde nun empfohlen, mithilfe von Tabletten Blutdruck und Cholesterinspiegel zu senken sowie den Blutzucker zu regulieren, um das Risiko für eine Herzkrankheit zu senken.

Risiko Bluthochdruck

Pro und Contra von Blutdrucksenkern

Fangen wir mit den Blutdrucksenkern an, die vielen Patienten als Erstes verschrieben werden. Was nützen sie? Ab wann sollte man sie nehmen? Bis zu 30 Millionen Deutsche leiden an Bluthochdruck, also etwa jeder Dritte. Wann Blutdruck zum »Hochdruck« mit Krankheitswert wird, ist allerdings Ansichtssache, denn unterschiedliche Studien und Fachgesellschaften kommen zu kontroversen Einschätzungen in diesem Punkt.

Aktuelle Grenzwerte für Bluthochdruck (in mmHg)

	OBERER WERT	UNTERER WERT
Optimal	unter 120	unter 80
Normal	120 bis 129	80 bis 94
Hochnormal	130 bis 139	85 bis 89
Leichter Bluthochdruck	140 bis 159	90 bis 99
Mittelschwerer Bluthochdruck	160 bis 179	100 bis 109
Schwerer Bluthochdruck	180 oder mehr	110 oder mehr

Quelle: Leitlinien der Europäischen Gesellschaft für Hypertonie

In den USA gilt man nach den jüngsten Leitlinien schon als behandlungsbedürftig, wenn die Werte des Blutdrucks bei 130–139 mmHg/ 80–89 mmHg liegen. In der 2015 veröffentlichten SPRINT-Studie (Systolic Blood Pressure Intervention Trial) wurde sogar empfohlen, den Blutdruck auf einen Wert unter 120 mmHg zu drücken, allerdings zeigte sich dort nach der Kombination mehrerer Medikamente eine erhöhte Rate von Nebenwirkungen wie Extrasystolen, Reizleitungsstörungen des Herzens und Nierenschäden, sodass dieser Weg nicht weiterverfolgt wurde.[39]

In Europa hingegen betrachtet man 130–139 mmHg/80–89 mmHg als erhöhten, aber immer noch normalen Blutdruck, der keiner Behandlung bedarf. Diese Einschätzung bekräftigen auch kritische Experten wie Peter Sawicki, der ehemalige Präsident des Instituts für Qualität und Wirtschaftlichkeit im Gesundheitswesen (IQWiG). Er bestätigt zwar, dass Menschen im oberen Bereich von 130 mmHg statistisch ein höheres Schlaganfallrisiko haben als etwa Menschen mit einem Blutdruck unter 110 mmHg. Aber das Absenken des Blutdrucks führe nicht automatisch zur Verringerung des Schlaganfallrisikos, das sei ein »Denkfehler«, so Sawicki. Die beiden Größen seien nicht kausal miteinander verknüpft, sondern nähmen unabhängig voneinander mit dem Alter zu.[40]

Blutdruckwerte um 130–139 mmHg/80–89 mmHg gelten in den USA bereits als erste Stufe des Hochdrucks, doch deutsche Forscher bezweifeln, dass Medikamente hier Sinn machen. Karl-Heinz Ladwig und sein Team an der TU München/Helmholtz Zentrum überprüften die Daten von rund 12 000 Patientinnen und Patienten und fanden, dass das Risiko, einen Herztod zu sterben, nicht höher war als beim »normalen« Blutdruck. Die Stigmatisierung, bei diesen Werten bereits als krank zu gelten, führe außerdem zu Depressionen und sei deshalb kontraproduktiv, so der Münchner Professor für Psychosomatik.[41]

Das Ringen der internationalen Fachgesellschaften um solche Grenzwerte ist nicht nur das Bemühen, eine pragmatische

Basis für einen individuell höchst komplexen Zusammenhang zu finden, es ist natürlich auch Interessenpolitik. Denn jeder Strich auf der Quecksilbersäule, der über dem Normwert liegt, bedeutet weltweit Millionen von Medikamentenpackungen und Milliarden Einnahmen: 2017 wurden mit Blutdrucksenkern international rund 23 Milliarden US-Dollar umgesetzt.[42] Wie hart der Konkurrenzdruck in diesem Geschäft ist, zeigt auch ein Skandal aus dem Jahr 2018: Präparate mit dem Wirkstoff Valsartan mussten von den Behörden teilweise aus dem Verkehr gezogen werden, weil dieser aus Kostengründen von Generika-Unternehmen in China in Auftrag gegeben worden war und dort verunreinigt wurde.[43]

Entwicklung der wichtigsten Bluthochdruck-Mittel

ACE-Hemmer, Sartane, Kalziumantagonisten, Betablocker. Diuretika – so heißen die populärsten Gruppen von Blutdrucksenkern.

Sie setzen an unterschiedlichen organischen Strukturen an, die den Blutdruck mit regulieren. Unterm Strich weiten alle Mittel die Blutgefäße, das Herz muss das Blut gegen weniger Widerstand pumpen.

Das erste Medikament zur Behandlung von Bluthochdruck war ein Naturstoff, Reserpin, ein Alkaloid aus der Indischen Schlangenwurzel (Rauwolfia serpentina). Klassiker, die heute noch verschrieben werden, sind die harntreibenden Diuretika Hydrochlorothiazid (HCT) und Furosemid (1959). Sie reduzieren das Blutvolumen und senken dadurch den Druck auf die Gefäße. Als Nebenwirkung kann Natriummangel auftreten. Ein Jahr später wurden das Alpha-Methyldopa entdeckt, dessen Einsatz heute meistens auf die Schwangerschaft beschränkt ist, sowie das Spironolacton, ein kaliumsparendes Diuretikum.

Die Betablocker, die als Nächstes entwickelt wurden, verhindern, vereinfacht formuliert, das blutdrucksteigernde Zusammenziehen der Gefäße. Erweiternd wirken Kalziumantagonisten wie Nifedipin (1970). Sie hemmen den Kalziumionenfluss am Herzen und verringern so die Schlagkraft, was den Blutdruck senkt. Sie können unter anderem Verstopfung auslösen.

Eine weitere Gruppe von Medikamenten wirkt seit den 1980er-Jahren auf Renin und Angiotensin, zwei Substanzen, die über zahlreiche Mechanismen den Blutdruck erhöhen und die Nierenfunktion beeinflussen. Zu ihr gehören die ACE-Hemmer, die Angiotensin-Rezeptor-Antagonisten (AT-II-Antagonisten) und ein Renin-Inhibitor. ACE-Hemmer entspannen die Gefäßwände. Sie lösen aber bei etwa jedem zehnten Patienten einen Reizhusten oder einen unerwünschten Kaliumüberschuss im Blut aus. AT-II-Antagonisten wirken über einen anderen Mechanismus ebenfalls entspannend. Auch sie können den Kaliumspiegel erhöhen.

Sartane (AT$_1$-Antagonisten) sind eine relativ neue Wirkstoffgruppe. Sie wirken einem Hormon entgegen, das die Gefäße sich zusammenziehen lässt. Häufig werden sie Patienten verabreicht, die ACE-Hemmer schlecht vertragen.

Jede Arzneimittelgruppe hat potenziell andere Nebenwirkungen. Wenn sie auftreten, kann der Arzt meistens

Wie gefährlich ein höherer Blutdruckwert ist, hängt natürlich auch damit zusammen, welche Risikofaktoren ein Patient ansonsten vorweist, ob er zum Beispiel noch eine Fettstoffwechselstörung hat oder genetisch vorbelastet ist. Auch das höhere Lebensalter ist ein Faktor: Eine Studie aus dem niederländischen Leiden[46] zeigte bei über 85-jährigen Senioren, dass ihr Sterberisiko nicht abnahm, sondern im Gegenteil stieg, je tiefer ihr Blutdruck gesenkt wurde. Außerdem neigten diese Patienten häufiger zu kognitiven Einschränkungen, weil ihr Gehirn anscheinend nicht ausreichend durchblutet wurde.

Die positive Wirkung der Medikamente muss man also immer gegen die Risiken abwägen, vor allem im Alter. Jeder vierte ältere Mensch in Deutschland nimmt mindestens ein Medikament ein, das für sein Alter als potenziell ungeeignet einzustufen ist. Das sind allein in Deutschland 4,6 Millionen Menschen.

So stehen einige blutdrucksenkende Wirkstoffe auch in der Priscus-Liste, die 2010 im Rahmen eines Verbundprojekts des Bundesministeriums für Bildung und Forschung (BMBF) zu Alter und Gesundheit zum ersten Mal veröffentlicht wurde. Seither wird sie ständig aktualisiert. Das BMBF mahnt zur besonderen Vorsicht bei diesen Substanzen, weil sich der Stoffwechsel im Alter verändert, Leber- und Nierenfunktion schwächer werden und auch das Gehirn empfindsamer reagiert.

Ob und ab wann Sie blutdrucksenkende Mittel einnehmen sollten, kann ich Ihnen per Ferndiagnose in diesem Buch leider

WIRKSTOFF	NEBENWIRKUNGEN	ALTERNATIVE WIRKSTOFFE
Doxazosin	Mundtrockenheit, Verstopfung, Kreislauf-probleme, Probleme beim Wasserlassen, höheres Risiko von Herz-Kreislauf-Erkrankungen und Schlaganfällen als bei anderen Bluthoch-druckmedikamenten	ACE-Hemmer (z.B. Ramipril, Enalapril u.a.)
Prazosin		
Terazosin		AT$_1$-Blocker (z.B. Losartan, Telmisartan u.a.)
Clonidin	Schwindel, Kreislaufprobleme, teilweise ungünstige Wirkung auf die geistige Leistungs-fähigkeit	(Thiazid-)Diuretika (z.B. Hydrochlorothiazid)
Reserpin	Kann zu Traurigkeit, Benommenheit, Schwindel führen, negative Auswirkungen auf die geistige Leistungsfähigkeit	Betablocker (z.B. Metoprolol, Carvedilol u.a.)
Methyldopa	Bei älteren Menschen wurden Kreislauf-probleme bis hin zur Bewusstlosigkeit und starke Benommenheit beschrieben.	lang wirksame Kalzium-Antagonisten (z.B. Amlodipin u.a.)
Nifedipin (nicht retardiert)	Kurzwirksames Medikament, das zu ausgeprägten Kreislaufproblemen führen kann und im Vergleich zu anderen Bluthochdruck-Medikamenten mit erhöhter Sterblichkeit assoziiert ist.	

Quelle: BMBF: Priscus-Liste 2018[47]

nicht sagen. Das sollten Sie auf jeden Fall mit Ihrem Arzt abklä-ren. Seien Sie aber auch nicht einfach nur mit einem Rezept zu-frieden, sondern bitten Sie ihn um ein ausführliches Gespräch über Ihre individuellen Risikofaktoren und mögliche Nebenwir-kungen.

Noch ein Hinweis: Magnesium-Supplementierung kann hel-fen, den Blutdruck zu senken, so zeigt ein Überblick über die aktuelle Forschung.[48]

Die Wiedergeburt des Aderlasses

Ein uraltes und gleichzeitig hochmodernes Verfahren ist der Aderlass. Erst vor wenigen Jahren wurde er wiederentdeckt. Dieses in der Antike wichtige Behandlungsverfahren, damals verwendet, um die »Körpersäfte« auszugleichen, geriet im 18. und 19. Jahrhundert in Misskredit, denn damals wurde es in Ermangelung besserer Therapien viel zu häufig und viel zu radikal eingesetzt. Ein prominentes Opfer war zum Beispiel der erste Präsident der Vereinigten Staaten von Amerika, George Washington. Sein Arzt hatte ihm zur Behandlung einer Kehlkopfentzündung mehr als eineinhalb Liter Blut abgezapft, sodass Washington vermutlich als Folge dieser zugefügten Schwächung starb. Damals hatte die Medizin die Vorstellung, man könne die »schlechten Säfte« verringern, welche die Krankheiten auslösten.

Andreas Michalsen, Professor für Klinische Naturheilkunde an der Berliner Charité, hat wirklich bahnbrechende Arbeit für die Rehabilitation des Aderlasses geleistet. Zuerst forschte er in den Schriften der antiken Ärzte Griechenlands und fand dort, dass sie Aderlass vor allem bei Patienten mit rotem Gesicht und Übergewicht sowie einer Neigung zum »Schlagfluss«, also Schlaganfall, empfahlen. Er fand auch eine moderne Studie eines Nephrologen, der zeigte, dass Aderlass bei Patienten, die wegen ihrer Nierenerkrankung keine Tabletten nehmen können, eine wirkungsvolle Alternative sein kann. Schließlich machte Andreas Michalsen – damals noch Oberarzt an unserer Essener Klinik – eine kleine Pilotstudie mit 64 Teilnehmern.[49] Die Resultate waren beeindruckend. Schon nach sechs Wochen war der Blutdruck in der mit Aderlass behandelten Gruppe so niedrig, als hätten die Teilnehmer Medikamente eingenommen.

Der US-amerikanische Hämatologe Leo Zacharski führte eine große Studie zum Aderlass bei schweren Durchblutungsstörungen der Beine, der sogenannten Schaufensterkrankheit, durch.[50] Er vermutete, die blutdrucksenkende Wirkung des Aderlasses rühre nicht nur daher, dass weniger Blut weniger Druck auf die Adern ausübe, sondern spekulierte, dass das Eisenspeicherprotein Ferritin damit zu tun habe. Dieses Eiweiß ist wichtig für den Transport von Eisen im Blut. Aber Studien aus Skandinavien hatten gezeigt, dass zu viel Ferritin – zum Beispiel bei Menschen, die sehr viel Fleisch essen – zu Herzinfarkten und Schlaganfällen führt. Auch genetische Besonderheiten können den Ferritin-Spiegel erhöhen.[51] Durch einen Aderlass wird der Ferritin-Spiegel gesenkt.

Heute weiß man, warum sich das positiv auswirkt. Ein erhöhter Eisengehalt des Blutes führt zu vermehrter Spannung in den Blutgefäßen, außerdem oxidieren die Blutfette schneller, was ein Risikofaktor ist. Zu viel Eisen reduziert außerdem das Hormon Adiponektin, das vor Diabetes schützt. Ein Aderlass senkt also nicht nur das Blutvolumen und damit den Druck, sondern es entspannt auch die Gefäßwände und wirkt präventiv bei Diabetes, vielleicht sogar bei Krebs.[52]

Einige Patienten berichteten, dass ihr Blutdruck erst ansteige, seit sie aus Altersgründen nicht mehr zum Blutspenden gehen dürften. Das war schon 1998 von einer finnischen Wissenschaftlergruppe behauptet worden – dass Blutspenden nicht nur für andere gut sei, sondern auch für den Spender selbst. Andreas Michalsen testete das mit rund 300 Patienten aus dem Charité-Transfusionsdienst. Ihnen wurde empfohlen, den gesetzlichen Empfehlungen folgend, maximal alle drei Monate (Frauen) oder alle zwei Monate (Männer) zur Blutspende zu kommen. Ein Jahr lang wurden Blutdruck und andere Risikofaktoren für Herz- und Gefäßkrankheiten erfasst. Das Ergebnis: Je höher der Blutdruck war, desto ausgeprägter die Blutdrucksenkung.[53]

Noch ein anderer Faktor des Aderlasses bzw. Blutspenders wirkt vermutlich schützend für das Herz: Ein normales rotes Blutkörperchen lebt etwa 120 bis 160 Tage. Zapfen wir Blut ab, stimulieren wir gleichzeitig das Knochenmark zur Bildung neuer roter Blutkörperchen. Diese sind flexibler als alte und erreichen deshalb auch die winzigsten Kapillaren. Die Durchblutung verbessert sich.

Zusammengefasst bedeutet das: Blutspenden kann den Blutdruck erfolgreich senken: systolisch von durchschnittlich 160 auf 144 und diastolisch von durchschnittlich 91 auf 84. Männer können bis zu sechsmal jährlich zum Blutspenden gehen – zwischen den Terminen sollten acht Wochen Pause sein. Frauen sollten maximal viermal spenden. In Untersuchungen profitierten Menschen mit sehr stark erhöhtem Blutdruck von mehr als 160/100 mmHg besonders.[54] Weitere Informationen finden Sie unter www.blutspende.de.

Ein klassischer Aderlass hat im Prinzip dieselbe Wirkung, ist aber im Alltag schwerer durchzuführen, weil die Praxen dafür aufwendige Hygienerichtlinien einhalten müssen, um zum Beispiel das Blut zu entsorgen. Ich empfehle Ihnen deshalb, wenn nicht Ihr Alter oder Krankheitsgründe dagegensprechen, regelmäßig Blut spenden zu gehen – die dafür vorgeschriebene Altersgrenze ist vor nicht allzu langer Zeit (für Mehrfachspender) von 68 auf 73 Jahre hinaufgesetzt worden.

Auch die Akupunktur kann helfen, den Blutdruck zu senken.[55] Über sechs Wochen praktiziert, zeigte sie in einer Studie deutlich bessere Werte als eine Scheinakupunktur. Die Wirkung verschwand aber sofort wieder, sobald die Behandlung beendet wurde. Akupunktur ist also als Therapie gegen Bluthochdruck nicht zu empfehlen, weil das Kosten-Nutzen-Verhältnis negativ ist.

Was aber auf jeden Fall Sinn macht, sind naturheilkundliche Selbsthilfestrategien, mit denen Sie dazu beitragen können, Ihren Blutdruck und damit auch Ihre Medikamentendosis zu senken. Sie finden sie auf den folgenden Seiten und zusammengefasst zu einem wissenschaftlich geprüften und in der Praxis erprobten 8-Wochen-Programm ab Seite 205. Diese Maßnahmen »beißen« sich nicht mit der kardiologischen Therapie, sondern können integrativ und unterstützend wirken. Auf jeden Fall sollten Sie durch regelmäßiges Messen überprüfen, wie sich Ihr Blutdruck längerfristig verhält.

Benötigen Sie dann irgendwann weniger Medikamente, müssen Sie bitte auch die Dosisreduzierung mit Ihrem Arzt besprechen. Machen Sie keine gefährlichen Alleingänge: Vor allem Betablocker müssen langsam abgesetzt oder in der Dosis verändert werden, da es sonst zum gegenteiligen Effekt kommt.

Ob Ihr Blutdruck als krankhaft erhöht gilt, hängt nicht nur von den offiziellen Richtwerten ab, sondern auch von Ihrer individuellen Konstitution, Ihrem Alter und Ihren weiteren Risikofaktoren. Blutdruckmedikamente

haben Nebenwirkungen und müssen in der Regel ein
Leben lang genommen werden. Es lohnt sich deshalb,
schon frühzeitig auf einen Lebensstil zu achten,
der den Blutdruck schont oder zumindest die
Dosierung herabsetzt.

Was Sie selbst gegen Bluthochdruck tun können

Morgens kalte Güsse

Wassertherapien sind seit der Antike bekannt und nutzen meistens zusätzlich den Wärme- oder Kälteeffekt. Sie können sie jeden Morgen zu Hause in der Badewanne oder Dusche durchführen, zum Beispiel Kneipp'sche Güsse. Ein kalter Wasserstrahl (zwischen zehn und 15 Grad) sollte möglichst ohne Druck über die Haut fließen – vorzugsweise durch ein Kneipp-Gussrohr, das Sie im Sanitärfachhandel oder in Gesundheitsläden bzw. im Internet kaufen und über einen Adapter in die Dusche integrieren können.

Das oder ein Schlauch sind etwas bequemer, als jedes Mal den Duschkopf Ihrer Handbrause abzuschrauben. Das Besondere an diesem Kneipp'schen Guss ist nämlich, dass er durch einen gebundenen Wasserstrahl ohne Druck erfolgen sollte – einfach nur kalt zu duschen hat nicht denselben Erfolg.

Wenn Sie mit dem morgendlichen warmen Duschen fertig sind, drehen Sie das kalte Wasser auf. Beginnen Sie am rechten Fuß außen. Bewegen Sie den Wasserstrahl mit kleinem Abstand zur Hautoberfläche bis zu Ihrem Oberschenkel, und führen Sie ihn dann auf der Innenseite des Beines wieder hinab. Das Gleiche anschließend am linken Bein und danach an den Oberarmen durchführen, wieder zuerst rechts, dann links. Pro Bein oder Arm sollte der Guss nicht länger als 80 Sekunden dauern. Zum Schluss beugen Sie sich etwas nach vorne und duschen den Oberkörper sowie das Gesicht mit kreisenden Bewegungen ab.

Nach dem Guss trocknet man die Haut nicht ab, sondern streift das Wasser lediglich mit den Händen ab. Danach zieht man sich sofort an und regt die Durchblutung durch Bewegung an, am besten durch schnelles Gehen. Die Güsse erfordern Regelmäßigkeit und Geduld, um eine Wirkung zu erzielen. Aber es funktioniert: Wir konnten in einer kleinen Studie zeigen, dass sich bei Patienten mit leichteren Herzerkrankungen die Symptome aufgrund der intensivierten Durchblutung besserten und die Lebensqualität stieg.[56]

Schwitzen in der Sauna

Vom Standpunkt der Gesundheit her würde es sich lohnen, sich eine Sauna einzubauen oder, wenn das finanziell unerschwinglich ist, in die Nähe einer Sauna zu ziehen. Denn regelmäßiges Schwitzen verringert das Risiko, an einer Herz-Kreislauf-Erkrankung zu sterben, um 70 Prozent! Allerdings muss man fleißig dabeibleiben und vier- bis siebenmal wöchentlich saunen, so das Ergebnis einer Langzeitstudie der Medizinischen Universität Innsbruck in Zusammenarbeit mit der Universität Ostfinnland. Die untersuchten Finnen, für die Saunagehen so vertraut ist wie regelmäßiges Zähneputzen, hatten damit kein Problem: Seit Mitte der 1980er-Jahre wurden Daten von 1688 Männern und Frauen zwischen 53 und 74 Jahren erhoben.[57] Saunabesuche kombiniert mit Sport – wenn Sie zum Beispiel nach einem Work-out im Fitnessstudio noch die Sauna besuchen – scheinen die positiven Effekte noch zu verstärken.[58] Außerdem hilft es gegen Muskelkater. Was die Verbindung von Sauna und Bewegung anbelangt, sind aber noch weitere Studien notwendig.

Durch Schwitzen entkrampfen sich die Arterien. Bei regelmäßigen Saunabesuchern, auch wenn sie sich nur ein- bis zweimal pro Woche dafür die Zeit nehmen, weiten sich die Gefäße an Armen und Beinen schon nach drei Monaten um mehr als ein Fünftel, nach fünf Jahren sind es sogar 40 Prozent. Der Blutdruck sinkt, das Herz wird besser mit Sauerstoff und Nährstoffen versorgt, und der Herzmuskel ist entlastet. Haben Sie allerdings eine Herzerkrankung, sollten Sie auf jeden Fall mit Ihrem Arzt abklären, ob die Sauna belastend für Sie sein kann. Die Studienlage spricht dafür, dass selbst Menschen mit Herzschrittmachern gut mit der Sauna zurechtkommen, aber es ist wichtig, das individuell abzuklären.

Generell gilt: Vermeiden Sie das Tauchbad im Eiswasser, weil das zu riskanten Blutdruckspitzen führt – lieber vorsichtig kalt duschen (erst herzfern, rechtes Bein, linkes Bein, rechter Arm, linker Arm usw.). Patienten mit Blutdruckwerten über 180 mmHg (systolischer Druck, der obere Wert) oder 110 mmHg (diastolischer Druck, der untere Wert) sollten nicht in die Sauna gehen. Bei akutem Asthma ist Sauna ebenfalls nicht angesagt. Prinzipiell tut Saunen aber auch Asthmatikern gut, weil es die Bronchialmuskulatur entspannt. (Aber danach lieber lauwarm duschen als kalt.) Menschen mit Rheuma sollten den Saunagang auf die entzündungsfreien Perioden beschränken. Und auch wenn Sie glauben, die Erreger ausschwitzen zu können, so ist die Sauna bei einem akuten grippalen Infekt zu anstrengend. Lieber früh ins Bett gehen.

Treppensteigen, Walken, Tanzen

Regelmäßige körperliche Aktivität stärkt Ihr Herz, es muss dann mit weniger Anstrengung das Blut durch den Körper pumpen. Das senkt den Druck auf die Arterien, der obere (systolische) Wert Ihrer Blutdruckmessung sinkt im Schnitt zwischen vier und neun Millimeter ab. Das ist vergleichbar mit dem, was auch manche medikamentöse Blutdrucksenker erreichen. Die S3-Leitlinie zur arteriellen Hypotonie, die am besten gesicherte Empfehlung der Fachgesellschaft, empfiehlt moderates dynamisches Training für mindestens 30 Minuten an fünf bis sieben Tagen pro Woche.[59] Große Anstrengungen sollten Sie vermeiden, ebenso isometrische Übungen, bei denen die Muskeln großen Druck aufbauen. Das Wichtige ist, dass Sie regelmäßig aktiv sind, denn es dauert an die drei Monate, bis Sie überhaupt eine Wirkung auf Ihren Blutdruck erzielen.[60] Wenn Sie mit der Bewegung aufhören, ist der Effekt leider sofort wieder verschwunden.

Bei japanischen Männern konnte im Rahmen des Osaka Health Survey gezeigt werden, dass Männer, die an Wochentagen mehr als 20 Minuten zur Arbeit laufen, ein deutlich geringeres Risiko hatten, an Bluthochdruck zu erkranken.[61] Das zeigt auch, dass Sie nicht unbedingt Mitglied in einem Fitnessstudio werden müssen – es reicht schon aus, bestimmte Gewohnheiten zu verändern. Steigen Sie also eine Station früher aus der Straßenbahn aus, oder parken Sie nicht direkt vor Ihrer Arbeitsstelle, sondern in der Nähe.

Empfehlenswerte Aktivitäten sind Nordic Walking oder Wandern, Schwimmen, Radfahren oder Tanzen, Tennis oder – jeden Tag aufs Neue – den Lift links liegen lassen und die Treppe nehmen. Wenn Sie keine Zeit finden für längere Etappen, dann können Sie diese in mehrere kurze Abschnitte splitten und Bewegungspausen von fünf bis zehn Minuten einlegen. Gehen Sie doch einfach mal forsch um den Block.

Insgesamt ist wichtig, dass Sie nicht nur Ihre Ausdauer, sondern auch Ihre Kraft trainieren – um das Herz zu schonen, lieber häufiger leichtere Gewichte bewegen, als sich mit Hauruck zu überlasten.

Ausruhen! Aber schnell!

Wer schon einmal in China oder Taiwan war, kennt das vielleicht: In den Kantinen oder Restaurants legen die Menschen nach dem Essen ihren Kopf auf den Arm und schlafen eine Runde. In Italien, Portugal oder Spanien zollen die Einwohner dem heißen Klima Respekt und ziehen sich über Mittag für zwei, drei Stunden zurück – sie arbeiten dann lieber in den kühlen Abend hinein. Welche Lösung nun auch gewählt wird: Eine Siesta ist gesund – für etwa 20 Minuten.

Der Wert des Schlafes liegt eindeutig in der Kürze. Wer länger schläft, fühlt sich nachher wie gerädert und ist nachmittags nicht mehr leistungsfähig.[62] Genau sind die Zusammenhänge noch nicht geklärt, aber wer tagsüber regelmäßig länger schläft als eine Stunde, scheint sogar ein erhöhtes Risiko für den Herztod zu haben.[63] Weitere Studien müssen das aufklären.

Die Sache mit dem Salz

Was das Salz angeht, so lernen wir immer noch dazu. Wissenschaftler aus Erlangen untersuchten mit einigen Jahren Abstand mehrfach europäische und russische Raumfahrer, die in Simulationsstudien am Boden kaserniert waren. Unter diesen streng kontrollierten Bedingungen stellte sich heraus, dass die Annahme, Salz mache durstig, um über das Trinken und das Harnlassen den Salzgehalt wieder zu regulieren, so simpel nicht sein kann – denn bei ihren Messungen war der Salzgehalt im Körper nicht unmittelbar von der Urinmenge abhängig. Der Körper scheint hingegen Salzdepots anzulegen. Genaueres muss durch weitere Studien erkundet werden.[64]

Was aber können wir bisher zum Zusammenhang zwischen Salzzufuhr und Bluthochdruck sagen? Etwa ein Drittel der Menschheit ist weltweit salzsensitiv und reagiert mit erhöhtem Blutdruck. Ob Sie dazugehören, können Sie in einem Selbstversuch herausfinden, bei dem Sie vier Wochen lang nicht nur auf Salz, sondern vor allem auch auf Brot und Fertigprodukte verzichten, die viel Salz enthalten, das man zum Teil gar nicht schmeckt. Auch Wurst enthält eine große Menge Salz – noch mehr im Übrigen Bio-Wurst, weil das Salz dort Konservierungsstoffe ersetzt.

Männer in Deutschland nehmen im Schnitt zehn Gramm Salz und Frauen 8,4 Gramm am Tag auf. 75 Prozent der Männer und fast 70 Prozent der Frauen hierzulande essen damit mehr als die von der Deutschen Gesellschaft für Ernährung (DGE) empfohlenen sechs Gramm Salz täglich. Die Weltgesundheitsbehörde (WHO) empfiehlt nur fünf und die US-amerikanische Gesundheitsbehörde sogar höchstens 2,3 Gramm – das ist deutlich weniger, als ein durchschnittlicher Deutscher zu sich nimmt. Ein gutes Viertel des von uns täglich verzehrten Salzes stammt laut der deutschen Nationalen Verzehrsstudie aus dem Grundnahrungsmittel Brot, gefolgt von Fleisch- und Wurstwaren (ca. 18 Prozent) sowie Käse und Milchprodukten (ca. 10 Prozent).[65]

Wenn Sie also weniger Brot und stattdessen zum Beispiel morgens ein Müsli essen oder wenn Sie das Frühstück ganz weglassen, weil Sie intervallfasten wie ich (siehe Seite 106 f.), dann sparen Sie bereits ein Viertel der Salzmenge. 55 Prozent des durchschnittlichen Salzkonsums stecken außerdem in weiteren Fertigprodukten wie Nudeln, Soßen oder auch Gemüsekonserven und Tiefkühlkost.[66] Übrigens: Die Hersteller müssen auf dem Etikett von Nahrungsmitteln nur den Natriumgehalt angeben, der lediglich 40 Prozent des Salzes ausmacht. Der Verbraucher muss diesen Wert mit 2,5 multiplizieren, um den wirklichen Salzgehalt zu errechnen.

Risikofaktor Salz

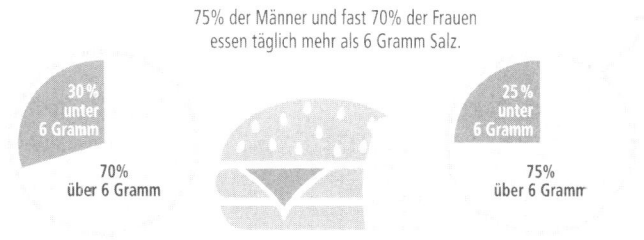

75% der Männer und fast 70% der Frauen essen täglich mehr als 6 Gramm Salz.

30 % unter 6 Gramm

70% über 6 Gramm

25 % unter 6 Gramm

75% über 6 Gramm

Quelle: Verbraucherzentrale

Selbst und frisch zu kochen hat viele Vorteile – die Nahrung ist schmackhafter, frei von Zusatzstoffen, und man bewahrt den Überblick über das Salz. Ich selbst koche sehr gerne und habe mich daran gewöhnt, das Essen erst am Schluss zu salzen, weil der Geschmack dann trotz geringerer Dosis intensiver ist. Wenn Sie mehr auf Ihren Salzkonsum achten, werden Sie feststellen, dass Sie nach einiger Zeit sensibler dafür werden und weniger Salz für das gleiche Geschmackserlebnis benötigen. Plötzlich kommt Ihnen das Essen in einer Gaststätte oder in der Kantine eher versalzen vor.

Salzgehalt in Lebensmitteln an Beispielen

Der in Deutschland empfohlene Grenzwert für die tägliche
Salzaufnahme beträgt 6000 mg.

100 g geräucherter Schinken	5300 mg
100 g Greyerzer Käse	1500 mg
100 g Salzstangen	4500 mg
100 g Brot (zwei Scheiben Bauernbrot)	780–1860 mg
eine Portion Tiefkühlpizza	5000 mg
eine Portion Rahmspinat (tiefgefroren)	1400 mg
ein halbes Lachsbrötchen	1700 mg
zwei Wiener Würstchen mit Kartoffelsalat	4200 mg

Quelle: Verbraucherzentrale[67]

Da ein hoher Salzkonsum auch noch mit anderen Risiken als
Bluthochdruck verbunden ist, zum Beispiel dem für Magen-
krebs, lohnt es sich auf jeden Fall, auf den Salzkonsum zu achten
und Würzalternativen (zum Beispiel Kräutersalz) auszuprobieren. Gehen Sie dabei sanft mit Ihrem Gaumen um – reduzieren
Sie langsam, damit sich Ihre Geschmacksnerven daran gewöhnen. Für eine Umstellung eignet sich eine Woche Heilfasten (siehe Seite 106 ff.), das Ihre Zunge wieder sensibel für Geschmacks-
empfindungen macht.

Im Jahr 2014 waren es weltweit 75 Länder, die nationale Strategien zur Salzreduktion proklamierten – in Deutschland empfahl die Deutsche Gesellschaft für Ernährung dringend, sich
einer solchen Kampagne anzuschließen.[68] Im Rahmen eines EU-

Rahmenplans zur Salzreduktion arbeitet die deutsche Regierung als eine der letzten der Gemeinschaft immer noch an einer Strategie, die erst 2025 ein Ergebnis liefern soll.[69]

Mehr Gemüse!

Zwischen 1993 und 1997 unternahmen mehrere medizinische Forschungszentren in den USA die gemeinsame Anstrengung herauszufinden, ob man mit einer bestimmten Diät den Blutdruck senken könnte, ausgehend von Hinweisen, dass der Verzehr von Ballast- und bestimmten Mineralstoffen sich positiv auf den Blutdruck auswirke. Heraus kam letztendlich die DASH-Diät (Dietary Approaches to Stop Hypertension).

Die DASH-Diät
(empfohlener Verzehr nach Lebensmittelgruppen)

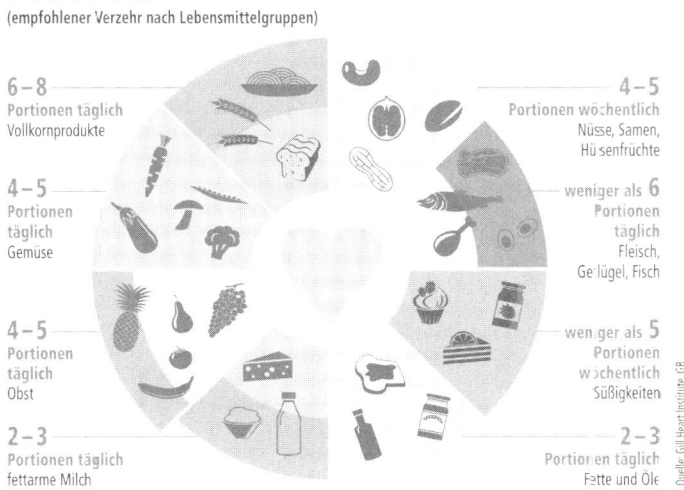

6 – 8
Portionen täglich
Vollkornprodukte

4 – 5
Portionen
täglich
Gemüse

4 – 5
Portionen
täglich
Obst

2 – 3
Portionen täglich
fettarme Milch

4 – 5
Portionen wöchentlich
Nüsse, Samen,
Hülsenfrüchte

weniger als 6
Portionen
täglich
Fleisch,
Geflügel, Fisch

weniger als 5
Portionen
wöchentlich
Süßigkeiten

2 – 3
Portionen täglich
Fette und Öle

Quelle: Gill Heart Institute, GB

Die DASH-Diät zielt vor allem auf Blutdrucksenkung ab. Um ganzheitlich herzgesund zu sein, müssten mehr Ballaststoffe und weniger Fleisch verzehrt werden.

Ohne die Kalorienzufuhr einzuschränken, kommt es bei der DASH-Diät darauf an, viel Gemüse, Obst sowie Nüsse zu sich zu nehmen. Auch Vollkornprodukte – sie enthalten viel Kalium, das senkt den Blutdruck. Fisch und Geflügel sind erlaubt. Außerdem sollte auf fettarme Milchprodukte umgestiegen werden. Verzichtet wird in der DASH-Diät auf rotes Fleisch, Zucker, Softdrinks und Süßigkeiten. In Kombination mit einer reduzierten Salzzufuhr lässt sich damit schon nach etwa einem Monat der Blutdruck senken. Die Werte waren deutlich besser als bei einer Vergleichsgruppe, die während der Studiendauer konventionell amerikanisch aß, also viel Fleisch, Milch und Softdrinks verzehrte. Die DASH-Diät hatte dieselbe Wirkung, als wenn ein übergewichtiger Bluthochdruck-Patient fünf Kilo abgenommen hätte.[70]

Auch im Vergleich mit Medikamenten kann sich die DASH-Diät sehen lassen: Während Blutdrucksenker durchschnittlich eine Absenkung zwischen –13 (systolisch) und –17 mmHg (diastolisch) erreichen, liegt der Erfolg der DASH-Diät bei immerhin –8 bzw. –4 mmHg. Salzreduziert (vier Gramm täglich) sind es sogar –11,4 bzw. –5,5 mmHg. Bei der der DASH-Diät sehr ähnlichen mediterranen Diät sank der systolische (obere) Blutdruckwert um 3 bis 9 mmHg.

Fleischesser leben gefährlich

Meine Kindheitserinnerungen sind voller Bratendüfte der kaiserlich-königlichen Küche zwischen Budapest, Bratislava und Wien. Als meine Mutter starb, lernte ich kochen, weil das ein Gefühl von Heimat vermittelte – Szegediner Gulasch oder Schweinebraten. Ich esse gerne Fleisch, aber ich tue das immer seltener, vielleicht einmal im Monat. Schließlich kann ich nicht meinen Patienten etwas predigen, das ich selbst gar nicht lebe. Außerdem fühle ich mich wirklich besser.

Ich habe aber Verständnis für Menschen, die gerne Fleisch essen. Andererseits muss ich täglich Studien darüber lesen, was Fleisch alles anrichtet im Organismus und in der Welt – wenn man auch noch an Fragen der Nahrungsgerechtigkeit, der Klimawende und des Tierschutzes denkt. Und wir reden an dieser Stelle noch nicht von Cholesterin und Co. Denn auch beim Thema Blutdruck kann fleischlose Kost eindeutig punkten: Von rund 4300 amerikanischen Jugendlichen zwischen 18 und 30 Jahren hatten diejenigen, die regelmäßig rotes Fleisch und Wurst aßen, einen deutlich höheren Blutdruck als jene, die sich überwiegend von Gemüse, Vollkorn und Nüssen ernährten.[71] Ähnlich das Ergebnis einer Untersuchung von 11 000 Briten: Den klaren Spitzenplatz an gesunden Blutdruckwerten belegten hier, noch vor den Vegetariern, die Veganer.[72]

Vermutlich sind es mehrere und kombinierte Wirkfaktoren, die der pflanzlichen Kost einen Vorteil bei der Blutdruckregulation verschaffen: Sie beinhaltet mehr Antioxidanzien und antientzündliche Stoffe, das stärkt die Fähigkeit der Gefäße, sich zusammenzuziehen und zu dehnen. Dies verbessert die Reaktion auf Insulin, wirkt auf die Blutdrucksteuerung der Nieren positiv sowie über den hohen Faseranteil auch auf die Mikrobiota.[73]

Superfood gegen Hochdruck?

In vegetarischer Kost stecken einige Lebensmittel, von denen wir inzwischen wissen, dass sie unabhängig voneinander den Blutdruck senken, zum Beispiel:

* Olivenöl enthält Polyphenole – sekundäre Inhaltsstoffe, die in geringen Mengen von Pflanzen produziert werden und in der

Natur sehr wichtige Aufgaben erfüllen, etwa die Schädlings-abwehr. In den Blättern des Olivenbaums stecken mehr Poly-phenole als im Öl. Sie wirken blutdrucksenkend, und man kann sie als Nahrungsergänzung kaufen. Auch Kakaobohnen, Grün- und Schwarztee enthalten viele Polyphenole.

- In Roter Bete sind Nitrate enthalten, welche die Gefäße wei-ten. Wer den intensiven Geschmack des Gemüses nicht mag, kann Pulverkonzentrate in Wasser oder Tee auflösen.
- Antioxidanzien im Hibiskustee sind ebenfalls ein bekanntes Mittel, um den Blutdruck zu senken, außerdem Knoblauch-extrakte, Coenzym Q10, Magnesium und vieles andere mehr.

Ich könnte Ihnen jetzt Studie über Studie zitieren, welche Effekte durch die jeweiligen Inhaltsstoffe zu erreichen sind, aber das Fazit ist leider: Diese Lebensmittel sind zwar gesund, aber ihre Effekte reichen nicht aus, um eine nennenswerte Blutdrucksenkung zu erreichen. Sie müssten sehr viel davon zu sich nehmen, was eine gewisse Einseitigkeit nach sich zöge. Außerdem sieht es so aus, als würden sich die Wirkungen leider nicht aufaddieren.

Pflanzliche Öle und Aromen

Das vegetative Nervensystem spielt eine wichtige Rolle, wenn es um den Blutdruck geht. Nervosität und Stress müssen die meisten von uns täglich aushalten – doch bei Menschen, die unter Druck stehen, überträgt sich das auch auf den Organismus: Der Blutdruck steigt.

Hier kann man mit einfachen Mitteln zumindest Linderung erzielen. Unsere Patienten erhalten, wenn sie überreizt oder ängstlich sind, abends vor dem Einschlafen eine feuchtwarme Auflage auf die Herzgegend, mit Lavendelöl getränkt. Immer wieder bekomme ich die Rückmeldung, wie angenehm und beruhigend das wirkt. Lavendel gibt es im Übrigen auch in kleinen Kissen, die Sie vielleicht aus dem Wäscheschrank kennen, wo man sie zur Abschreckung gegen Motten einsetzt. Und als Medikament: Lasea (rezeptfrei), einmal täglich eine Kapsel, enthält den Wirkstoff aus Arzneilavendel und hilft nach einer Anlaufzeit von drei bis vier Wochen gegen Angst, wie in vielen klinischen Studien gezeigt wurde.

Eine ähnliche Wirkung entfalten auch Rosenöl, Sandelholz, Zeder und Melisse. Alle diese Aromen können außerdem einem feuchtkalten Bauchwickel zugesetzt werden, der über Reflexbögen Ihr Nervensystem umstimmt und dadurch äußerst entspannend wirkt. In unserer Klinik bekommen das die meisten Patienten jeden Morgen gegen zehn Uhr, wenn der Frühsport und das Frühstück vorbei sind. Dazu wird ein baumwollenes oder besser noch leinenes Tuch (etwa 25 x 120 Zentimeter) in kaltes Wasser eingetaucht, in ein Handtuch eingerollt und kräftig ausgewrungen. Im Bett liegt am besten eine Wolldecke, darauf, auf der Höhe des Oberkörpers, ein Handtuch. Als Nächstes kommt ein baumwollenes Zwischentuch und ganz oben das feuchtkalte Wickeltuch. Alle vier werden dann möglichst eng um den Oberkörper gelegt. 45 Minuten, danach auswickeln und noch 20 Minuten im warmen Bett nachruhen. Achtung: Die Füße müssen bei Beginn warm sein!

Keine Angst: Zwar erfordert es eine kurze Überwindung, sich auf diese Weise feuchtkalt verpacken zu lassen. (Am einfachsten ist es mit einer zweiten Person als Helfer, doch es geht zur Not auch alleine.) Aber gefroren wird nicht lange: In weniger als einer Minute beginnt der Organismus gegen den Kältereiz anzuarbeiten, unter anderem aktiviert er die Durchblutung. Das führt zu wohliger Wärme, die sich im ganzen Körper breitmacht. Auch bei Bronchitis oder sogar bei Asthma ist dieser kurze Kältereiz wohltuend. Fragen Sie im Zweifelsfall Ihren Arzt, ob Einwände bestehen.

Bei Bluthochdruck helfen am besten regelmäßiges Blutspenden (oder Aderlass) und salzreduzierte vegetarische oder vegane Ernährung sowie Gewichtsabnahme. Sauna, ausreichende Bewegung (mindestens 20 Minuten täglich) sowie Kneipp'sche Güsse trainieren Gefäß- und Nervensystem und wirken aus diesem Grund vorbeugend und unterstützend.

Meditation und Yoga, vor allem mit Pranayama (Atemübungen), beruhigen das Nervensystem und wirken generell ausgleichend.

Risiko Blutfette und »Arterienverkalkung«

Erhöhte Blutfettwerte sind der zweite große Risikofaktor für das Herz. Einer der zentralen Werte ist das Cholesterin. Ähnlich wie beim Blutdruck sind auch hier die Grenzwerte, deren Überschreitung als kritisch gilt, immer weiter reduziert worden. Von 260 über 240 und 220 bis auf aktuell 200 Milligramm pro Deziliter senkten die Fachgremien über Jahre immer weiter den Zielwert im Blut. 2005 empfahl die europäische Kardiologenvereinigung sogar 193 Milligramm pro Deziliter, was allerdings unter Ärzten erhebliche Proteste auslöste, da auf diese Weise drei Viertel aller Erwachsenen zu therapiebedürftigen Patienten gemacht worden wären. Dieser niedrige Wert konnte sich nicht durchsetzen. Die Mehrheit von uns liegt im Mittel bei 231 mg/dl.[74] Das bedeutet auch: Zwei von drei Deutschen haben zu viel Cholesterin im Blut und gefährden dadurch ihr Herz.[75]

Was ist »böse« am Cholesterin?

231 Milligramm pro Deziliter – das bezieht sich auf das »Gesamtcholesterin«. Dieser Wert muss allerdings differenziert werden, denn entscheidend ist das Verhältnis unterschiedlicher Anteile – des »bösen« LDL und des »guten« HDL. Cholesterin ist nämlich nicht per se schlecht. Es ist ein lebenswichtiger Stoff, ein Sterin und wichtiger Baustein von Zellwänden, auch der Gefäßmem-

branen, der bei der Produktion von Gallensäuren und Hormonen und sogar beim Knochenaufbau eine zentrale Rolle spielt.

Dass Cholesterin auch einen Risikofaktor darstellen kann, entdeckte zu Beginn des 20. Jahrhunderts der Russe Nikolai Anitschkow, internationaler Pionier der Erforschung von Fettstoffwechselstörungen. Er war überzeugt, dass die Ablagerungen an den Innenseiten der Blutgefäße nicht nur Alterserscheinungen, sondern auch durch die Ernährung beeinflusst waren. An Kaninchen wies er das nach, doch die Fachwelt nahm zu seiner Zeit Tierversuche nicht wirklich ernst. Erst Jahrzehnte später, Mitte des 20. Jahrhunderts, gelang es dem amerikanischen Forscher John W. Gofman, der sich in Physik genauso gut auskannte wie in der Medizin und zeitweise auch im US-amerikanischen Atombombenlabor gearbeitet hatte[76], die unterschiedlichen Cholesterine mithilfe neuartiger Untersuchungsmethoden zu identifizieren. Seither klassifizieren wir sie nach ihrer molekularen Einbindung als wenig dichte (»low density«, LDL) und als dichte (»high density«, HDL) Proteine.

Der Organismus braucht Cholesterin für unterschiedlichste Funktionen – täglich ein halbes bis ein Gramm. Das meiste davon produziert er selbst: Ungefähr drei Viertel des Bedarfs entstehen überwiegend in der Leber, nur ein Viertel wird mit der Nahrung aufgenommen. Umgekehrt verhält sich das bei einer anderen Fettart, den Triglyzeriden. Sie stammen vor allem aus der Nahrung – nur ein kleiner Anteil entsteht im Körper, zum Beispiel aus Alkohol (siehe den klassischen »Bierbauch«).

Cholesterine wie Triglyzeride schwimmen nun nicht einfach im Blut wie die Augen auf einer heißen Suppe. Beide Fette reisen eingeschlossen in winzige Kügelchen aus Lipoproteinen durch die Blutbahn – hin zu den Zellen und Organen, denen sie Energie

Cholesterin-Normalwerte – ohne Risikofaktoren (Milligramm pro Deziliter Blut)

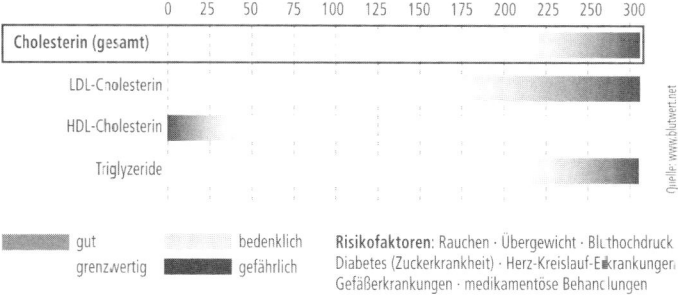

	0	25	50	75	100	125	150	175	200	225	250	300
Cholesterin (gesamt)												
LDL-Cholesterin												
HDL-Cholesterin												
Triglyzeride												

gut   bedenklich
grenzwertig   gefährlich

Risikofaktoren: Rauchen · Übergewicht · Bluthochdruck
Diabetes (Zuckerkrankheit) · Herz-Kreislauf-Erkrankungen
Gefäßerkrankungen · medikamentöse Behandlungen

Quelle: www.blutwert.net

liefern sollen. An der Außenseite dieser kugeligen Gefährte befinden sich Apolipoproteine, die ähnlich wie ein Anker an unterschiedlichsten Körperstrukturen andocken und dort ihre Fracht
entlassen können. Low density Lipoproteine – LDL also – sind

Der Transport von Blutfetten

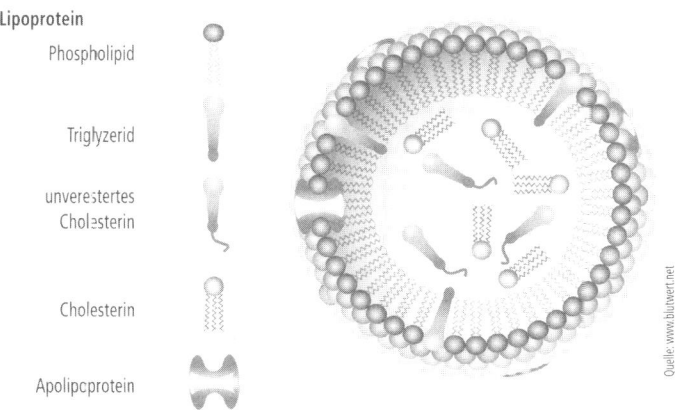

Lipoprotein
Phospholipid

Triglyzerid

unverestertes
Cholesterin

Cholesterin

Apolipoprotein

Quelle: www.blutwert.net

So reist das Fett durch die Blutbahn: in Kügelchen aus Phospholipiden, die in ihrem Inneren Cholesterin und
Triglyzeride tragen. Mithilfe der Apolipoproteine haften sie sich an organische Strukturen an.

Was ist »böse« am Cholesterin?   75

locker aufgebaut und enthalten mehr dieser Anker: Sie bleiben häufiger an den Gefäßwänden hängen. HDL hingegen reisen weiter und erreichen zum Beispiel auch die Leber, wo überschüssiges Fett wieder abgebaut werden kann.

Besonderes Risiko: Lipoprotein (a)

Das Lipoprotein(a) gehört zur Gruppe der LDL und ist eines der Eiweiße, die den Transport von Fetten durch das Blut ermöglichen. Von der Länge der Eiweißketten hängt es ab, ob der Lipoprotein-(a)-Wert im Blut hoch oder niedrig ist. Die Anlage dafür ist vererbbar. Diabetes oder Schilddrüsenunterfunktionen können den Wert erhöhen. Hohe Lipoprotein-(a)-Werte (über 30 mg/dl) sind zusammen mit erhöhten LDL-Werten (über 130 mg/dl) ein Risiko für Gefäßkrankheiten von Herz und Gehirn. Dieser Zusammenhang lässt sich nur schwer durch die Ernährung, Sport oder Medikamente beeinflussen. Risikopersonen sollten besonders darauf achten, ihr LDL unter 130 mg/dl[77] zu senken, am besten durch vollwertige vegetarische Ernährung. Essen Sie täglich einen Esslöffel geschrotete Leinsamen oder zwei Äpfel. Ist das nicht erfolgreich, besprechen Sie mit Ihrem Hausarzt die Einnahme von Statinen (siehe Seite 86 ff.).

Das Rätsel der Verkalkungen

Was ist nun risikoreicher – das Cholesterin oder die Triglyzeride? Beide spielen zusammen, denn LDL und Triglyzeride lagern sich als Gemisch in die Gefäßwände ein, machen sie starr und unflexibel und verengen sie dabei auch. Irgendwann können sich an diesen Nadelöhren rote Blutkörperchen sammeln und verklumpen, sodass es mit der Zeit zu einem Gefäßverschluss durch einen Thrombus kommt.

Was genau dabei passiert, ist immer noch nicht vollständig geklärt. Einer Hypothese nach *(Response to injury)* führt eine Verletzung der inneren Wand der Arterie (durch Bluthochdruck, Bakteriengifte oder Viren) dazu, dass glatte Muskelzellen einwandern und sich zwischen den Gewebsschichten Schaumzellen aus Fett einlagern.

Aber vermutlich sind die Vorgänge komplexer: Eine andere Hypothese *(Lipoprotein-induced atherosclerosis)* nimmt an, dass Lipoproteine die Atherosklerose auslösen. Dabei spielt das Immunsystem eine entscheidende Rolle.

Das kommt so: Das LDL-Cholesterin wird von Monozyten verarbeitet. Diese Einzeller zirkulieren im Blut und suchen nach körperschädigenden Stoffen. Wenn sie solche gefunden haben, entwickeln sie sich weiter zu größeren Makrophagen, die als »Fresszellen« andere Zellen umschließen und sie in ihrem Inneren zerstören, durch Enzyme oder toxische Substanzen. Dieser Abbauprozess kann jedoch gestört sein, zum Beispiel, wenn die Hülle des LDL durch freie Radikale beschädigt ist (Acetylisierung). Dann sammelt sich das LDL in den Makrophagen, die nun aufgrund ihres fettigen Inhalts Schaumzellen genannt werden. Die Makrophagen schütten darüber hinaus Botenstoffe aus, die andere Immunzellen, die Lymphozyten, anziehen: Die Gefäßwand entzündet sich.

Das führt dazu, dass Kollagen in der Gefäßwand abgebaut wird und als Ergebnis Ablagerungen (Plaques) entstehen: Fette, gemischt mit Kalziumphosphat, Kollagen und Proteoglykanen, legen sich in die unterschiedlichen Schichten der Gefäßwand. Dadurch wird die geschädigte Arterie brüchig. An aufgebrochenen atherosklerotischen Plaques, so die Hypothese weiter, bleiben rote Blutkörperchen kleben, die den Gefäßdurchmesser der Arterien weiter verringern.

Dieser Prozess entwickelt sich über Jahre, ohne dass die Betroffenen etwas davon merken. Eine Zeit lang ist die Bildung der Plaques noch beeinflussbar – bis nämlich die Schaumzellen eine Barriere aufgebaut haben. Dean Ornish hat gezeigt, dass sich der Prozess der Arterienverkalkung durch ein konsequentes Lebensstilprogramm nicht nur aufhalten, sondern auch umkehren lässt. Doch dazu später mehr (siehe Seite 100 f.).

Schleichende Bedrohung: Entzündungen

Arterienverkalkung hängt also nicht nur damit zusammen, was wir essen, sondern auch damit, was unser Immunsystem auf den Plan ruft. So sollten Sie zum Beispiel darauf achten, dass Ihre Zähne gesund sind. Auch wenn das schwer vorstellbar ist: *Porphyromonas gingivalis,* der Markerkeim für schwere und aggressive Formen der Parodontitis, kann sich weit über die Mundhöhle hinaus ausbreiten und wurde deshalb auch bereits in den verhärteten Wänden der Arterien nachgewiesen.

1997 hatte Paul Ridker, ein amerikanischer Kardiologe und Entzündungsexperte an der Harvard University, folgende Entde-

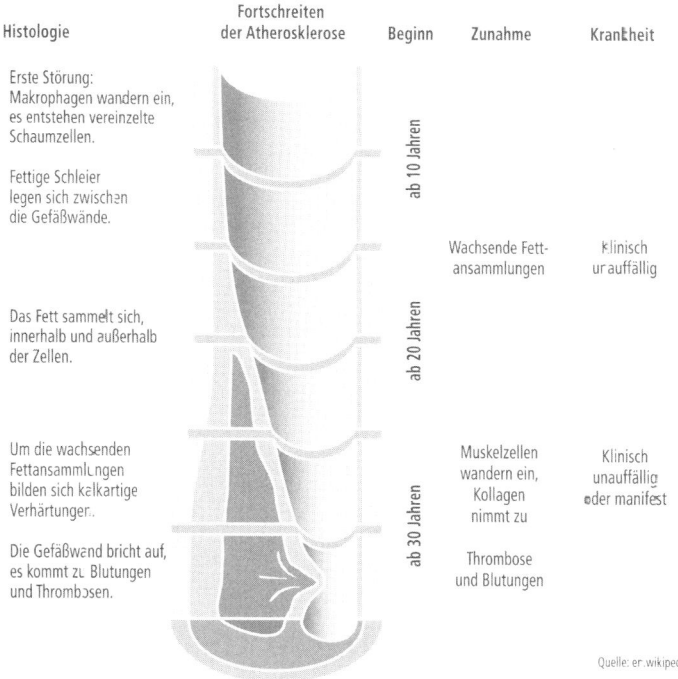

Histologie	Fortschreiten der Atherosklerose	Beginn	Zunahme	Krankheit
Erste Störung: Makrophagen wandern ein, es entstehen vereinzelte Schaumzellen.		ab 10 Jahren		
Fettige Schleier legen sich zwischen die Gefäßwände.				
			Wachsende Fettansammlungen	klinisch unauffällig
Das Fett sammelt sich, innerhalb und außerhalb der Zellen.		ab 20 Jahren		
Um die wachsenden Fettansammlungen bilden sich kalkartige Verhärtungen.		ab 30 Jahren	Muskelzellen wandern ein, Kollagen nimmt zu	Klinisch unauffällig oder manifest
Die Gefäßwand bricht auf, es kommt zu Blutungen und Thrombosen.			Thrombose und Blutungen	

Quelle: en.wikipedia

ckung gemacht: Männer mittleren Alters, die vermehrt den Entzündungsbotenstoff CRP *(C-reactive protein)* im Blut aufwiesen, bekamen häufiger einen Herz- oder Schlaganfall als der Durchschnitt. Das fiel auf, als das Team sich mit der Wirkung von Aspirin auseinandersetzte, eines entzündungshemmenden Medikaments, das häufig auch als Blutverdünner bzw. Gerinnungshemmer verschrieben wird, um das Risiko einer Herz-Kreislauf-Erkrankung zu senken. Nur etwa die Hälfte der Infarkte treffen Men-

Schleichende Bedrohung: Entzündungen **79**

schen mit überhöhten Cholesterinwerten. Doch Ridker fragte sich, welches Problem die anderen haben.

Chronische Entzündungsherde im Körper überfordern das Immunsystem: Abwehrzellen setzen unter anderem reaktionsfreudige Sauerstoffradikale frei, die nach und nach auch gesundes Gewebe schädigen können. Zellkerne können beschädigt werden und sogar Krebs auslösen. Das Gehirn wird veranlasst, immer mehr Botenstoffe auszuschütten, was die Immunreaktionen verschärft. Langfristig verändern sich zum Beispiel die Wände der Blutgefäße.

Erzählen Sie es also Ihrem Arzt, wenn Sie den Verdacht haben, irgendwo schlummere ein Entzündungsherd. Er kann das diagnostisch genauer abklären und dann behandeln. Übergewichtige Menschen sind übrigens besonders prädestiniert für unterschwellige Entzündungen, denn Fettzellen setzen Botenstoffe, Zytokine, frei. Die heizen das Immunsystem weiter an, und das ist auch eine der Erklärungen dafür, warum die Zahl der Menschen mit Typ-2-Diabetes in Deutschland ansteigt – die Bauchspeicheldrüse wird dabei angegriffen.

Aspirin – kein Allheilmittel

Ein entzündungshemmendes Medikament ist zum Beispiel ASS (Acetylsalicylsäure), besser bekannt als Aspirin, das Hunderttausende Deutsche täglich einnehmen. Rund sechs Millionen Packungen werden davon jährlich verkauft. Herzpatienten nehmen es als Anti-Koagulans, um Blutgerinnsel zu verhindern. Risikokandidaten wurde lange Zeit empfohlen, ASS auch vorbeugend zu nehmen – Männern ab 45 und Frauen ab 55 Jahren. Eine Zeit lang galt Aspirin schlicht als gesund – ähnlich wie ein Vitamin – und wurde in den Industrienationen von vielen Menschen täglich geschluckt.

Inzwischen sieht man das etwas kritischer, und zwar wegen der Nebenwirkungen. Eine neue Studie des Imperial und King's College London (2019) hat gezeigt, dass ASS als reine Prävention eines Herzanfalls wenig bringt. Das Risiko sinkt nur um 0,38 Prozent. Das bedeutet in der Praxis, dass 265 Erwachsene täglich ein Aspirin schlucken müssen, um einen Herzanfall zu verhindern. Jeder 210. erleidet dabei aber eine bedrohliche Blutung.[78] Selbst bei Menschen mit (stabiler) Atherosklerose, so bestätigte eine internationale Studie an rund 33 000 Menschen, ist ein Nutzen nur dann festzustellen, wenn sie bereits eine Durchblutungsstörung des Herzens haben, und selbst dann ist er nur »marginal«.[79]

Wegen vieler Berichte über negative Nebenwirkungen von Aspirin/ASS ist der Verkauf dieses Klassikers unter den Schmerzmitteln eingebrochen, und andere antisteroidale Antirheumatika, wie diese Arzneimittelgruppe bezeichnet wird, haben ihm den Rang abgelaufen, zum Beispiel Ibuprofen. Aber auch sie sind kein Allheilmittel und mit Vorsicht einzunehmen: 2015 erneuerte die amerikanische Gesundheitsbehörde FDA ihre Warnung, dass alle Medikamente dieser Wirkstoffgruppe das Risiko für einen Infarkt oder einen Schlaganfall erhöhen, und zwar bei Herzkranken wie auch bei Gesunden. Ausgenommen wird hier nur das Aspirin.[80]

Die Anti-Entzündungs-Diät

Medikamente können sehr segensreich sein, aber sie sind nie eine Patentlösung. Wer nach einfachen Lösungen sucht, kommt häufig vom Regen in die Traufe – das zeigt das Beispiel der Antientzündungs- und Schmerzmittel deutlich. Dies liegt auch daran, dass sie eine Art Monokultur repräsentieren – den Glauben, dass *ein* Wirkstoff viel hilft. Das aber entspricht überhaupt nicht unserer genetischen Prägung, da unser Organismus sich in einer vielgestaltigen Umgebung entwickelt hat und selbst immer mehrere Pfade hat, auf denen er auf Einflüsse reagiert. Sich gesund zu ernähren entspricht da viel mehr unserer Grundkonstitution, und auch beim Essen nehmen wir Wirkstoffe auf. Der dänische Ernährungswissenschaftler Martin Kreutzer hat mit der Kochbuchautorin Anne Larsen eine neue Art der Lebensmittelpyramide entwickelt, die unsere Nahrung nach ihrem Gehalt an entzündungslindernden oder auch -fördernden Inhaltsstoffen beurteilt. Sie zeigt anschaulich, welche Lebensmittel durch ihre speziellen Fettsäuren sowie durch wichtige sekundäre Pflanzeninhaltsstoffe und Antioxidanzien besonders gesund sind, aber auch, was unseren Körper belastet. Bei den obersten zwei Etagen der Pyramide wird es gefährlich: rotes Fleisch, Süßigkeiten, Softdrinks und Alkohol.

Viele Menschen machen sich das nicht bewusst: Was wir essen, stillt nicht nur den Hunger oder unseren Appetit. Es sind Wirkstoffe – so als nähmen wir Medikamente ein. Der Vorteil gegenüber Arzneimitteln ist, dass zum Beispiel Gemüse oder Vollkorn aus einer Mischung von Substanzen bestehen, die sich gegenseitig ergänzen oder abmildern. Deshalb vertragen wir Nahrung häufig besser als Tabletten und können ihr Potenzial für die Gesundheit nutzen.

»Low Carb« ist ungesund

Neben den Fetten haben wir jetzt also bereits einen zweiten Faktor der Ernährung als wichtig für das Herz identifiziert – entzündungsfördernde Stoffe. Aber es gibt noch weitere wichtige Faktoren – zum Beispiel Ballaststoffe. »Low Carb«, also wenig Kohlenhydrate, war lange Zeit ein Hype unter den Diätempfehlungen. Nun hat eine von der Weltgesundheitsorganisation in Auftrag gegebene umfangreiche Analyse des Forschungsstandes ergeben, dass »Low Carb« schlicht ungesund ist. Dabei kommt es auf den Ernährungswert der Kohlenhydrate an: Nährstoffarme Kohlenhydrate (wie Weißmehl, Zucker usw.) fördern eine ganze Reihe von Krankheiten, während Ballaststoffe und Vollkorn, so das Ergebnis der Riesenstudie in Lancet, sich vielfach positiv auf die Gesundheit auswirken.[81]

Diejenigen, die viel Ballaststoffe zu sich nehmen, haben ein bis zu 24 Prozent geringeres Risiko, eine Herzkranzgefäß-Erkrankung oder einen Schlaganfall zu erleiden. Das bedeutet: Bei 1000 Menschen, die sich an diese Empfehlungen halten, werden sechs Fälle von Gefäßerkrankungen und 13 Tode vermieden.

John Cummings, schottischer Gastroenterologe und einer der Autoren der Studie, betont, dass die Analyse, die Hunderte von Studien und Daten von 150 Millionen Personenjahren umfasst, so grundlegend ist, dass sie einen 50-jährigen Streit um die Rolle der Kohlenhydrate beenden sollte: »Wir müssen diese Ergebnisse in Stein meißeln und in den Alltag der Menschen bringen!«

Wie ernähre ich mich entzündungsfrei?

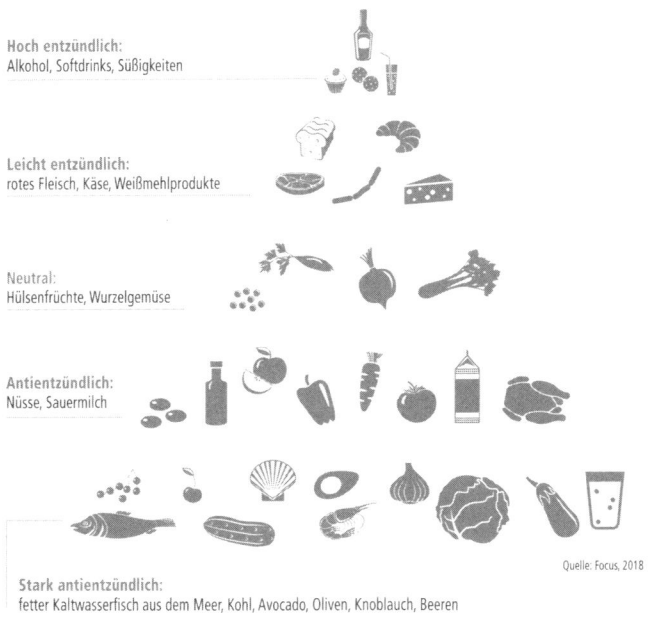

Hoch entzündlich:
Alkohol, Softdrinks, Süßigkeiten

Leicht entzündlich:
rotes Fleisch, Käse, Weißmehlprodukte

Neutral:
Hülsenfrüchte, Wurzelgemüse

Antientzündlich:
Nüsse, Sauermilch

Quelle: Focus, 2018

Stark antientzündlich:
fetter Kaltwasserfisch aus dem Meer, Kohl, Avocado, Oliven, Knoblauch, Beeren

Die Rolle der Darmbakterien

Entzündungen können auch im Darm entstehen, wo rund 70 Prozent unserer Immunzellen aktiv sind – als eine Art Grenzkontrolle des Körpers gegenüber den Stoffen, die mit der Nahrung von außen auf ihn einwirken. Auch hier sind die Mechanismen vielfältig: Ein Zuviel an gesättigten Fetten, aber auch Medikamente oder eine Unverträglichkeit gegenüber Gluten können die Darmwand löchrig machen und Toxine in den Kreislauf dringen lassen, die dann wiederum zu Immunreaktionen führen.

Fleischesser haben dabei schlechtere Karten: Bestimmte Bakterien können nämlich aus dem an und für sich gesunden Lecithin der Nahrung (Soja, Eier, Sonnenblumenkerne, Leinsamen) und L-Carnitin eine Substanz bilden, die dann in der Leber zu Trimethylamin-N-Oxid (TMAO) verstoffwechselt wird. TMAO scheint den Cholesterintransport zu unterdrücken, und das fördert die »Verkalkung« der Gefäßwände. Nicht nur ist das L-Carnitin überwiegend in tierischen Produkten enthalten, auch die entsprechenden Bakterien finden sich vor allem in Fleisch. Wer sich vegetarisch ernährt, hat diese Klippe schon mal umschifft.

Genetik – einer von 500

Schließlich gibt es auch noch Menschen, die wegen einer erblich bedingten Fettstoffwechselstörung besonders auf ihren Lebensstil achten sollten. Dass sich Herzinfarkte in jüngerem Alter aufgrund zu hoher Cholesterinspiegel familiär häuften, hatte schon 1939 der norwegische Mediziner Carl Müller entdeckt. Inzwischen kennt man einige Genveränderungen, die für diese Erbanlagen verantwortlich sind und zum Teil schon im Kindesalter zum Herzinfarkt führen können. Einer von 500 Deutschen leidet an einer Variante solcher Hypercholesterinämie, um die sich von medizinischer Seite Spezialisten kümmern.

Für das Risiko Atherosklerose sind mehrere Faktoren verantwortlich. Etwa 34 bis 37 Millionen Bundesbürger haben zu hohe Cholesterinwerte, über neun Millionen zu viel Triglyzeride im Blut. Ein Teil davon ist genetisch

bedingt, der weitaus größere Teil aber resultiert aus
Lebensstilfaktoren. Dazu zählen nicht nur zu viel
gesättigte Fette in der Ernährung, sondern auch zu
wenig Ballaststoffe. Chronische Entzündungen im
Körper, die häufig unbemerkt verlaufen, gefährden
direkt oder indirekt Herz und Kreislauf, entweder über
Erreger oder über Immunprozesse, welche die Gefäß-
wände angreifen. Auch Darmbakterien können Entzün-
dungen auslösen oder Stoffe bilden, die den Abbau des
Cholesterins behindern.
Man vermutet, dass nur jeder Zweite der Betroffenen
von seinem Risiko verengter Adern weiß.

Das Pro und Contra von Cholesterinsenkern

Wäre das nicht wunderbar, wenn es eine »Pille danach« auch für Gourmets und Vielfraße gäbe? Man könnte so richtig schlemmen und hätte keine Folgen zu fürchten, weil das Mittel die negativen Auswirkungen verschwinden ließe.

In gewisser Weise ist dieses Märchen wahr geworden: Der Japaner Akira Endo isolierte 1976 eine Substanz aus einem Schimmelpilz, welche die Synthese von Cholesterin in der Leber blockiert: Die Statine waren erfunden. 1980 wurden sie zum ersten Mal erfolgreich bei Menschen mit familiärer Hypercholesterinämie eingesetzt. In wenigen Jahren hat sich der Absatz von Statinen allein in den USA von 21,8 Millionen Verschreibungen zu Beginn dieses Jahrhunderts auf 221 Millionen im Jahr 2013 mehr als verzehnfacht.[82] Begleitet wird diese Erfolgsgeschichte von heftigen Auseinandersetzungen in den Fachgremien und in der Wissenschaftsszene darüber, ob Statine wirklich etwas bringen und wenn ja, was bzw. ob nicht noch viel mehr Menschen dieses Wundermedikament einnehmen sollten.

Viele nehmen Statine nicht deshalb ein, weil ihr Cholesterinspiegel zu hoch ist, sondern weil sie hoffen, vorbeugend etwas Gutes für ihr Herz zu tun – ähnlich wie früher Aspirin verwendet wurde. Eine Gruppe britischer Wissenschaftler, die sich für diese Präventionsstrategie starkmacht, veröffentlichte im Jahr 2012 eine Metaanalyse über 27 randomisierte Studien mit insgesamt 175 000 Patienten. Das Ergebnis: In allen Risikogruppen nahm die Häufigkeit von Herzkomplikationen ab, gemessen an der Senkung des LDL-Cholesterins um etwa 20 Prozent.[83]

Robert DuBroff, Kardiologieprofessor an der Universität von New Mexico, und Michel de Lorgeril, prominenter Cholesterinexperte und Forscher am französischen Wissenschaftszentrum CNRS, sehen hingegen hinter dem Phänomen der Statine mehr eine Marketingstrategie der Hersteller als übergroßen medizinischen Nutzen. 1994 seien zwei aufsehenerregende Studien im Fachjournal Lancet veröffentlicht worden, schrieben sie 2015 im World Journal of Cardiology: Die Scandinavian Simvastatin Survival Study (4S)[84] habe über einen 30-prozentigen Rückgang der Herz-Mortalität durch ein Statin berichtet – die Lyon Heart Study[85] aber über einen Rückgang von 70 Prozent durch den Einfluss »mediterraner Ernährung«, also mehr als doppelt so viel.

Während Folgestudien hier die positive Wirkung gesunder Ernährung bestätigt und eine Risikosenkung auch für Krebs,

Diabetes und Alzheimer nachgewiesen hätten, seien Folgestudien zu Statinen Anlass für die amerikanische Gesundheitsbehörde gewesen, vor einem erhöhten Diabetes-Risiko und Einschränkungen der Gedächtnisleistung zu warnen. Aber, kritisiert de Lorgeril, der selbst an der Lyoner Herz-Studie beteiligt war: »Paradoxerweise haben sich Statine zu einer Multi-Milliarden-Dollar-Industrie weiterentwickelt und zur medizinischen Leitlinie der Herz-Kreislauf-Prävention geführt, während die mediterrane Ernährung oft ignoriert wurde.«[86]

Die Lyoner Herz-Studie

Die Lyoner Herz-Studie hatte 1994 die von Ancel Keys propagierte Mittelmeer-Diät an rund 300 Infarktpatienten getestet, und sie erwies sich im Vergleich zu der ähnlich großen Kontrollgruppe als so erfolgreich, dass sie – eigentlich auf fünf Jahre geplant – bereits nach 27 Monaten abgebrochen wurde, um allen Patienten diese herzfreundliche Ernährung zu ermöglichen.[87] Während in der Mittelmeer-Gruppe nämlich sechs Patienten einen Herztod erlitten hatten, waren es in der Kontrollgruppe 19, mehr als dreimal so viele. Bei nicht-tödlichen Infarkten war das Verhältnis ganz ähnlich: acht gegenüber 25.
Weitere Studien konnten diese positiven Effekte der mediterranen Ernährung bestätigen.[88] Neben den gesunden Fetten schienen sie an dem hohen Anteil an antioxidativ wirksamen Stoffen, wie den Vitaminen E, C und Betakarotin, sowie polyphenolischen Substanzen (zum Beispiel Resveratrol) zu liegen. Nahrungsergänzungsmittel mit diesen Substanzen haben jedoch nicht diese Wir-

kung. Was die Fette betrifft, so zeigte die Mittelmeer-Diät, dass Ancel Keys recht behalten hatte: Es ging weniger um die Quantität der Fette, sondern um ihre Qualität. Die Ölsäure scheint eine sehr wichtige Komponente in der mediterranen Ernährung zu sein. Sie ist als einfach ungesättigte Fettsäure chemisch ziemlich stabil. Da nur oxidiertes Cholesterin die Entstehung der Atherosklerose fördert, ist diese Stabilität ein wichtiger Faktor. Also könnte die Alpha-Linolensäure (reichlich enthalten in Rapsöl, Portulak, grünem Gemüse, Walnüssen usw.) ein zentraler Schutzfaktor in dieser Ernährung sein. Die Alpha-Linolensäure wirkt Rhythmusstörungen entgegen. Rapsöl, das viel Alpha-Linolensäure und Ölsäure enthält, ist also besonders herzgesund – wobei es nur kalt verwendet werden darf, sollen die wertvollen Substanzen nicht zerstört werden.[89]

Robert DuBroff und Michel de Lorgeril jedenfalls halten eine gesunde Ernährung für wirkungsvoller als Statine. Deren Nutzenkalkulationen bezeichnen sie als falsch, und sie ziehen das Erklärmuster des »bösen« Cholesterins als einseitig in Zweifel. Schließlich gäbe es Modelle der Krankheitsentstehung, die davon völlig unabhängig seien, argumentieren sie und zitieren – Sie haben das gerade alles gelesen – Hinweise auf die Rolle des Fleisches, der Ballaststoffe, der Darmbakterien sowie der Entzündungsmediatoren.

Machen Statine Sinn?

Immerhin fünf Millionen Deutsche nehmen jeden Tag ein (rezeptpflichtiges) Statin ein. In den deutschen Therapieleitlinien werden Statine entweder zur Prävention empfohlen, wenn der Arzt das Risiko des Patienten, in den nächsten zehn Jahren einen Herzinfarkt zu erleiden, größer als 20 Prozent einschätzt, oder nach der Diagnose eines verschlossenen Gefäßes.

Meiner Meinung nach – und nach dem Stand der wissenschaftlichen Literatur – machen Statine Sinn bei Risikopatienten, die bereits einen Herzinfarkt hinter sich haben, oder bei solchen, deren Fettstoffwechsel genetisch verändert ist. Alle anderen Menschen, die diese Arznei einnehmen, müssen sich darüber klar sein, dass es bei Medikamenten, die gezielt Mechanismen im Körper blockieren, immer zu Störungen im gesamten betroffenen Regelkreis des Organismus kommt. Häufig können wir erst nach Jahrzehnten sagen, welche Folgen das hat. Außerdem verleitet die Bequemlichkeit der täglichen Dosis dazu, einen gesunden Lebensstil zu ignorieren und einfach so weiterzuleben wie bisher, obwohl das andere Risiken mit sich bringt, wie Übergewicht, Diabetes und Krebs.

Alle sprechen vom Fett – aber das allein ist es nicht. Auch nicht die Verengung der Adern, obwohl die meisten Herzanfälle von Arterien ausgehen, die zu 70 Prozent verstopft sind. Es sind die Plaques, die aufbrechen und zu lebensbedrohlichen Thrombosen führen. Und sie sind es, die sich, wie auch die anderen Risikofaktoren wie Bluthochdruck und Fettstoffwechsel, über den Lebensstil verändern lassen.[90]

Essen macht krank – oder gesund

Dass die Ernährung etwas mit der Rate der Herzerkrankungen zu tun haben könnte, stand seit Anitschkows Versuchen an Kaninchen vor rund hundert Jahren (siehe Seite 74) im Raum. Aber erst in den 1950er-Jahren konnte ein spektakuläres Forschungsprojekt das auch beweisen: die Sieben-Länder-Studie. Es war die erste multinationale epidemiologische Untersuchung in der Geschichte der Medizin.

Verantwortlich für diese Studie war der bereits erwähnte Ancel Keys, ein amerikanischer Ernährungswissenschaftler, der sich ursprünglich mit Hunger und Mangelzuständen beschäftigt hatte. Nach Ende des Zweiten Weltkriegs fragte er sich, wieso die USA, wo alle Nährstoffe zur Verfügung standen, die Liste der Herzinfarkt-Toten anführten. Er verglich die amerikanischen Daten mit Studien aus dem Ausland und war davon beeindruckt, dass in Süditalien besonders viele Hundertjährige lebten. Er überlegte, ob dies an dem geringen Anteil an tierischen Fetten in ihrer Ernährung liegen könnte. In Neapel baute er ein Forschungslabor auf und entwickelte seine berühmt gewordene Sieben-Länder-Studie[91]. Darin verglich er Menschen zwischen 40 und 59 Jahren über einen Zeitraum von 15 Jahren – in den USA, Jugoslawien, Finnland, Italien, Griechenland, Japan und den Niederlanden. Das Ergebnis: In den USA und den nordeuropäischen Ländern starben die Männer häufiger an koronaren Herzerkrankungen als in Südeuropa und in Japan. Heraus kam auch, dass hohe Blutfettwerte nicht nur das Risiko für Herzkrankheiten erhöhten, sondern auch Krebs förderten.[92]

In den 1950er-Jahren zeigte die weltweit erste epidemiologische Langzeitstudie, wie stark der Lebensstil das Risiko für Herz-

Tod durch Herzerkrankung pro 100 000 Einwohner

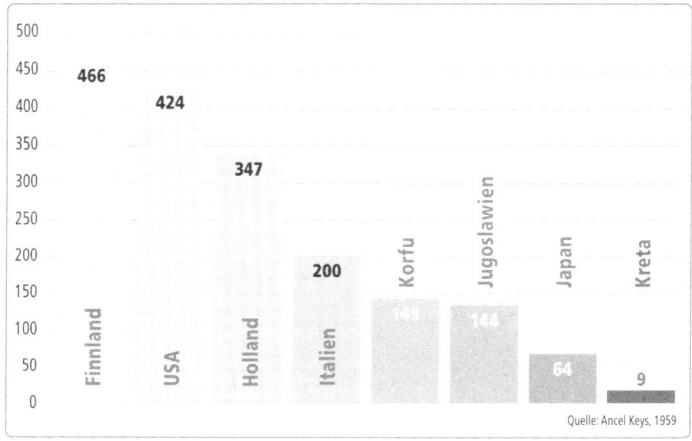

Quelle: Ancel Keys, 1959

In den 1950er-Jahren zeigte die weltweit erste epidemiologische Langzeitstudie, wie stark der Lebensstil das Risiko für Herzkrankheiten beeinflusst.

krankheiten beeinflusst. Schon bevor die Sieben-Länder-Studie abgeschlossen wurde, war klar, dass Fett nicht gleich Fett war, denn der damals legendäre Gesundheitszustand der griechischen Kreter wurde von den dort verzehrten großen Mengen an Olivenöl anscheinend nicht beeinträchtigt. Also untersuchten Keys und andere, was die Unterschiede bei den verschiedenen Fetten ausmachte. Sie stellten fest, dass sie sich aus unterschiedlichen Anteilen gesättigter, einfach ungesättigter und mehrfach ungesättigter Fettsäuren zusammensetzten. »Ungesättigt« bedeutet in diesem Fall, dass das Fett reaktionsfreudig ist. Deshalb wird ein wertvolles pflanzliches Öl, zum Beispiel von der Walnuss, schnell ranzig, während ein Stück Speck mit seinen gesättigten Fettsäuren längere Zeit unbeschadet an der Luft liegen kann. Ungesättigte Fettsäuren sind für viele organische Prozesse wichtig. Sie reparieren Zellen oder bauen neue auf. Außerdem halten sie die Zellmembran flexibel und durchlässig.

Pflanzen statt Tiere

John Gofman, der die unterschiedlichen Cholesterine identifiziert hatte (siehe Seite 74), hatte mit seiner Frau Helen bereits ein erstes Herz-Diätbuch[93] mit fettreduzierten Rezepten publiziert. Aber die Forschung zur herzgesunden Ernährung kam erst richtig in Schwung, als Ancel Keys schließlich die Unterschiedlichkeit der Fettsäuren thematisierte und mit seiner Frau Margaret 1959 die legendäre Mittelmeer-Diät begründete.[94]

Als Folge forderte das US-Landwirtschaftsministerium (US-DA) Mitte der 1960er-Jahre die Amerikaner auf, tierische Fette durch pflanzliche zu ersetzen, denn Verzehrsstudien hatten gezeigt, dass gesättigte Fettsäuren aus tierischen Produkten den Cholesterinspiegel steigen ließen. Mehrfach ungesättigte aus Gemüse und Fisch senkten ihn dagegen. Das zeigte Wirkung: In den 1970er- und 1980er-Jahren halbierte sich in den USA die Rate der koronaren Herzerkrankungen.

Doch richtige Ernährung ist nie eine einseitige Angelegenheit. Während die Mittelmeer-Diät eine vielseitige, überwiegend pflanzenbasierte Ernährung mit entsprechenden Ölen propagierte, kam es in der Öffentlichkeit, angeheizt von unterschiedlichen Lebensmittel-Lobbys, geradezu zu einer Fetthysterie. Auch pflanzliche Fette gerieten nun in den Verdacht, herzkrank zu machen – obwohl man heute weiß, dass sie das Gegenteil tun: Sie schützen die Gefäßwände und halten sie elastisch. Doch damals, kritisiert Walter C. Willett, prominenter Ernährungsexperte der Harvard

School of Public Health, wurde die Aussage der größeren Breitenwirkung zuliebe verkürzt: »Die simple Botschaft lautete: Fett ist schlecht!«

Gute Fette – böse Fette

So riet die American Heart Association dringend, den Fettanteil von über 40 Prozent der täglichen Energiezufuhr auf maximal 30 Prozent einzuschränken und stattdessen mehr kohlenhydratreiche Nahrungsmittel wie Nudeln und Kartoffeln zu essen. Der Rat erwies sich als tückisch. Denn Anfang der 1990er-Jahre zeigten neue Studien, dass bei geringerem Verzehr von Fett zwar der Cholesterinspiegel sank, was sich allerdings nicht änderte, war das Verhältnis des schädlichen LDL und des gesunden HDL. Im Gegenteil: Der Blutfettspiegel konnte sich sogar zum Negativen verändern. Denn wer auf gesunde Fette (mit ein- oder mehrfach ungesättigten Fettsäuren) verzichtet, senkt damit den Anteil des »guten« HDL, und der des »schlechten« LDL steigt. Gleichzeitig erhöht der vermehrte Konsum von Kohlenhydraten den Anteil der Triglyzeride im Blut, die das Risiko für das Herz vergrößern. Außerdem stieg in der Heimat des Fast Foods, den USA, die Zahl der Übergewichtigen stark an, da der Markt mit Low-Fat-Produkten überschwemmt wurde, die Geschmackseinbußen meistens mit Zucker kompensierten.

Der einzig positive Effekt des »Low-Fat-Mantras«, so der Harvard-Mediziner Willett, war die Reduktion von Transfettsäuren. Diese entstehen vor allem bei der Verarbeitung von Lebensmitteln. Sie sind in vielen Fertigprodukten wie Gebäck, Margarine und Pommes frites wie auch in Fertigpanaden, Soßen und Müsliriegeln enthalten. Außerdem stecken sie in Produkten von Schaf, Ziege und Rind, deren Fette durch bakterielle Prozesse beim Wiederkäuen transformiert werden. Auch das – wir kommen später darauf zurück – ist ein Argument für vegetarische Ernährung (siehe Seite 69 f., 101 ff.).

Kanadische Forscher kamen bei ihrer Begutachtung von über 50 Studien[95] zu dem Schluss: Wer viel künstliche Transfette zu sich nimmt, erkrankt häufiger am Herzen und stirbt oft früher als Menschen, die nur ein Prozent ihres Kalorienbedarfs oder weniger mit ihnen decken. Ohne Transfette könnten in den USA rund 20 000 Herzinfarkte und 7000 Tote jährlich vermieden werden, heißt es auch vonseiten der Lebensmittelbehörde FDA (Food and Drug Administration). Ab 2020 sollen sie in den USA vom Markt verschwunden sein. In Dänemark und Österreich existieren Obergrenzen für Transfettsäuren. In Deutschland aber gibt es nicht einmal einen Grenzwert.

Bauchfett als besonderer Risikofaktor

Die undifferenzierte Low-Fat-Theorie hat wie die Fast-Food-Kultur mit dazu beigetragen, dass seit den 1990er-Jahren die Zahl der Zuckerkranken in den Industrienationen zunimmt. Denn Weißmehl und Zucker setzen sich im Blut rasch zu Glukose um. Die regt wiederum die Bauchspeicheldrüse an, Insulin zu produzieren, das den Zucker in die Zellen schleusen soll. Irgendwann sind diese aber überfordert und werden resistent. Das führt zu Fettstoffwechselstörungen, Diabetes und Bluthochdruck, dem »metabolischen Syndrom«.

Gefährlich für das Herz sind vor allem Fettansammlungen im Bauchbereich. Warum? Im Vergleich zu Hüft- oder Oberschenkelspeck nimmt Bauchfett aktiver am Stoffwechsel teil. Es schüttet jede Menge Botenstoffe aus. Was dabei genau passiert, ist im Detail noch nicht geklärt, aber fest steht, dass dicke Bäuche ein Gesundheitsrisiko darstellen:

- Menschen mit hohem Bauchumfang haben höhere Triglyzeridwerte im Blut.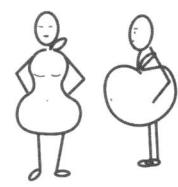
- Ihr Risiko für Thrombosen ist erhöht.
- 84 Prozent aller Diabetes-Erkrankungen betreffen Männer, die einen Taillenumfang von mehr als 94 Zentimetern haben.
- Wer in den mittleren Lebensjahren besonders viel Bauchfett ansetzt, erkrankt eher an Alzheimer als normalgewichtige Altersgenossen.
- Auch das Krebsrisiko steigt.

Man sollte also nicht nur auf die Kilos achten, sondern vor allem auch auf das Maßband: Ab einem Bauchumfang von 102 Zentimetern bei Männern und 88 Zentimetern bei Frauen steigt das Herzrisiko. Normalgewichtige Frauen tragen übrigens 20 bis 30 Prozent mehr Fett am Leib als entsprechende Männer (zwölf bis 20 Prozent). Das hat die Evolution wohl so eingerichtet, um ihnen für die Fortpflanzung ein Sicherheitspolster zu geben. Denn in Mangelzeiten verleiht Fett nicht nur Energie, sondern stellt auch Hormone bereit. Aber das weibliche Fett verteilt sich anders: vor allem auf Hüften, Po und Oberschenkeln. Man spricht deshalb von einer Birnenform. Zu Bauchfett neigen vor allem Männer – die Apfeltypen.

Es geht (nicht nur) um die Wurst!

Wer den pflanzlichen Anteil an seiner Ernährung erhöht (siehe Seite 69 f., 101 ff.), der wirkt hohem Blutdruck entgegen – weil Gemüse und Obst regulierende Substanzen und Ballaststoffe enthalten und sie auch weniger Salze liefern als Fleisch und Wurst. Tierische Produkte sind auch wegen ihrer ungesunden Fette nicht zu empfehlen, und sie sind ein Risiko wegen der Erreger Bakterien und Viren, die sie enthalten, oder wegen ihrer Stoffwechselprodukte, wie das Beispiel der Transfettsäuren deutlich zeigt.

Es stimmt schon, Fleisch ist auch Lieferant von wichtigen Nährstoffen wie Vitaminen, Eisen, Zink und anderen Mikronährstoffen. Aber Langzeitbeobachtungen in Verzehrstudien zeigen deutlich, dass die gesundheitlichen Nachteile überwiegen. Vor allem rotes und verarbeitetes rotes Fleisch (in Wurst oder Fertigprodukten) führt über die Jahre gesehen zu verkürzter Lebenszeit, mehr Herzkrankheiten, häufigerem Darmkrebs und einer erhöhten Rate an Typ-2-Diabetes bei Männern wie Frauen. Das ergab ein Report der Eidgenössischen Ernährungskommission der Schweiz nach der umfangreichen Sichtung der vorliegenden Studien.[96]

Dazu zählten unter anderem auch zwei riesige Langzeitstudien aus den USA: die Health Professionals Follow-up Study (über 22 Jahre) und die Nurses' Health Study (über 28 Jahre), die das Schicksal von 140 000 Menschen verfolgten und beide zum selben Schluss kamen: Das Herz-Kreislauf-Risiko wächst mit dem Verzehr von rotem Fleisch. Eine Metaanalyse aus dem Jahr 2010 zeigte außerdem, dass vor allem verarbeitetes Fleisch eine Gesundheitsgefahr darstellt: Schon 50 Gramm Wurst täglich (eine Scheibe Schinken) erhöhen das Risiko einer Herz-Kreislauf-Erkrankung um 42 Prozent.[97]

Immunreaktionen auf Fleisch

Michael Greger, ein amerikanischer Ernährungsmediziner, dessen Buch »How Not to Die« auch in Deutschland[98] ein Bestseller wurde, warnt davor, dass tierische Fette entzündliche Prozesse im Organismus auslösen – was unter anderem dazu führt, dass die empfindsamen Epithele verhärten, die unsere Gefäße überziehen – in den Adern ebenso wie auch in den Lungenbläschen. Diese Reaktion des Immunsystems zeigt sich im Blut schon nach einer einzigen Mahlzeit, die tierische Produkte enthält, und erreicht ihren Höhepunkt nach etwa vier Stunden. Danach klingt sie langsam ab, aber häufig folgt dann bereits die nächste Mahlzeit. Die Elastizität der Gefäße, resümiert Greger die Forschung, reduziert sich durch tierische Fette um fast die Hälfte, sie wird also deutlich eingeschränkt.

Die Entzündungen sind, vermutet Greger, Reaktionen des Immunsystems auf Endotoxine, das sind Bestandteile von Bakterienhüllen. Fleisch enthält hohe Mengen an Bakterien und Viren, die zwar beim Kochen und Braten durch die Magensäure oder spätestens durch die Verdauungsenzyme im Dünndarm abgetötet werden. Doch übrig bleiben ihre Zerfallsprodukte, Bestandteile der Zellwände. Über die Bildung von Transfettsäuren als Reaktion auf tierische Bakterien haben wir schon gesprochen (siehe Seite 94). Tierische Fette spielen noch eine andere Rolle in dieser Indizienkette, weil ihre Moleküle den Endotoxinen helfen, die Schutzschicht des Darms zu durchdringen (»leaky gut«) und in den Blutkreislauf zu gelangen.

Tierische Fette enthalten außerdem besonders viel Arachidonsäure, eine Omega-6-Fettsäure, die Bestandteil jeder Zellmembran und wichtig besonders für Nerven- und Gehirnzellen ist. Sie kommt in geringeren Mengen auch in pflanzlichen Ölen (aus Oliven, Sonnenblumen oder Traubenkernen) vor. Erhält der Organismus aber zu viel davon, bildet er daraus Leukotriene – hormonähnliche Botenstoffe, die an der Entstehung von Entzündungen und anderen immunologischen Prozessen beteiligt sind. Fleischesser jedenfalls nehmen mit ihrer Nahrung, so Greger, neunmal mehr Arachidonsäure auf als Vegetarier.

Zwischenbemerkung: Übrigens ist die Mittelmeer-Romantik, was das Essen angeht, längst verflogen. In der Sieben-Länder-Studie war Kreta das leuchtende Beispiel, doch heute sterben in Griechenland mehr Menschen an Herzinfarkten als in Finnland, das ursprünglich negativste Beispiel. Der Grund liegt sicher im Verlust traditioneller Kochkultur, im wachsenden Anteil an Fertigprodukten und nicht zuletzt an der psychischen Belastung (siehe Seite 151 ff. und 160 ff.) durch die schwierige wirtschaftliche Situation des Landes und die Sorgen und Ängste, die dadurch entstehen.

Es beginnt in der Kindheit

Der Weg zum Herzinfarkt, betont Michael Greger, wird früh gebahnt: Schon im Alter von zehn Jahren findet man in den USA bei Kindern, die typisch amerikanisch mit Cornflakes, Fast Food und Softdrinks groß werden, fettige Schlieren an den Wänden der Aorta. Wenn sie ein Alter von 20 oder 30 Jahren erreicht haben, beginnen diese, sich zu Plaques zu verhärten. Eine neue, noch unveröffentlichte Studie der Universität Heidelberg zeigt, dass das nicht nur ein amerikanisches Problem ist: 81 Prozent der in deutschen Restaurants angebotenen Kinderessen waren aus ernährungswissenschaftlicher Sicht ungesünder als das in amerikanischen Fast-Food-Ketten![99]

Es geht also nicht nur darum, sagt auch Michael Greger, irgendwann im späteren Lebensalter gesünder leben zu wollen, um einen Infarkt oder Schlaganfall zu vermeiden. Es geht stattdessen darum, einen Prozess zu bremsen, der bereits unbemerkt seit vielen Jahren Schäden anrichtet. Regelmäßig Fleisch zu essen, vielleicht auch noch dreimal täglich, so Greger, ist so, als würde man sich ständig den Kopf an derselben Stelle anschlagen und dadurch verhindern, dass die Wunde heilen kann.

Denn gleichzeitig ist Greger überzeugt, dass jeder Apfel, jede Portion Gemüse mehr auf dem Teller und jeder Verzicht auf ein tierisches Produkt das Leben verlängert. Daraus will der Arzt, der selbst Veganer ist, aber keine Ideologie machen, sondern er sieht darin viele kleine Schritte in die richtige Richtung: zu einer pflanzenbasierten, vollwertigen Ernährung. (Vegane Ernährung übrigens reduziert den Cholesterinspiegel um bis zu 35 Prozent, kann also im Prinzip mehr erreichen als durchschnittlich ein Statin.)[100]

Der Pionier Dean Ornish

Dass ein gesünderer Lebensstil mehr bringt als Tabletten, sagt auch der naturheilkundliche Kardiologe Dean Ornish, der, wie oben erwähnt, dem früheren US-Präsidenten Bill Clinton nach dessen Aussage »das Leben gerettet« hat. Bei Clinton zeigte sich nicht nur der Stress seiner politischen Aufgaben, sondern auch eine familiäre Vorbelastung: Trotz mehrerer Stents und Bypass-Operationen verengten sich seine Herzkranzgefäße immer weiter, bis er Patient bei Dean Ornish wurde. Heute isst Clinton strikt vegan, er hat sichtbar an Gewicht verloren, und seine Herzkranzgefäße haben sich nach Aussage seiner Ärzte wieder geweitet.

Dem vorausgegangen war, dass Ornish, Vegetarier und Yoga-Anhänger, seine früheren studentischen Versuche mit Lebensstiländerungen (siehe Seite 39 f.) 1990 zu einem nunmehr streng wissenschaftlichen Experiment bündelte, dem Lifestyle Heart Trial.[101] Er lud schwer herzkranke Patienten zur Teilnahme ein und teilte sie nach dem Zufallsprinzip in zwei Gruppen: Die eine wurde konventionell mit Herzmedikamenten behandelt, die andere erhielt eine umfangreiche Schulung in Ernährung und Stressreduktion. Ein Jahr lang ernährten sich die Teilnehmer der zweiten Gruppe weitgehend vegan und streng fettarm – mit sensationellen Ergebnissen: Alle hatten Gewicht reduziert, außerdem hatten sich Cholesterinspiegel und Blutdruck normalisiert. Vor allem aber hatten die Gefäßverkalkungen in den Herzkranzgefäßen begonnen, sich zurückzubilden, wie Katheteruntersuchungen zeigten.

Insgesamt 20 Patienten der Versuchsgruppe und 15 Patienten der Kontrollgruppe nahmen an einer Nachfolge-Studie teil, die sich über einen Zeitraum von weiteren vier Jahren erstreckte und – wegen der aufsehenerregenden Resultate des ersten Experiments – unter anderem durch die nationale Gesundheitsbehörde NIH (National Institutes of Health) finanziert wurde. Das Ergebnis: In der Lebensstilgruppe kam es zu einer weiteren Rückbildung der Atherosklerose um durchschnittlich 7,9 Prozent. (In welchem Umfang das jeweils passiert war, hing laut Ornish davon ab, wie konsequent die Patienten das Programm befolgt hatten.) Ein bildgebendes Verfahren (Positronen-Emissions-Tomografie, PET) zeigte ganz eindeutig, dass bei fast allen Teilnehmern der Versuchsgruppe (über 90 Prozent) ein Fortschreiten der koronaren Herzkrankheit aufgehalten wurde oder sich diese sogar zurückbildete.[102] Bei den Patienten der Kontrollgruppe hingegen hatte sich die Gesundheit verschlechtert: Die Herzkranzgefäße hatten sich um 27,7 Prozent verengt, und das, obwohl mehr als die Hälfte der Teilnehmer zusätzlich blutfettsenkende Medikamente (Lipidsenker) einnahmen und die LDL-Cholesterinwerte im Blut 19,3 Prozent niedriger als am Anfang waren.

Die Patienten der Lebensstilgruppe waren außerdem nach einem Jahr um durchschnittlich 10,9 Kilo leichter, und selbst nach fünf Jahren betrug der Unterschied zum Studienbeginn noch immer rund fünf Kilo.

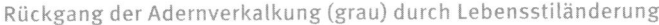

Rückgang der Adernverkalkung (grau) durch Lebensstiländerung

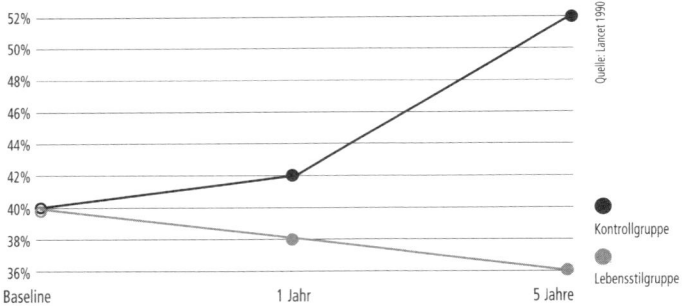

Lifestyle als Lebensretter

Der Schwerpunkt der Forschung verlagerte sich nun von der Identifizierung von Risikofaktoren, wie sie die globale INTER-HEART-Studie ermittelt hatte (siehe Seite 40f.), auf Ideen, wie man diese Erkenntnisse konstruktiv umsetzen könnte. Die Frage einiger Forscher war also nicht mehr: »Was macht das Herz krank?«, sondern: »Was hält es denn gesund?«

Dean Ornish war der Erste, der die Erkenntnisse im Bereich Ernährung mit Empfehlungen zu Entspannung und Bewegung kombinierte und daraus medizinisch fundierte Lebensstilprogramme entwickelte, die er nach und nach an die Erfordernisse anderer Volkskrankheiten wie Diabetes, Demenz oder Krebs anpasste. Sein Herz-Lifestyle-Programm ist heute in den USA eine anerkannte und von vielen Krankenversicherern finanzierte Therapiemethode. Viele Kardiologen zweifeln allerdings daran, dass ihre Herzpatienten genügend Disziplin aufbringen, um das anspruchsvolle Programm zu bewältigen. Zum Beispiel sollen die Herzkranken ihren Energiebedarf nur zu zehn Prozent aus Fett decken – die offiziellen Empfehlungen für Gesunde liegen dreimal so hoch. Trotzdem betont Ornish, dass es bei seinem Programm nicht um Entsagung gehe, sondern letztlich um einen Gewinn, den die Patienten rasch realisieren würden – an Lebensjahren, an Lebensqualität und an Leistungsfähigkeit.

Dieser Ansicht ist auch Michael Greger, der betont, dass schon drei Wochen pflanzenbasierter Ernährung reichen, um erste Besserungen bei verengten Blutgefäßen zu sehen.[103] Es gehe mehr um die Entscheidung, etwas *für* sich zu tun als *gegen* eine Krankheit. Die betroffenen Patienten merkten schnell, dass ihre Leistungsfähigkeit steige, »weil sie hier nicht einfach nur ein Medikament schlucken, sondern die eigentliche Ursache ihres Leidens beseitigen«.

Menschen zu einer Änderung ihres ungesunden Lebensstils zu bringen ist einer der Kernpunkte des Therapieprogramms unserer Essener Klinik. Wir haben die Erfahrung gemacht, dass viele Menschen sehr motiviert sind. Es dann praktisch und langfristig umzusetzen ist allerdings oft eine Herausforderung. Man kennt das Problem von kardiologischen Reha-Kliniken: Wenn die Patienten entlassen werden, haben sie häufig wunderbare Blutwerte, sind wieder leistungsfähig, und es geht ihnen gut. Aber dann rollt der Alltag über sie hinweg, und alles wird wieder wie vorher – trotz guter Vorsätze.[104]

Bei uns in der Klinik gibt es deshalb einen speziellen Behandlungszweig, der Mind-Body-Medizin heißt und von dem Sie später noch mehr lesen werden (siehe Seite 180 ff.). Die Mind-Body-Medizin nutzt Erkenntnisse der Hirnforschung und der Gesundheitspsychologie, um Menschen zu helfen, vom Wollen ins Handeln zu kommen, um dies leichter zu machen. Wir integrieren die Elemente in unser zweiwöchiges Therapieschema und bieten für die Zeit nach dem Klinikaufenthalt die Möglichkeit an, in einer zehnwöchigen Tagesklinik (pro Woche an einem Tag) und in einer Gruppe das Gelernte zu vertiefen. Inzwischen gibt es viele Studien, die den Erfolg bestätigen. Das achtwöchige »Schnupperprogramm«, das Sie am Schluss dieses Buches finden, baut auf unseren Erfahrungen auf, soll Ihnen Anregungen geben und Lust auf ein besseres Leben machen (siehe Seite 205 ff.).

· ·

Fallbeispiel: Wenn die Familie bremst …

Die junge Griechin Eleni dachte, sie hätte das große Los gezogen, als sie vor 27 Jahren einen Auslandsgriechen heiratete, der sie mit in seine neue deutsche Heimat brachte. Als ethnische Minderheit in Albanien hatte sie bis dahin viele Repressalien erfahren, nur mit Mühe Arbeit gefunden, sogar Hunger gelitten. Die Aussicht auf Deutschland war verlockend. Aber das Leben in der Fremde war schwer, und entgegen dem Rat ihres Arztes hatte Eleni drei schwere Schwangerschaften durchzustehen, bis endlich der von ihrem Mann gewünschte Sohn zur Welt kam. In dieser Zeit legte die früher zaundürre Frau 25 Kilo zu. Zehn Jahre später schlug das Herz Alarm: Ein Herzklappenfehler wurde entdeckt. Eleni wurde der Brustkorb aufgeschnitten, es war eine der schwereren Arten von Herz-OPs. Aber alles ging gut. Wieder daheim, beschloss Eleni, dem Rat der Ärzte zu folgen und abzunehmen. Sie walkte morgens durch die Ruhr-Auen, stellte weniger Fleisch auf den Tisch und erinnerte sich wieder an Linsengerichte und Eintöpfe. Das sollte auch den Kindern guttun, von denen eines wegen schweren Übergewichts bereits zweimal in einer Abnehm-klinik gewesen war, doch ohne Erfolg. Der Mann, der nach einem langen Arbeitstag auf dem Gabelstapler im Großmarkt abends nach Hause kam, empfand es als Schande, plötzlich kein Fleisch mehr vorgesetzt zu bekommen, und oft stellte er sich selbst noch an den Herd, um ein Lammkotelett zu braten. Wenn ein Fest zu feiern war, wurde für den Braten der Grill im nahe gelegenen Stadtpark angeworfen. Die Reis- und Nudelaufläufe mussten drei verschiedene Käsesorten enthalten. Trotz vieler Streitigkeiten in der Familie schaffte Elenis Mann es nicht, mit dem Rauchen aufzuhören. Schließlich gab Eleni ihre Versuche auf, die Familie gesund zu ernähren. Sie brach mit chronischer Migräne und Fibromyalgie zusammen und kam in unsere Klinik. Man spürte richtig, wie sie dem Familienstress entfliehen wollte, die Entspan-nungsübungen genoss und mit Begeisterung vegetarische Kochbü-cher las. Beim Fasten unter ärztlicher Aufsicht nahm sie fünf Kilo ab, was dringend notwendig war. Ich erklärte ihr, dass nicht nur ihre Schmerzen davon besser würden, sondern auch ihr Herz diese Schonung brauchte. Die Cholesterinwerte waren bedrohlich hoch. Normalerweise wäre Eleni die ideale Tagesklinik-Patientin gewesen, aber das größte Problem schien nicht ihre Einsicht zu sein, sondern es waren die soziokulturellen Faktoren – der Druck *ihrer Familie. Wie viele Migranten kämpften diese mit dem Stress wie auch dem Wohlstand der neuen Heimat. Wir suchten für Eleni einen griechischen Familientherapeuten und hofften, dass sie unseren Rat annahm und ihn aufsuchte. Aber was würde passieren, wenn dieser Mann etwas anderes sagen würde als Elenis Ehemann?*

● ●

Essen nach der Uhr: Intervallfasten

Fasten ist ein uraltes Mittel, das in der europäischen Medizin schon seit den Zeiten von Hippokrates praktiziert wird, aber weit älter ist. »Nahrung soll eure Medizin sein«, lautete ein Lehrsatz des legendären Arztes von Kos. Richtige Ernährung, predigte er, sollte Krankheiten vorbeugen. Wenn man aber erkrankt war, dann war Nahrungsentzug angesagt. Der Überlieferung nach mussten die Patienten von Hippokrates fasten, bevor sie zu dem Urvater der modernen Medizin vorgelassen wurden. Fasten galt als spirituelle wie auch körperliche Reinigung. Heilfasten-Kuren, wie sie von Otto Buchinger oder F. X. Mayr entwickelt wurden, sind ein fantastisches Mittel, den Körper »umzustimmen«, wie dieser Prozess in der Naturheilkunde heißt: Indem der Energiestoffwechsel sich umstellt, wird der Körper angeregt, sich neu zu justieren, seine Selbstregulation zu aktivieren.

Vereinfacht dargestellt passiert das so: Der Körper verarbeitet Nahrung, indem er sie zu Zuckermolekülen (D-Glukose) abbaut, die dann, vermittelt durch das Hormon Insulin, von den Zellen als Energie aufgenommen werden. Gleichzeitig baut die Leber einen Energievorrat auf, das Glykogen. Wenn wir keine Kalorien mehr zu uns nehmen, dann verbraucht der Organismus als Erstes diese Reserven. Die Glykogen-Vorräte sind jedoch relativ schnell, nach rund zwölf Stunden, verbraucht: Bei intensiver Anstrengung, zum Beispiel beim Sport, reichen sie vielleicht eine Stunde.

Danach beginnt der Organismus, die Fettvorräte anzugreifen und sie abzubauen, um die Energieversorgung zu gewährleisten – wir nehmen ab. Aber das Fett zu zerlegen ist komplizierter und dauert länger. Ein Teil davon wird in der Leber zu Ketonkörpern umgewandelt. Das sind kleine Energiepakete, die alle Gewebe, vor allem aber Herz, Nieren und Gehirn ernähren. Sie stärken unser Denkvermögen und schützen das Gehirn vor Entzündungen. Ketonkörper bilden sich bereits ab einer Esspause von zwölf Stunden, bei Frauen nach 14 Stunden.

Diese Erkenntnis ist die Grundlage des modernen Intervallfastens, das seit bald einem Vierteljahrhundert erforscht wird, aber erst seit wenigen Jahren immer mehr Menschen begeistert. Ausgangspunkt war ein ungewöhnliches Experiment: Am 26. September 1991 zogen in der Wüste von Arizona acht Wissenschaftler in eine Glaskuppel ein. »Biosphäre 2« war von einem Milliardär mit 200 Millionen Dollar finanziert worden und sollte zeigen, ob man – abgeschnitten von der natürlichen Umwelt – eine eigene, zweite Biosphäre schaffen könnte. Auch die NASA war an den Ergebnissen interessiert, weil ihre Forscher wissen wollten, ob man auf diese Weise unwirtliche Planeten wie den Mars besiedeln könnte. Die Erwartungen waren groß, dass es gelingen würde, ein Ökosystem zu kreieren, das sich selbst am Leben erhält. Nur elektrische Energie wurde zugeführt.

Aber die Betonkonstruktion des Habitats schluckte den kostbaren Sauerstoff, deshalb wurde die Luft bald knapp und musste von außen zugeführt werden. Kakerlaken und Spinnen breiteten sich aus, vor allem aber blieben die Ernten an Gemüse, Obst und Getreide weit hinter den Erwartungen zurück. Als die Wissenschaftler nach zwei Jahren die Station verließen, waren sie spindeldürr, hungrig und äußerst gereizt. Aber sie waren gesund: Die medizinischen Untersuchungen zeigten, dass ihnen die verminderte Nahrungszufuhr nicht geschadet hatte, im Gegenteil: Alle Risikoparameter wie Blutdruck oder Cholesterinspiegel hatte der Stoffwechsel runtergefahren.

Wer weniger isst, lebt länger

Valter Longo hatte damals vor der Tür der »Biosphäre 2« gestanden, als sein Lehrer Roy Wolford die künstliche Biosphäre mit seinen sieben Forscherkollegen verließ. Heute hat er an der University of Southern California einen der wichtigsten Lehrstühle auf dem Gebiet der Altersforschung inne. Viele Jahre lang testete Longo dort in unzähligen Experimenten an Bakterien, Bäckerhefe, Würmern und Nagetieren die Wirkungen des Weniger-Essens und des Fastens. Sein Ergebnis: Alle Organismen auf dieser Erde können ihre Lebensspanne verlängern, und zwar dann, wenn sie ihre Kalorien reduzieren – um etwa 20 bis 40 Prozent.

Das Biosphären-Experiment hatte aber auch gezeigt, dass eine dauernde Kalorienreduktion kein gangbarer Weg war. Also fand Longo eine andere Lösung: das Intervallfasten. Denn es stellte sich heraus, dass es gar nicht nur darum geht, wie viel wir essen, sondern auch, wann wir es tun. Wenn wir regelmäßige Esspausen zwischen zwölf und 16 Stunden einlegen, werden Darm und Bauchspeicheldrüse entlastet, der Blutzuckerspiegel sinkt, und mit dem Abbau der Fettpolster verschwinden auch toxische Ablagerungen aus dem Bindegewebe. Am wichtigsten aber ist die Bildung der Ketonkörper: Sie sind ein idealer Brennstoff für die Nervenzellen und beeinflussen die Struktur der Synapsen (Nervenverbindungen) sehr positiv. Das fördert Lernprozesse, das Gedächtnis und die allgemeine Gesundheit des Gehirns. Sie wehren Entzündungen ab und hemmen Wachstum, was den Alterungsprozess der Zellen bremst. All das entgeht uns, wenn wir keine Esspausen einlegen.

Fasten ist also etwas sehr Gesundes. Es stärkt die Selbstheilungskräfte, belebt, entlastet und reguliert mittelfristig das Gewicht, ohne dass der gefürchtete Jo-Jo-Effekt zuschlägt. Im Prinzip, zeigt die Forschung, haben die unterschiedlichsten Esspausen eine positive Wirkung: Es können zwei Tage Fasten nach fünf Tagen Essen sein oder zwei bis vier Wochen Heilfasten ein- bis zweimal im Jahr. Sogar der muslimische Ramadan wirkt sich gesundheitsfördernd aus. Besonders einfach aber ist das Fasten mit einer verlängerten Nachtpause – entweder keinem Abendessen oder keinem Frühstück, nach dem Prinzip: innerhalb von acht Stunden essen, so viel man möchte, danach 16 Stunden lang keine Kalorien aufnehmen, auch nicht aus Flüssigkeit wie gezuckertem Kaffee oder Bier.

Die früher geäußerte Ansicht, dass beim Fasten die Muskeln angegriffen würden und damit auch das Herz, ist inzwischen widerlegt. Solange der Körper noch Fettreserven hat, macht er sich nicht in größerem Umfang an den komplizierten Abbau seiner Proteine.

Intervallfasten kann Ihnen auf schonendem Weg helfen, überschüssiges Gewicht abzubauen. Ihre Cholesterinwerte werden sich verbessern, der Insulinhaushalt reguliert sich, der Blutdruck sinkt, die Entzündungsbereitschaft des Körpers geht zurück. Eine Untersuchung an Mormonen aus Utah, einem der US-Staaten mit den niedrigsten Raten an Herz-Kreislauf-Leiden, zeigte, dass nicht nur das Rauch- und Alkoholverbot der christlichen Gemeinschaft ihre Gesundheit förderte, sondern auch das dort praktizierte regelmäßige Fasten.[105]

Ich selbst erlebe täglich in der Klinik, wie positiv unsere Patienten auf eine Woche Heilfasten nach Buchinger reagieren – sie nehmen nur ungesalzene Gemüsebrühe und Säfte zu sich, keine feste Nahrung. Bei Schmerzpatienten, zum Beispiel Migränekranken, gehen die Beschwerden nach einer Woche zurück. Bei den meisten chronischen Krankheiten hilft das Fasten beim Anlaufnehmen, etwas in seinem Leben zu ändern. Es ist eine Art Innehalten, ein Sichsammeln, körperlich wie seelisch, das von fast allen Patienten als sehr positiv beurteilt wird.

Im Alltag aber haben nicht alle den Mut oder die Möglichkeit des Rückzugs, um längeres Heilfasten zu praktizieren. Auch mir ist es immer schwergefallen, mitten in der Hektik des Alltags das Essen einzustellen. Beim Intervallfasten ist das ganz anders: Ich war noch nie jemand, der morgens besonders viel Hunger hatte, also lasse ich das Frühstück weg. Inzwischen habe ich mir sogar den morgendlichen Cappuccino abgewöhnt. Ich trinke, bevor ich aus dem Haus gehe, einen schwarzen Espresso und ein großes Glas Wasser. Ich habe in drei Monaten fünf Kilo abgenommen und fühle mich wohl.

Ich kann Ihnen Intervallfasten also wärmstens empfehlen: Probieren Sie es, es ist ganz leicht. Diese Form der Esspausen lässt sich leicht in den Alltag integrieren, und wenn Sie mal – am Wochenende oder im Urlaub – keine Lust oder keine Gelegenheit haben, die Pausen einzuhalten, ist nicht viel verloren. Sie machen einfach dort weiter, wo Sie aufgehört haben.

Einen Versuch wert: Alkoholfrei

Das Einzige, das vielleicht schwerfällt, ist, auf die täglichen kleinen Belohnungen zu verzichten – die Schokolade zwischendurch oder das kühle Bier am Abend. Zum Thema Alkohol muss man leider sagen: Er erhöht Blutdruck und Blutfette, verstärkt auch die Neigung zu Herzrhythmusstörungen und macht dick. Diese negativen Wirkungen wiegen insgesamt schwerer als die Schutzwirkung des Rotweins für die Gefäße. Zudem fördert Alkohol stärker Krebs, als bisher angenommen wurde. Es lohnt sich also, auf alkoholfreies Bier umzusteigen.

Beim Alkohol machen wir uns leicht etwas vor. Schon im Studium habe ich gelernt, die vom Patienten angegebene Alkoholmenge zu verdoppeln, um auf ein realistisches Maß zu kommen. So wird aus zwei »geschlotzten badischen Vierteln«, wie das in meiner Heimat Freiburg heißt, leicht ein Liter Wein am Abend, und das täglich. Bedenklich wird es, wenn man nach einem Liter Wein nichts merkt. Vor allem ist es wichtig, mit Alkohol nicht den Stress zu bekämpfen, sondern zum Beispiel lieber eine Runde Fahrrad zu fahren oder einen Spaziergang zu machen. Auch sollte man den Durst anders löschen.

Falsche Ernährung ist ein wesentlicher Risikofaktor für das Herz. Zum einen ist es das Salz, das entweder beim Kochen zugesetzt wird oder Bestandteil von Fertigprodukten sowie von Fleisch und Wurst ist. Salz erhöht vermutlich bei einem Drittel der Bevölkerung den Blutdruck. Unter den Bluthochdruck-Patienten ist jeder Zweite salzsensitiv.

Negativ wirken sich auch verschiedene Blutfette aus – das LDL-Cholesterin, die Triglyzeride und die Transfettsäuren. Sie entstehen überwiegend durch die Verarbeitung und den Verzehr tierischer Produkte. Deren gesättigte Fettsäuren greifen im Besonderen die Gefäßwände an und machen den Darm durchlässig. Ein Überschuss an Fett lagert sich im Körper ab und produziert unerwünschte Botenstoffe, vor allem, wenn es sich dabei um die Bauchregion und die inneren Organe handelt. Tierische Produkte, vor allem aber rotes Fleisch und noch mehr Wurst, sind das größte Herzrisiko. Dabei geht es nicht nur um die enthaltenen gesättigten Fettsäuren, sondern auch um ein Zuviel an Arachidonsäure und Proteinen, das zu Immunreaktionen im Körper führt.

All diese Risiken werden positiv beeinflusst, wenn die Ernährung vollständig oder überwiegend auf pflanzliche Lebensmittel umgestellt wird. Ungesättigte Fettsäuren, überwiegend in pflanzlicher Nahrung enthalten, sind wichtige Bausteine für viele körperliche Funktionen. Alkohol ist ein Risiko für das Herz.

Was Sie selbst gegen Blutfette tun können

Grün statt rot!
Reduzieren Sie den Anteil tierischer Produkte in Ihrer Ernährung – je mehr, desto besser! Fasst man die Ergebnisse der bisherigen Forschung zusammen, so scheint tatsächlich eine vegane

Ernährung, also ohne Milch, Käse, Joghurt, Eier und Fleisch, die gesündeste zu sein. (Allerdings sollte man Vitamin B_{12} regelmäßig kontrollieren lassen.) Warum? Ein Vergleich der Studien zeigt, dass bei allen Formen der pflanzenbasierten Ernährung der Anteil des LDL-Cholesterins und der Triglyzeride im Blut deutlich geringer ausfällt und damit ein wesentlicher Risikofaktor für die Gefäße ausgeschaltet ist. Am besten schnitten diejenigen Personen ab, die darauf achteten, reichlich cholesterinsenkende Nüsse, Soja und Ballaststoffe zu sich zu nehmen. Selbst wenige Mengen an magerem Fleisch verschlechterten das Ergebnis deutlich.[106] Am ungesundesten ist rotes, verarbeitetes Fleisch (zum Beispiel Wurst).

Asiatisch kochen!

Menschen, die gerne kochen und vielleicht auch noch gerne indisch oder chinesisch essen, fällt ein solcher Lebensstil am leichtesten. Diese Küchen zeichnen sich durch einen großen Reichtum vegetarischer Gerichte und gesunder Gewürze aus. Man kann viele Rezepte vegan und ohne geschmackliche Einschränkungen zubereiten und genießen.

Hier im Ruhrgebiet, wo die Geschmäcker eher handfest sind und die Gastronomie bodenständig, tun sich viele Patienten schwer, ausgerechnet am Essen etwas zu ändern. Wer die heimische Küche gewohnt ist, dem fällt es nicht leicht, alles Tierische plötzlich wegzulassen. Zwar gibt es in den Supermärkten ein wachsendes Sortiment an veganer Fertignahrung, zum Beispiel Schnitzel-Imitate, aber solche Produkte sind meistens stark industriell verarbeitet und erfüllen nicht unbedingt die Kriterien, die ich mir unter frischer veganer Kost mit Zutaten möglichst regionalen Ursprungs vorstelle. Sich konsequent vegan zu ernähren erfordert außerdem Wissen über Nährstoffbedarf und Verfügbarkeit und verlangt – von einer Generation, die häufig das Kochen nie richtig gelernt hat – einiges an Techniken. Sie verstehen sofort, was ich meine, wenn Sie mal 20 Minuten lang versucht haben, vegane Sahne zu schlagen …

Ich will Sie aber nicht demotivieren – im Gegenteil. Wenn Sie Lust haben, dann machen Sie doch mal einen kleinen Kochkurs in asiatischer, indischer oder auch veganer Küche. Nehmen Sie Ihren Partner mit oder zeigen Sie Ihrer Partnerin, dass Sie mehr können, als nur das Steak auf den Grill zu legen. Sie bekommen eine sachkundige Einführung in exotische Gemüse und Gewürze und lernen die speziellen Tricks der milch- und eifreien Küche. Danach können Sie ohne Probleme ein oder zwei vegane Asia-Tage pro Woche einführen. Sich Gerichte von einem Lokal liefern zu lassen oder dort essen zu gehen ist selten eine gute Alternative, weil viele Asia-Restaurants dem Essen Zusatzstoffe beifügen, zum Beispiel Glutamat. Darauf reagieren viele Menschen, ich auch, mit Kopfschmerzen oder Migräne.

Vegetarische Aufstriche: Klein anfangen – groß rauskommen

Es muss aber nicht unbedingt richtig exotisch sein. Italienische, griechische und türkische Einwanderer haben uns nicht nur die besten Obst- und Gemüseläden, sondern auch Gaststätten und neue Geschmäcker gebracht, die von uns auf Urlaubsreisen weiter erforscht wurden. Wir haben deshalb an unserer Klinik die Erfahrung gemacht, dass unsere Patienten sich einer mediterranen Vollwertkost ohne große Schwellenängste nähern und berichten, dass sie sich gut in ihren Alltag zu Hause einbauen lässt. Kleine Schritte können dabei schon größere Veränderungen bringen. Zum Beispiel verschwindet die Wurst vom Tisch, wenn die Patienten in unserer Lehrküche lernen, dass man aus Linsen etwas zaubern kann, das dem kräftigen Leberwurstgeschmack ziemlich nahekommt. Auch ein Petersilien-Pesto funktioniert nicht nur mit Nudeln, sondern passt auch aufs Vollkornbrot. (Dieses und weitere Rezepte finden Sie im Lebensstilprogramm auf Seite 205 ff.)

»The German Diet«

Ernährungspsychologe Thomas Ellrott von der Universität Göttingen hat sich Gedanken darüber gemacht, wie man positiven Einfluss auf Essvorlieben nehmen kann, die schließlich schon im Mutterleib entstehen und uns ein Leben lang prägen. Auf Dauer, glaubt er, klappt das nur, wenn man den kulturellen und sozialen Hintergrund des Essens berücksichtigt, also auch die regionale Küche. Skandinavische Wissenschaftler haben das bereits getan: Ernährungsexperten der Universität Kopenhagen setzten sich mit Spitzenköchen zusammen und entwarfen eine »New Nordic Diet«. Diese orientiert sich an den Vorzügen der Mittelmeerküche, stellt aber regionale Lebensmittel wie Kohl, Beeren, Fisch, Wurzelgemüse, Hafer, Roggen, Pilze und Kartoffeln in den Mittelpunkt. Seltener auf den Tisch kommen die traditionell häufig verwendeten, aber ungesunden Bestandteile Butter, Salz, verarbeitetes Fleisch und Alkohol. Studien zeigen, dass dadurch die Sterblichkeit sinkt, insbesondere das Risiko für Diabetes und Herzkrankheiten.[107]

Angeregt durch diese positiven Ergebnisse, entwickelten Ellrott und sein Team in Anlehnung an die mediterrane Kost eine »New German Diet«, die das Ziel hat, auf nachhaltige und sanfte Weise das Gewicht zu regulieren, darüber hinaus in Studien aber

Viele Zutaten der mediterranen Kost lassen sich durch ebenso gesunde heimische Lebensmittel ersetzen.

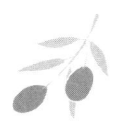

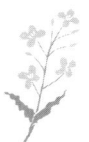

OLIVEN   **RAPS**

Anstelle von Olivenöl eignet sich heimisches Rapsöl. Es enthält genauso wertvolle pflanzliche Fettsäuren.

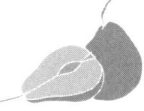

SARDINE   **FORELLE**

Forellen liefern so wie Sardinen viel Eiweiß und gesunde Fette – und mehr Vitamin A, Vitamin E und Vitamin B_{12}.

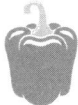

ORANGE   **BIRNE**

Nährstoffreich sind beide, aber Birnen enthalten fast doppelt so viele Ballaststoffe wie Orangen und mehr Vitamin E.

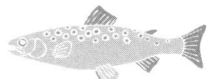

PAPRIKA   **KOHL**

Grün statt rot, aber beide Gemüsesorten enthalten wertvolle Inhaltsstoffe wie z.B. Antioxidanzien.

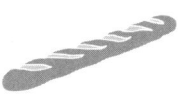

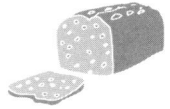

WEIZENBROT   **VOLLKORNBROT**

Roggenvollkornbrot enthält doppelt so viele Vitamine und fast dreimal so viele Mineralstoffe wie ein Weizenbaguette.

Quelle: nach GEOWISSEN, Heft 6: Ernährung

auch zeigt, dass sie die Risikofaktoren für das Herz reduziert.[108] Wenn man die hier aufgestellte Kaloriengrenze von 1300 Kilokalorien pro Tag fallen ließe, so Ellrott, ließe sich die »Neue Deutsche Diät« auch sehr gut als herzgesunde Kost empfehlen.[109]

Im Mittelpunkt: Die richtigen Fette

Was die klassische mediterrane Kost so gesund macht, ist wie bei den regionalen Varianten vor allem der Austausch ungesunder gegen gesunde Fette. Und weil die Fette so wichtig sind, hier nochmals zusammengefasst:

- Tierische Fette sollten Sie stark reduzieren. Wenn Sie darauf nicht verzichten möchten, dann kaufen Sie Produkte aus biologischer Erzeugung und artgerechter Tierhaltung. Das ist nicht nur für die Tiere besser, sondern auch für Sie deutlich gesünder, denn diese Lebensmittel enthalten rund 50 Prozent mehr herzfreundliche Omega-3-Fettsäuren.[110]
- Gehärtete pflanzliche Fette meiden. Aus ihnen können Transfettsäuren entstehen, die vor allem in industriell verarbeiteten Lebensmitteln stecken (Chips, Croissants und andere Backwaren, Tütensuppen, Popcorn, Panaden und Süßigkeiten), allerdings auch (in unterschiedlichem Umfang) in Fetten von Wiederkäuern (Kuh, Lamm, Ziege). Sie erhöhen stark das LDL-Cholesterin und die Triglyzeride, verstärken Entzündungsprozesse und stellen ein deutliches Risiko für Krebs- und Herz-Kreislauf-Erkrankungen dar. Für Transfette gibt es in Dänemark, Österreich, Lettland und Ungarn eine festgesetzte Obergrenze, in den USA wurden sie 2015 mit einer Übergangsfrist für die Hersteller verboten. In Deutschland gibt es weder ein Verbot noch einen Grenzwert für

Transfettsäuren. Lediglich die Öle und Fette selbst, die gehärtet sind, müssen gekennzeichnet sein, nicht die Produkte.[111]

- Der Streit, ob Margarine gesund oder ungesund ist, geht ständig wieder in neue Runden. Sie enthält einen unterschiedlich hohen Anteil an gesättigte Fettsäuren, um die pflanzlichen Öle streichfähig zu machen, und verschiedene Zusatzstoffe, um Geschmack und Aussehen zu verbessern. Viele Margarinen enthalten Transfettsäuren und Palmöl, die Sie auf jeden Fall meiden sollten. Da dieses Streichfett insgesamt stark industriell verarbeitet wurde, esse ich persönlich lieber Bio-Butter in – sehr kleinen – Mengen.

- Welche Konsequenzen der Verzehr von Kokosöl hat, muss ebenfalls in weiteren Studien geklärt werden. Die Freiburger Präventionswissenschaftlerin Karin Michels hatte in einem Vortrag erklärt, Kokosöl sei »das reine Gift«, und entschuldigte sich später für diese zugespitzte Aussage, die im Internet viral wurde. Kokosöl wird von anderer Seite stark gepriesen. Es hat zwar mit 90 Prozent einen hohen Anteil an gesättigten Fetten, betont mein Kollege Andreas Michalsen, aber eine spezielle Art von Fettsäuren, nämlich mittelkettige, die anders wirken als andere gesättigte Fette. Wie genau, ist noch nicht ausreichend geklärt.[112]

- Omega 3 und Omega 6 sind ungesättigte essenzielle Fettsäuren, das heißt, sie können vom Körper nicht hergestellt werden, sondern kommen aus der Nahrung. Beide sind wichtig für den Organismus, aber der Omega-6-Anteil überwiegt in unseren Nahrungsmitteln. Das Verhältnis zu Omega 3 sollte idealerweise 4:1 sein, faktisch aber nehmen viele Menschen über Fleisch und Milchprodukte das Drei- bis Fünffache an

Die vielen Seiten des Fetts

Art des Fetts		Vorkommen	Wirkung	Empfehlung
gesättigte Fette	tierisch pflanzlich	in tierischen Produkten, Kokos- und Palmöl	Risikofaktor für Herz und Gefäß	meiden; wenn überhaupt, aus Bio-Produktion, sorgt für 50 Prozent mehr Omega-3-Säuren
gehärtete Fette	pflanzlich	in industriell verarbeiteten Lebensmitteln, Chips, Donuts, Fertig-Backwaren, Margarine	Risikofaktor für Herz und Gefäße: LDL und Triglyzeride steigen an	reduzieren, auf Produkt-Kennzeichnung achten
Transfettsäuren	pflanzlich	in Produkten mit gehärteten Fetten	Risikofaktor für Herz und Gefäße: erhöhen Triglyzerid- und Gesamt-Cholesterin	nicht gekennzeichnet, auf gehärtete Fette achten, Fast Food meiden
	tierisch	in tierischen Produkten von Wiederkäuern (Rind, Lamm, Ziege)		tierische Produkte generell reduzieren oder meiden
Omega-3-Fettsäuren				
Eicosapentaensäure (EPA) und Docosa-hexaensäure (DHA)	tierisch	langkettig in Kaltwasserfisch (Makrele, Hering, Lachs)	Senkung der Herzfrequenz, Erhöhung der Herzfrequenz-variabilität, Blutdrucksenkung, antithrombotisch, antientzündlich, gefäßerweiternd,	reduzieren wegen Schwermetallbelastung und Überfischung, auf pflanzliche Alternativen zurückgreifen
Alpha-Linolensäure (ALA)	pflanzlich	kurzkettig in Leinsamen, Walnüssen, Soja, Weizenkeimen und grünem Blattgemüse sowie Ölen	Senkung der Triglyzeride	reichlich verzehren, vor allem Leinöl oder Leinsamen
Omega-6-Fettsäuren (mehrfach ungesättigt)	pflanzlich	Sonnenblumen-, Maiskeim- und Distelöl, Sesamöl und Nüsse	entzündungslindernd, immunstärkend	kein eindeutiger Nutzen oder Schaden für das Herz-Kreislauf-System, Antioxidanzien
Omega-9-Fettsäure (einfach gesättigt oder mehrfach ungesättigt)	pflanzlich	vor allem in Olivenöl, aber auch in Raps- und Hanföl, Avocados und Distelöl	reguliert Cholesterinspiegel (weniger LDL, mehr HDL), reduziert Insulinresistenz	Olivenöl sollte das am häufigsten verzehrte Fett sein; Avocados enthalten besonders viel an guter Ölsäure; auf biologischen Anbau achten

Omega 6 zu sich. Deshalb: Für Omega 3 regelmäßig Leinsamen (geschrotet), Walnüsse, Soja, Weizenkeime und grünes Blattgemüse essen sowie Öle daraus verwenden. Wichtig für das Herz sind die Alpha-Linolensäure (Omega 3) sowie die Ölsäure mit dem Omega 9, das sich dadurch von den beiden anderen unterscheidet, dass der Körper es selbst synthetisieren kann.

- Fischöle (aus Kaltwasserfisch wie Lachs, Hering und Makrele) enthalten langkettige Omega-3-Fettsäuren, sind aber heutzutage häufig mit Schwermetallen belastet. Außerdem sind die Fischbestände der Weltmeere überfischt und sollten geschont werden. Deshalb ersetzen Sie Omega 3 aus Fischöl am besten durch pflanzliches Omega 3. Die dort enthaltenen kürzeren Fettsäureketten baut der Organismus um in längere, wie sie sonst nur in Fisch enthalten sind. Diese senken eindeutig das Herzinfarktrisiko und den Bluthochdruck. Eine Prise Kurkuma beschleunigt den Umbau.[113] Algen haben ebenfalls einen hohen Anteil an Omega 3, reichern aber auch Schwermetalle an, allerdings lange nicht in dem Umfang wie Kaltwasserfische, weil sie ganz am Anfang der Nahrungskette stehen.

- Olivenöl enthält zu 86 Prozent einfach und mehrfach ungesättigte Fettsäuren, darunter die herzgesunde Ölsäure (siehe Seite 89) und viele andere gesunde sekundäre Inhaltsstoffe. Olivenöl (das man entgegen anderslautenden Behauptungen erhitzen kann) sollte das Öl sein, das Sie am häufigsten verwenden.

»Low-Carb« ade und her mit Vollkorn!

Diejenigen, die viele Ballaststoffe zu sich nehmen, haben ein bis zu 24 Prozent geringeres Risiko für eine Herzerkrankung. Vor allem Pektine und Beta-Glucane senken den Cholesterinspiegel im Blut. Warum? Sie binden Gallensäuren und befördern sie mit dem Stuhl nach draußen. Weil unser Körper aber Gallensäuren für die Fettverdauung benötigt, holt er sie sich aus dem Blut. Beta-Glucane stecken vor allem in Hafer (Müsli, Porridge) oder Gerste (Gerstengraupen). Mit vier Esslöffeln Haferkleie aus dem Reformhaus erreichen Sie die drei Gramm, die, täglich verzehrt, notwendig sind, um den Cholesterinspiegel zu senken (Damit es nicht so »staubt«, über das Müsli streuen oder mit etwas Flüssigkeit zu sich nehmen.)

Die Deutsche Gesellschaft für Ernährung empfiehlt mindestens 30 Gramm Ballaststoffe pro Tag. Die meisten Ballaststoffe finden Sie in Vollkornprodukten wie Brot und Getreide, für sie gilt also das häufig gepredigte Low-Carb-Mantra nicht. Lediglich leicht umsetzbare Kohlenhydrate aus Weißmehl und Zucker sollten Sie meiden. Geben Sie auch Vollkornnudeln eine Chance – es müssen nicht gleich die optisch wenig ansprechenden dunkelbraunen sein. Auf dem Markt sind viele unterschiedliche Vollkornanteile im Angebot, und die Art und Dicke der Nudel entscheidet genauso über den Geschmack wie das Herstellungsverfahren. Für jeden Italiener ist es selbstverständlich, wählerisch bei seiner Auswahl der Pasta zu sein. Übrigens sind in Süditalien ballaststoffreichere Hartweizennudeln mit Gemüsesoßen Traditionsgerichte – vielleicht wollen Sie sich davon inspirieren lassen (allerdings nicht für Gluten-Überempfindliche geeignet).

An apple a day …

… *keeps the doctor away,* lautet ein englisches Sprichwort. Äpfel sind nämlich eine wunderbare Pektinquelle. Britische Forscher haben 2013 die Einnahme von Statinen mit dem täglichen Verzehr von Äpfeln verglichen. Zwei Äpfel täglich, fanden sie heraus, senken den LDL-Spiegel um 24 Prozent. Sie kamen zu dem Ergebnis, dass Statine in Großbritannien rund 9400 Todesfälle pro Jahr verhindern können (unter den 17,6 Millionen über 50-Jährigen). Der legendäre tägliche Apfel rettet den Berechnungen zufolge 8500 Menschen. Das sind zwar etwas weniger als bei dem Medikament, aber ohne jede Nebenwirkung. Bei regelmäßiger Einnahme von Statinen nämlich, so die Studie, kommen statistisch etwa 1200 Fälle von Muskelerkrankungen und 12 300 Fälle von Diabetes als Nebenwirkungen hinzu.[114]

Getrocknete Apfelringe haben ein erstaunliches Potenzial, das Gesamtcholesterin und dabei vor allem das schädliche LDL zu senken. Amerikanische Ernährungswissenschaftler der Florida State University testeten bei Frauen nach der Menopause getrocknete Apfelringe (75 Gramm täglich) gegen eine vergleichbare Menge Trockenpflaumen, die ebenfalls Pektine enthalten. Schon nach sechs Monaten stellten die Forscher bei den Freiwilligen aus der Apfelgruppe nicht nur deutlich günstigere Cholesterinwerte fest, sie fanden auch weniger Marker für Entzündungsreaktionen im Blut. Darüber hinaus verloren die Frauen trotz der zusätzlichen Kalorien durch den von Natur aus zuckerhaltigen Apfelsnack an Gewicht.[115]

Risiko Bewegungsmangel

Es gibt ein ganz simples Mittel gegen den Infarkt: zügiges Gehen. Dass man das inzwischen verordnen muss, weil es sonst nicht mehr passiert, zeigt, wie weit wir uns von unserem angeborenen Verhalten entfernt haben. Beobachten Sie nur mal, mit welcher Freude sich kleine Kinder bewegen, sobald sie es schaffen, ohne fremde Hilfe vorwärtszukommen. Als Erwachsener hat man da manchmal Mühe hinterherzusprinten.

Die Evolution hat uns dafür gemacht, täglich 20 bis 30 Kilometer zu Fuß unterwegs zu sein. Schließlich haben wir Menschen auf dieser Erde zwei Millionen Jahre als Jäger und Sammler in ständiger Bewegung verbracht und sind erst seit wenigen Tausend Jahren sesshaft. Laufen tun wir heute im Schnitt nur noch 800 Meter, und das meistens nicht am Stück. Dabei würden schon zehn Minuten zügiges Gehen reichen, so der Kardiologe und Internist Martin Halle, um das individuelle Risiko für Herz-Kreislauf-Erkrankungen um immerhin 20 Prozent zu senken. Der Ärztliche Direktor des Zentrums für Prävention und Sportmedizin an der TU München plädiert dafür, Sport wie ein Medikament als Therapie zu verordnen, und hat dafür sogar ein eigenes Rezeptformular entwickelt. Bewegungsmangel nämlich ist ein zentraler Risikofaktor für viele Erkrankungen wie Diabetes und Krebs, aber auch Nervenleiden wie Alzheimer.

Apropos Sitzen: Seit einigen Jahren ist die Zeit in den Fokus der Wissenschaft geraten, die wir sitzend verbringen. Wenn US-Amerikaner täglich nicht mehr als drei Stunden auf einem Stuhl oder in einem Sessel sitzen müssten, könnte das ihre Lebenserwartung um zwei Jahre verlängern, so das Ergebnis einer Studie des Pennington Biomedical Research Center in Louisiana, die 17 000 Menschen untersuchte und weltweit Aufsehen erregte.[116] Solche Aussagen sind natürlich immer auch ein Stück weit spekulativ, aber es gibt viele Indizien, die in diese Richtung weisen. So zeigte sich in einer weiteren, über 14 Jahre dauernden Beobachtungsstudie unter 120 000 Amerikanern, dass Männer, die täglich sechs oder mehr Stunden im Sitzen verbracht hatten, eine um 20 Prozent höhere Sterberate hatten als solche, die nur bis zu drei Stunden täglich im Sitzen arbeiteten. Bei den Frauen betrug der Unterschied sogar 40 Prozent.

Der Fluch des Sitzens

80 000 Stunden im Leben verbringt ein deutscher Angestellter allein auf seinem Bürostuhl. 11,5 Stunden sitzt jeder Erwachsene im Schnitt täglich mehr oder weniger unbeweglich, Grundschulkinder rund neun Stunden täglich.

Auch wenn wir subjektiv das Gefühl haben, dass beim Sitzen eigentlich nicht viel passieren kann, so sind die körperlichen Folgen doch deutlich messbar. Im Unterleib befinden sich zahlreiche wichtige Organe, die schlechter durchblutet oder sonst in ihren Funktionen eingeschränkt werden. Die Verdauung wird durch langes Sitzen verlangsamt, was den Stoffwechsel und damit das Immunsystem negativ beeinflusst. In den Blutgefäßen wird die Ausschüttung von Lipoproteinlipase (LPL), eines Enzyms, das zur Fettverdauung benötigt wird, eingeschränkt. Das reduziert den Anteil des positiven HDL, erhöht die Blutfettwerte und fördert das Zunehmen. Außerdem wird die Zirkulation in den Beinen erschwert, das Thromboserisiko steigt.

Ich selbst habe ein Laufband mit Stehpult (ein »treadmill desk«) in meinem Büro stehen und erledige an Tagen, an denen ich viele sitzende Tätigkeiten erledigen muss, diese so weit wie möglich vom Laufband aus. Man kann dabei natürlich nicht joggen, und die Handschrift wird etwas krakelig – aber was gut funktioniert, ist Texte lesen, diktieren oder die Vorbereitung von Power-Point-Vorträgen. Dabei gehe ich gemächlich, mit einer Geschwindigkeit von vier Kilometern die Stunde, das entspannt. Man beginnt, tiefer zu atmen, und lockert sich. Irgendwann merke ich gar nicht mehr, dass ich laufe. Der einzige Nachteil ist, dass diese Laufbänder – die es auch ohne Aufsatz gibt, sodass man sie unter den Schreibtisch schieben kann – relativ teuer sind (zwischen 1000 und 1500 Euro) und außerdem laut, wodurch Kollegen, die konzentriert arbeiten wollen, gestört werden könnten. Ich selbst höre das gar nicht mehr.

Die leisere Variante ist ein Hula-Hoop-Reifen. Ich sah kürzlich auf einem Fest die Vorführung einer Tänzerin, die einen brennenden Reifen um ihre Hüften schwang. Hinterher erfuhr ich im Gespräch mit ihr, dass sie begonnen hatte, mit Hula-Hoops zu trainieren, als sie starke Rückenschmerzen hatte. Und in der Tat: Wenn mir mein Rücken vom langen Sitzen auf unbequemen Stühlen wehtut, dann schließe ich die Tür zu meinem Büro und übe fünf Minuten lang mit dem Hula-Hoop (ohne Feuer) – und bin schon ganz gut geworden.

Jeder Schritt zählt

Inwieweit man die vielen Stunden sitzender Haltung durch körperliche Aktivität kompensieren kann, wird von Forschern unterschiedlich beantwortet. Manche sagen, die negativen Folgen ließen sich einfach nicht wettmachen, andere gehen davon aus, dass es weniger das Sitzen an sich sei, sondern die tägliche Energiebilanz. Schon kleine Bewegungspausen nützen angeblich, um diese positiv zu verändern. Auch wenn wir dazu noch keine eindeutigen wissenschaftlichen Aussagen haben, so bin ich der Ansicht, dass es auf jeden Fall sinnvoll ist, sich so viel und so oft wie möglich zu bewegen, auch wenn es nur zwei, drei Minuten sind. Die Erfahrungen der Präventionsforschung zeigen, dass es immer noch besser ist, eine Trainingseinheit von 30 Minuten in dreimal zehn Minuten aufzuteilen, als sie überhaupt nicht zu absolvieren.

Ich persönlich muss in meiner Klinik ohnehin viel durch die Stationen laufen, drehe manchmal in einer Pause eine Runde durch unseren Park und trainiere, wenn ich nicht unterwegs bin, einmal die Woche im Ruderklub am Baldeney-See meine Fitness. Dafür verabrede ich mich mit einem Freund, das macht mehr Spaß und stärkt die Disziplin, auch wirklich hinzugehen. Im Sommer fahre ich gerne mit dem Rad in die Klinik, aber häufiger als ein-, zweimal wöchentlich schaffe ich das zeitlich nicht, denn es dauert rund eine Stunde. Ich mache mir trotzdem kein schlechtes Gewissen, wenn ich nicht alle meine Ziele erreiche. Das habe ich von der Achtsamkeitsmeditation gelernt: wahrnehmen, aber nicht bewerten, ziehen lassen, zurückkehren, einfach mit Freude das tun, was gerade ist.

Gesund im Beruf

Ein paar Tipps, wie man seinen Arbeitsplatz gesünder gestalten kann:

1. Die Mittagspause nach der Mahlzeit für einen Spaziergang oder eine Walking-Runde nutzen, gerne auch mit Kollegen. In unserer Klinik hat es sich als Ritual eingebürgert, dass Kollegen nach dem Essen in unserem schönen Klinikpark eine gemeinsame Runde drehen.

2. Das Büro so organisieren, dass Bewegung möglich wird (den Drucker zum Beispiel in ein anderes Zimmer stellen, zum Telefonieren aufstehen, grundsätzlich immer Treppen steigen und den Lift links liegen lassen usw.). Es hilft auch schon, nicht alle Aufgaben über Mail abzuwickeln, sondern bei der einen oder anderen Frage lieber aufzustehen und ins andere Zimmer zu gehen oder eine Abteilung weiter, um mit Kollegen zu sprechen.

3. Ins Büro laufen, mit dem Fahrrad fahren, weiter weg parken oder eine Haltestelle früher aus dem Bus oder der Tram aussteigen.

4. Mittags nur leichte Kost essen, eventuell mit der Kantinenleitung über die Speiseauswahl sprechen. Ein großes Plus und leider ein in Deutschland seltenes Angebot ist das sehr gute vegetarische Vollwertessen unserer Klinik, das Patienten bekommen. Mitarbeiter wählen inzwischen zu einem Großteil aus mehreren Angeboten aus. Es ist zwar teurer als das reguläre Es-

sen, aber deutlich bekömmlicher und gesünder. Wenn so ein Angebot nicht möglich ist, dann nehmen Sie sich ein Vollkornbrot, Müsli oder einen Salat mit.

5. Einfache Yoga-Übungen, zum Beispiel eine Rückenausstreckung, dabei das Fenster öffnen. In unsere Klinik kommt einmal wöchentlich ein Iyengar-Yogalehrer, der frühere leitende Stationspfleger, und arbeitet mit interessierten Mitarbeitern.

6. Gute Arbeitsatmosphäre: Während meiner Zeit am Scripps Research Institute in San Diego, einer der renommiertesten Forschungseinrichtungen weltweit, gehörte eine sogenannte Happy Hour zum wöchentlichen Standardprogramm. Mit Cocktails hatte das nichts zu tun, sondern es trafen sich die Mitarbeiter aller Labore jeden Freitagnachmittag für eine Stunde zu einem ungezwungenen Gedankenaustausch. Diese freiwillige Veranstaltung diente dem Networking, trug aber auch wesentlich zur guten Arbeitsatmosphäre bei. An meiner Klinik praktizieren wir Ähnliches alle paar Wochen statt einer Mittagspause. Dabei können sich Mitarbeiter, die im Alltag wenig Berührungspunkte haben, austauschen, und sie lernen die Neuen kennen. Eine gute Arbeitsatmosphäre ist wichtig, sie senkt den Stress und fördert die Kreativität. Außerdem freut man sich dann täglich auf seinen Job.

Eine internationale Expertengruppe versuchte im Jahr 2012 zu klären, welchen Anteil körperliche Inaktivität zum Beispiel an Herz-Kreislauf-Erkrankungen hat. Heraus kamen im Schnitt sechs Prozent. In Asien bewegen sich die Menschen mehr, dort sind es nur 3,2 Prozent, aber im östlichen Mittelmeerraum bereits 7,8 Prozent.[117] Doch was sagen uns solche Zahlen? Wichtiger, als die Defizite zu klären, ist es, das Potenzial regelmäßiger Bewegung aufzuzeigen. Zügiges Gehen für 30 Minuten und fünfmal die Woche senkt zum Beispiel erhöhten Blutdruck um bis zu 10 mmHg und verbessert die Elastizität der Gefäße, so Präventionsexperte Martin Halle. Außerdem könnte regelmäßiges Training, ergänzt er, auch rund die Hälfte der Typ-2-Diabetes-Erkrankungen heilen, welche die Atherosklerose beschleunigen und deshalb ein ernst zu nehmender Risikofaktor für das Herz sind.[118]

Bis zu welchem Alter das Herz plastisch und die Gefäße flexibel bleiben, ob sich ihr Zustand eher durch Ausdauer- oder mehr durch Krafttraining bessern lässt, dazu werden ständig neue und häufig widersprüchliche Studien publiziert. Benjamin Levine, Professor für Kardiologie am Texas Southwestern Medical Center und Leiter des Institute for Exercise and Environmental Medicine in Dallas, erregte Aufsehen mit der Aussage, nur bis zum Alter von etwa 65 Jahren sei das Herz plastisch. Bis dahin habe man selbst als unsportlicher Mensch noch die Chance, mit einem intensiven Ausdauertraining die Herzleistung zu verbessern. Nach zwei Jahren war dadurch bei seinen Versuchsteilnehmern zwischen 55 und 65 Jahren der linke Ventrikel, der als Folge mangelnder Bewegung schnell versteift, wieder flexibel.[119]

Aaron Baggish hingegen, Kardiologe am renommierten Massachusetts General Hospital in Boston und Fitnessexperte, erarbeitet Work-outs auch für 80-Jährige und schwört auf ihren Nutzen. Den ersten notwendigen Schritt sieht er darin, Menschen überhaupt bewusst zu machen, wann und wie sie sich bewegen und vor allem wie wenig. Sie sollten jede Chance nutzen – vom Rasenmähen über das Autowaschen bis zum Walzertanzen. Das sei alles gut, betont Baggish, aber noch nicht ausreichend. Jeder Mensch, fordert er, sollte ein strukturiertes, auf seine Bedürfnisse abgestimmtes Trainingsprogramm absolvieren – Menschen, die über 60 Jahre alt sind, zum Beispiel mit einem Mix aus 80 Prozent intensiver Ausdauerbelastung (»Wenn Sie dabei noch ganze Sätze wechseln können, dann ist Ihr Herz noch nicht richtig beschäftigt!«) und 20 Prozent Krafttraining.[120]

Wer sehr wenig Zeit hat, wie ich, kann für das Krafttraining auch einmal pro Woche in ein Studio gehen, das elektromyofasziale Stimulation (EMS) anbietet. Dabei werden Übungen mit Muskelanspannung unter gleichzeitigen Stromimpulsen durchgeführt. Eine Einheit dauert 20 Minuten und soll zwei Stunden Muskeltraining ersetzen. Auf jeden Fall, konnte ich selbst feststellen, kräftigt es die Muskeln.

Wohldosierte Anstrengung

Die Belastung der Muskeln hilft nicht nur, überschüssige Kalorien leichter zu verbrennen, sondern sie setzt auch eine Reihe von hormonellen Vorgängen im Muskel in Gang. Unter anderem verhindern diese, dass schädliche Entzündungsfaktoren im Fettgewebe entstehen. Das wird von einer aktuellen Studie gestützt, bei der über 500 000 Menschen (zwischen 40 und 69 Jahren) analysiert wurden – Teilnehmer an der UK Biobank, einer großen Datenbank in Großbritannien. Kraft, körperliche Aktivität und Herz-Lungen-Fitness wirkten, so das Ergebnis, ganz eindeutig Herzkrankheiten entgegen.[121] Und: Diejenigen Männer und Frauen, die körperlich fit waren, hatten nur ein halb so großes Risiko, eine Herzkrankheit zu entwickeln, als andere, selbst wenn sie eine familiäre Veranlagung für Herzleiden in sich trugen! Dass die entsprechenden Bewegungseinheiten mindestens 30 Minuten lang sein müssten, galt früher als eiserne Regel. Doch Erfolge lassen sich, so weiß man heute, bereits mit einer Aufteilung in deutlich kürzere Einheiten erzielen.

Bewegung als Therapie

Während man vor rund 20 Jahren noch glaubte, Kranke sollten sich ausruhen, weiß man heute, was dann Negatives passiert: Schon nach sieben Tagen atrophieren die Muskeln, und es kommt zu einem Kraftverlust von mindestens 20 Prozent. Nach neun Tagen Unbeweglichkeit nimmt das Herzvolumen bereits um zehn Prozent ab. Der Körper erhält ein Fünftel weniger Sauerstoff. Nach vier Wochen beschleunigt sich der Ruhepuls. Das Thromboserisiko steigt und anderes mehr.[122] Es gibt also nur wenige medizinische Gründe für absolute Schonung und kaum ein Medikament, das so gut und nachhaltig wirkt wie Bewegung.

Das gilt auch und gerade für das Herz. Herzpatienten können und sollen regelmäßig an ihre Belastungsgrenze gehen, natürlich immer in Absprache mit ihrem Kardiologen. Ein Vergleich von norwegischen Herzpatienten, die keinerlei Sport trieben, mit solchen, die sich moderat bewegten (etwa beim Spazierengehen), und einer dritten Gruppe, die durch Intervalltraining den Puls maximal steigerte, fiel eindeutig positiv für die aktivste Gruppe aus.[123]

Eine Studie der Universität Leipzig zeigte sogar, dass ein einjähriges Trainingsprogramm (20 Minuten Ergometer-Training täglich) bei Patienten mit einer Verengung der Herzkranzgefäße ein besseres Ergebnis brachte als ein Stent – keine weiteren Herzanfälle, weniger Wiedereinweisungen in eine Klinik und geringere Kosten.[124]

Training kann auch die medikamentöse Therapie verbessern, zeigte die umfangreiche HF-ACTION-Studie[125] an Patienten mit Herzinsuffizienz. Ihre Aufenthalte in der Klinik wurden weniger, ihre Prognose besserte sich. Allerdings haben viele Herzpatienten Angst vor Belastung, und die muss ihnen erst einmal genommen werden. Sie können aber lernen, ihrem Körper wieder zu vertrauen.

Fallbeispiel: Herzinsuffizienz und Begleiterkrankungen

Herzpatienten müssen meist allein wegen ihres Herzens mehrere Medikamente nehmen, und da sie oft älter sind, kommen durch Abnutzungserscheinungen oder Begleiterkrankungen weitere hinzu. Zum Beispiel hatten wir einen 72-jährigen Patienten mit Herzinsuffizienz, der unter einer schweren Kniearthrose litt. Er hatte in der Vergangenheit deshalb so viele Schmerztabletten eingenommen, dass seine Nieren stark angegriffen waren.

Für diesen Patienten stellten wir nach ausführlicher kardiologischer Untersuchung mit Belastungstests und Echokardiografie ein leichtes Trainingsprogramm zusammen, das er an unserer Klinik unter ärztlicher Überwachung absolvierte. Die Einheiten waren nicht länger als fünf bis zehn Minuten und wurden langsam gesteigert, bis die Intensität bei 60 Prozent der maximalen Sauerstoffaufnahme des Körpers lag – der medizinisch gesehen optimalen Belastung. Dem Patienten wurde empfohlen, nach seiner Entlassung dieses Training vier- bis fünfmal wöchentlich fortzusetzen. Auch lernte er bei uns die mediterrane Vollwertkost kennen, eine salzarme Variante.

Ebenso wichtig schien es jedoch, die Schmerzen zu lindern, um die Nieren nicht mehr so stark durch Schmerzmittel zu belasten. Der Patient erhielt dazu Blutegel rund um seine Knie angesetzt – die Studien zufolge beste schmerzstillende Therapie bei Kniearthrose, noch vor Medikamenten. Außerdem erhielt er Akupunktur und lernte, wie er mit Kohlwickeln (evidenzbasiert) seine Knieschmerzen lindern konnte. Das alles reduzierte die Beschwerden des Patienten deutlich, was gleichzeitig sein Herz stärkte, weil er sich jetzt wieder mehr bewegen konnte. Außerdem machte er die Erfahrung, dass er selbst seinem Körper etwas Gutes tun konnte. Diese Selbstfürsorge wirkt Depressionen entgegen, die häufig sind bei Menschen mit Herzerkrankungen und ihr Risiko erhöhen.

Auf dem Vormarsch: Chronische Herzschwäche

Rund zwei Millionen Menschen leiden in Deutschland unter einer chronischen Herzschwäche (Herzinsuffizienz). Die Tendenz ist steigend: 1995 gab es noch 275 Fälle pro 100 000 Einwohner, 2015 bereits 541. Das ist nahezu eine Verdoppelung.[126] Verantwortlich dafür sind die steigende Alterskurve in der Bevölkerung, aber auch die besseren Überlebensraten beim Infarkt. Die Betroffenen sterben nicht, erleiden aber deutliche Schäden und bleiben geschwächt zurück.

Bei einer Herzinsuffizienz ist die Pumpleistung des Herzmuskels verringert. Es kann zum Rückstau des Blutes kommen, das aus der Lunge und dem Körperkreislauf zum Herzen zurückfließt. Der Druckanstieg in den Blutgefäßen presst mehr Flüssigkeit in das Gewebe. Es kommt zu Ödemen in den Beinen oder der Lunge. Andere Formen der Insuffizienz führen zu Atemnot bei geringer Belastung oder auch in Ruhe. Nachts kann es zu vermehrtem Wasserlassen kommen. Betroffene schlafen teilweise mit erhöhtem Oberkörper bzw. mit einem Kissen unter Kopf und oberem Rücken, da bei aufrechter Haltung die Wassereinlagerungen in der Lunge abnehmen und somit das Atmen im Schlaf erleichtert wird. Häufig zeigt sich bei einer Herzinsuffizienz verminderte Leistungsfähigkeit. Die Betroffenen sind oft müde und haben keinen Appetit. Zudem können auch Herzrhythmusstörungen auftreten.

Behandelt wird die Herzschwäche mit Medikamenten (ACE-Hemmer/Angiotensin-II-Blocker, Betablocker, Diuretika), Therapien zur Beseitigung von Herzrhythmusstörungen, soweit vorhanden, oder auch dem Einpflanzen eines Drei-Kammer-Schrittmachers. Gezieltes körperliches Training kann, abhängig von dem Schweregrad, die Herzschwäche lindern.

Das Herz wächst mit seinen Aufgaben

Diesen Spruch kennen Sie vielleicht aus Eckart von Hirschhausens Buch »Die Leber wächst mit ihren Aufgaben«. Er hat die wunderbare Gabe, ernste und wichtige Themen mit viel Komik und Satire an sein Publikum zu bringen. Während er hier die Leberverfettung durch Alkohol und Schlemmerei ironisiert, ist das beim Herzen aber wirklich so: Der Herzmuskel passt sich ähnlich wie alle anderen Muskeln im Körper an Belastungen an und wird durch regelmäßige und wohldosierte Herausforderungen stärker.

Die Erkenntnis, dass sich selbst Herzinsuffizienz durch gezieltes Training um 25 Prozent verbessern lässt,[127] schreibt der Kardiologe Marcus Sandri vom Herzzentrum der Uniklinik Leipzig im Ärzteblatt, sei »leider noch nicht bei allen Ärzten angekommen«[128].

Studien zeigen, dass hinsichtlich des langfristigen Effekts auf chronische Krankheiten kaum Unterschiede zwischen Ausdauer- und Krafttraining bestehen: Der Blutzuckerspiegel sinkt, die Blutfettwerte verbessern sich. Sportmediziner empfehlen deshalb meistens eine Kombination beider Ziele. Wenn aber bereits Herz-Kreislauf-Erkrankungen wie Bluthochdruck oder Herzschwäche bestehen, sollte sich der Fokus auf den Ausdauersport verschieben: Laufen, Nordic Walking, Radfahren oder Schwimmen. Blutdruckspitzen, wie sie bei anstrengenden Kraftübungen entstehen können, werden dabei eher vermieden.

Sprengstoff im Herzen

Sicher ist, dass Sport positive Auswirkungen auf die Gefäßwände hat. Die Innenwände der Blutgefäße sind mit Endothelzellen ausgekleidet, die durch den Blutstrom unter ständiger Spannung stehen. Als Reaktion produzieren sie Stickstoffmonoxid (NO). Das weitet über mehrere Schritte die Gefäße und verhindert das Wachstum der glatten (unflexibleren) Muskulatur. Das Stickstoffmonoxid hemmt außerdem die Anlagerung von Thrombozyten und Immunzellen an die Gefäßwand. Die LDL-Moleküle oxidieren seltener, was das Risiko einer Atherosklerose verringert.

Stickstoffmonoxid ist im Übrigen auch Bestandteil der Nitro-Kapseln, die gegen Brustschmerzen bei Angina Pectoris eingesetzt werden. »Ist es nicht eine Ironie des Schicksals, dass mir N/G1 verschrieben wurde, zum Einnehmen! Sie nennen es Trinitrin, um den Apotheker und die Öffentlichkeit nicht zu erschrecken!«[129], schrieb Alfred Nobel in einem Brief im Oktober 1896. N/G1, Nitroglycerin, war der Teil des Sprengstoffs Dynamit, der ihn reich gemacht hatte. Weil er von seinem Medikament aber Kopfschmerzen bekam, nahm er es nicht und verstarb zwei Monate nach dem oben zitierten Brief.

Es dauerte fast 100 Jahre, bis man entschlüsselt hatte, welcher Bestandteil speziell zur Erweiterung der Gefäße und zur Senkung des Blutdrucks führte – das Stickstoffmonoxid (NO). Bis dahin war dieser Stoff nur als Gift bekannt, als aggressives freies Radikal und Schadstoff, der zu hohen Ozonwerten in der Luft führte. Inzwischen weiß man jedoch, dass NO auch noch eine ganz andere Seite hat und wertvolle Funktionen übernimmt: als Teil des Immunsystems, als Neurotransmitter und Helfer bei der Blutbildung. Die Vorläuferzellen des Blutes reifen nämlich im Embryo in der Aorta des Herzens. Dazu muss aber in deren Wand NO freigesetzt werden. Das geschieht nur, wenn sie unter Druck gerät durch das Blut, das bereits fließt: NO ist also ein chemisches Bindeglied zwischen physikalischem Druck und biologischer Genaktivität.[130]

Bewegung führt dazu, dass im Herzmuskel größere Mengen von Stickstoffmonoxid produziert werden. Das kleine Molekül wird als Nitrit und gebunden an Proteine als Nitrosothiole gespeichert. Wer regelmäßig Sport treibt, ist also besser gegen die Folgen eines Herzinfarkts gefeit. Forscher von der Emory University in Atlanta zeigten das an Mäusen: Sie simulierten einen Herzinfarkt, indem sie bei ihnen ein Herzkranzgefäß vorübergehend abbanden. Hatten die Tiere in der Zeit vor dem Eingriff keine Gelegenheit zum Laufen gehabt, wurden fast 60 Prozent des Herzmuskels geschädigt. Konnten sie sich dagegen vier Wochen lang im Laufrad austoben, lag der Anteil nur bei etwa 45 Prozent.

Der Schutzeffekt geht vermutlich von dem Enzym aus, welches Stickstoffmonoxid produzieren hilft: eNOS. Der Herzmuskel von aktiven Mäusen enthielt zwar nicht mehr eNOS als der von trägen Tieren, aber das Enzym lag bei ihnen in einer besonders aktiven Form vor. Auch im Blut junger Ausdauersportler maßen die Forscher aus Atlanta doppelt so hohe Spiegel wie bei unsportlichen Altersgenossen. Die Ursache dafür scheint in der Ausschüttung von Adrenalin und anderen Hormonen zu liegen.[131]

Ist Marathon schlecht fürs Herz?

Sport verbessert viele herzwichtige Parameter wie etwa die Herzleistung oder die Insulinresistenz. Aber lässt sich auch die Arterienverkalkung durch Sport zurückbilden? Das scheint eher nicht der Fall zu sein. Zumindest hat eine amerikanische Forschergruppe 50 Männer untersucht, die alle in den 25 vergangenen Jahren regelmäßig an dem Zwei-Städte-Marathon Minneapolis–Saint Paul teilgenommen hatten und zusammengerechnet über 3500 Marathons absolviert hatten. Die meisten von ihnen liefen an die 50 Kilometer jede Woche. Die gute Nachricht: Das intensive Training hatte ihren Herzen nicht geschadet. Die schlechte: Die meisten Läufer hatten trotzdem Arterienverkalkung, vor allem, wenn sie in ihrem früheren Leben geraucht oder Fast Food gegessen hatten. »Man kann seinen Sünden also nicht davonlaufen«, kommentierte das der Studienleiter.[132]

Vielleicht hat es auch seinen Grund, dass Pheidippides, der von Marathon nach Sparta lief, um Hilfe für das athenische Heer zu holen, der Überlieferung nach tot zusammenbrach, als er seine Aufgabe erfüllt hatte. Jedenfalls haben die gefundenen relativ hohen Ablagerungen bei (amerikanischen) Marathonläufern[133] die Frage aufgeworfen, wo eigentlich genau die Grenze liegt zwischen positiver Wirkung und Schaden von intensivem Training.

Von Herzpatienten, die eine Reha gemacht haben, weiß man, dass sie, sobald sie auf sich allein gestellt sind, die verordnete Bewegung rasch wieder einstellen. Etwa 40 Prozent der meist um die 60-jährigen Teilnehmer gaben bei einer Untersuchung des Deutschen Krebsforschungszentrums[134] an, zwei- bis viermal die Woche aktiv zu sein, was als moderate Anstrengung erfasst wurde. 30 Prozent strengten sich häufiger an, 30 Prozent weniger. Einer von zehn Befragten gab an, kaum oder nie zu trainieren.

Diese inaktive Gruppe hatte im Vergleich zu der mit moderater Anstrengung ein viermal höheres Sterberisiko. Doch auch bei Patienten, die täglich Sport machten, zeigte sich ein höheres Risiko. Bei ihnen traten schwere Herz-Kreislauf-Ereignisse doppelt so häufig auf wie in der moderaten Gruppe.

In einer weiteren Studie fanden schwedische Forscher Hinweise, dass ein intensives Training in jüngeren Jahren im Alter das

Risiko für Vorhofflimmern erhöhen könnte. Mehr als 44 000 Männer zwischen 45 und 79 Jahren wurden danach gefragt, wie viel Sport sie im Alter von 15, 30, 50 Jahren sowie im Jahr zuvor gemacht hatten. Dann verfolgten die Forscher vom Karolinska-Universitätskrankenhaus in Stockholm die Teilnehmer im Durchschnitt über zwölf Jahre. Sie ermittelten, wie viele von ihnen Vorhofflimmern bekamen, das als ein Risikofaktor für einen Schlaganfall gilt, und fanden zum Beispiel, dass Männer, die mit 30 Jahren mehr als fünf Stunden wöchentlich trainierten, in späteren Jahren ein höheres Risiko für Vorhofflimmern hatten als diejenigen, die pro Woche nur einmal trainierten – erst recht, wenn sie im höheren Lebensalter nicht weiter aktiv blieben.[135] Was genau zu diesen Ergebnissen geführt hat, bleibt Gegenstand von Spekulation.

Körperliche Bewegung ist notwendig und wirkt sich bei allen Menschen positiv aus, auch bei Herzkranken. Für Gesunde, die keine genetische Vorbelastung haben, gilt: Je intensiver und je mehr sie trainieren, desto mehr profitieren sie davon, auf den verschiedensten Ebenen. Ob sich Atherosklerose durch Sport allein zurückbildet, ist fraglich. Es scheint jedoch eine Obergrenze der Belastung zu geben, jenseits der das Training keinen Nutzen mehr bringt, sondern im Gegenteil zum Risikofaktor wird. Es fehlen aber gesellschaftliche Anreize zu Bewegung und Training, die nicht nur auf persönlicher Ebene wirken sollten, sondern auch zum Beispiel in der Stadtplanung oder gesetzlich verankert werden sollten.

Fit auch mit Fett

Kürzlich, als ich meine Tochter in München besuchte, fiel mir an einer S-Bahn-Haltestelle ein witziges Plakat auf, mit dem das Sportreferat der Stadt für Hallensport wirbt: »MUCkies für alle!« prangt als Slogan über dem Foto eines beleibten jungen Mannes, der gerade mit wild entschlossener Miene und im Sportdress einen Luftsprung macht. Die Botschaft ist gar nicht so verkehrt, denn aktive Dicke, so der amerikanische Sportmediziner Steven Blair von der University of South Carolina, leben immer noch länger als schlanke Faule.

In einer Langzeitstudie wies Blair außerdem nach, dass ständige starke Gewichtsschwankungen ein Gesundheitsrisiko sein können. Das Risiko übergewichtiger Männer, an einer Herz-Gefäß-Krankheit zu sterben, verdoppelte sich, wenn ihr Gewicht häufig um mehr als fünf Prozent schwankte.[136] Schlanksein ist zweifellos gesund, aber nicht unbedingt das Abnehmen. Denn Diäten können jede Menge Nebenwirkungen haben. Dazu zählen Vitamin- und Nährstoffmangel, psychische Veränderungen, Kreislaufstörungen, verminderte Fruchtbarkeit, in extremen Fällen sogar Gallensteine, Osteoporose oder Herzrhythmusstörungen. Und auch wenn Fettleibigkeit das Risiko für Herz- und andere Krankheiten wie Diabetes oder Krebs erhöht, so scheint die Fitness größeren Einfluss zu haben als der Body-Mass-Index. Bewegung lohnt sich also, gleichzeitig gewinnen oder stabilisieren Sie damit Ihr Körpergewicht.

10 000 Schritte und andere Gimmicks

Ein Gimmick ist ein witziges Detail, das häufig nicht unbedingt notwendig, aber »cool« ist und gern zu Werbezwecken eingesetzt wird. Genau das sind die berühmten 10 000 Schritte, die heute, auch bei der Weltgesundheitsorganisation, als Empfehlung für die tägliche Bewegung gelten und mithilfe von Apps, Fitbits oder anderen Schrittzählern gemessen werden können. Von denen soll es übrigens demnächst 500 Millionen weltweit geben, was zumindest zeigt, dass viele Menschen bewusster gesund leben wollen.

Die Vorgabe der 10 000 Schritte ist ein spielerischer Ansatz, sich selbst zu kontrollieren, und gibt ein objektives Feedback, deshalb empfehle ich sie auch unseren Patienten. Sie hat aber keine gesicherte wissenschaftliche Grundlage, sondern war ursprünglich Teil einer Werbekampagne für einen Schrittzähler. Im Vorfeld der Olympischen Spiele in Tokio 1964 hatte die japanische Firma Yamasa den ersten tragbaren Schrittzähler entworfen und nannte ihn *Manpo-kei*, übersetzt 10 000-Schritte-Zähler.

Erst danach wurde versucht, der 10 000-Schritte-Marge wissenschaftlichen Unterbau zu verleihen, doch mit widersprüchlichen Ergebnissen. 30 Minuten moderater körperlicher Aktivität täglich entsprechen, wurde errechnet, ungefähr 3000 Schritten, aber das allein bringt uns noch nicht weiter. Ist das die Minimalaktivität, um positive Wirkung zu erzielen?

Kritisiert wird vor allem, dass die 10 000 Schritte nicht in Rechnung stellen, wie intensiv das Gehen praktiziert wird. Dreimal täglich wirklich stramm zehn Minuten lang zu marschieren und dabei kurz ins Schwitzen oder in rasches Atmen zu geraten, lässt sich leichter in den Alltag integrieren, testete die Gesundheitsredaktion der britischen BBC, und zeigt mehr positive Wirkungen, als die Schritte zu zählen.[137] Im Moment sind außerdem Wissenschaftler dabei zu erkunden, ob es nicht vielleicht auch mehr Schritte sein müssten. Studien an den Amish People, einer Glaubensgemeinschaft in Pennsylvania, die motorisierten Verkehr ablehnen, zeigten, dass diese bis zu 18 000 Schritte täglich machen und ein deutlich niedrigeres Gewicht haben als andere Amerikaner.[138] Eine japanische Studie konnte zeigen, dass Typ-2-Diabetes-Patienten, die täglich 19 000 Schritte zurücklegten, deutlich bessere Werte hatten als solche, die sich wenig bewegten.[139]

Die jüngere Forschung geht davon aus, dass die Schrittzähler auch die Zeiteinheiten erfassen, also ein gewisses Tempo (100 Schritte pro Minute) vorgeben sollten, damit die zurückgelegten Fußwege nicht nur gemessen, sondern auch wirklich aktiv bewertet werden können.[140] Das ist sicher sinnvoll, aber im Alltag geht es mir erst mal darum, die Patienten überhaupt in Bewegung zu versetzen, und ich bin froh, wenn sie die täglichen 10 000 Schritte umsetzen können, egal in welchem Tempo.

Körperliche Aktivität stärkt den Herzmuskel, erhöht seine Leistungsfähigkeit und hilft, den Blutdruck zu senken. Im Ruhezustand sinkt der Puls. Dosierte Anstrengung verbessert auch die Herz-Lungen-Funktion. Eine wichtige Rolle spielt das Stickstoffmonoxid, das in der Herzwand gespeichert wird, die Gefäße schützt und im Falle eines Infarktes dessen Folgen mindert. Die Entzündungsbereitschaft des Körpers wird geringer, die Insulinsensitivität steigt, der Blutzuckerspiegel wird stabilisiert.

Regelmäßige Bewegung ist wichtiger als ein Idealge-
wicht, sie kann Risiken kompensieren, die vom Überge-
wicht ausgehen. Ob wirklich 10 000 Schritte die richtige
Untergrenze für Bewegung sind, ist noch nicht geklärt.
Das Maß könnte darüber oder darunter liegen. Sicher ist
aber, dass die Intensität der Bewegung wichtiger ist als
die reine Aktivität.

Was Sie selbst gegen Bewegungsmangel tun können

Lieber wenig bewegen als gar nicht

Bereits zehn Minuten rasches Gehen am Tag reduzieren Ihr Herz-Kreislauf-Risiko um 20 Prozent. Empfohlen werden von den Fachgesellschaften 30 Minuten täglich, an fünf bis sieben Tagen pro Woche. Weniger Bewegung hat deutlich weniger Wirkung. Sie können dieses Pensum aber in kleinere Einheiten aufteilen.

Aufstehen statt hinsetzen

Wenn Sie zum Beispiel beruflich viel sitzen müssen, dann richten Sie Ihren Arbeitsplatz so ein, dass Sie gezwungen sind, häufiger aufzustehen (siehe Seite 127 f.). Machen Sie regelmäßige Bewegungspausen. Stellen Sie sich zum Beispiel ein Erinnerungssignal auf Ihrem Smartphone oder Fitbit ein, und nutzen Sie es, um die Fenster zu öffnen, sich zu strecken und Ihren Körper zu lockern. Sie werden sehen, dass Sie danach viel produktiver sind!

Schrittzähler und Heimtrainer als Back-up

Einen Schrittzähler empfehle ich Ihnen auf jeden Fall. Schön wäre, wenn Sie täglich Ihr 10 000-Schritte-Pensum schaffen könnten. Auch wenn diese Marge noch nicht endgültig wissenschaftlich festgeschrieben ist, so ist sie doch ein wertvoller Zielpunkt. Sie gibt Ihnen Orientierung, wie viel Sie sich an einem Tag bewegt haben. Nutzen Sie einen Heimtrainer, um das aufzuholen, was Sie tagsüber nicht geschafft haben oder wenn Sie wegen des Wetters nicht hinausmöchten. Wenn Sie die Investition nicht scheuen und Platz dafür haben, können Sie sich auch ein Laufband mit Arbeitsfläche oder für den Schreibtisch besorgen.

Trainieren, aber richtig

Achten Sie darauf, sich so weit zu belasten, dass Sie zwar – etwa beim Walken oder Joggen – noch gut sprechen können, aber schon leicht außer Atem kommen. Wenn Sie sich zu sehr auspowern, zum Beispiel beim Marathon-Laufen, erhöht das den Trainingsgewinn nicht, sondern könnte sich sogar negativ auswirken. Die Atherosklerose jedenfalls wird dadurch nicht verbessert. Halten Sie deshalb das richtige Maß ein: Fitnessstudios bieten an das Alter angepasste Trainingsprogramme an, auch für Cardio-Patienten.

Positiv wirkt sich eine Ausdauerbelastung aus, wenn sie mehr als ein Sechstel der Körpermuskulatur beansprucht und mehr als 40 Prozent der maximalen Sauerstoffaufnahme erfordert. Diese Werte können Sie gemeinsam mit einem professionellen Trainer oder einem Sportarzt ermitteln und an den Geräten einstellen.

Die Belastung sollte mehr als 20 Minuten und mindestens dreimal wöchentlich ausgeübt werden. Für jede Altersstufe gibt es dabei eine optimale Trainingsfrequenz.

Altersangemessene Werte für die Trainings-Herzfrequenz beim Ausdauersport

Alter	Trainings-Herzfrequenz (60–75% vom Maximalpuls) Schläge pro Minute
20	120 – 150
25	117 – 146
30	114 – 142
35	111 – 138
40	108 – 135
45	105 – 131
50	102 – 127
55	99 – 123
60	96 – 120
65	93 – 116

Quelle: Schubmann

Wenn Sie schon Herzbeschwerden haben oder einen Infarkt überstanden haben, dann sollten Sie stärker auf Ausdauer als auf Kraft hin trainieren und Ihr Programm mit einem Facharzt besprechen.

Gemeinsam sind wir stärker!

Es hilft Ihnen auf die Sprünge, wenn Sie sich für Bewegungsaktivitäten mit Freunden verabreden, und mehr Spaß macht es auch. Familien sollten von Anfang an auch die Kinder einbeziehen. Ab der Pubertät wird das häufig schwierig, aber bis dahin lohnt es sich, denn Gefäßschäden werden schon im Kindesalter angelegt. Sie sind das Vorbild Ihrer Kinder! Außerdem gibt es auch Kindergärten und Schulen, die sich der Bewegungserziehung verschrieben haben.

Risiko Stress

Sie haben sicher schon von dem berühmten Kampf-oder-Flucht-Reflex gehört, der unseren Organismus in Aufruhr versetzt. Der Mann, der den zugrunde liegenden Mechanismus entdeckt und ihm diesen Namen gegeben hat, war Walter B. Cannon, ein sehr belesener und gebildeter Physiologe und Mediziner mit weit gespannten, auch sozialen Interessen, der an der Harvard Medical School in Boston lernte und lehrte. Er war mit einigen der bedeutendsten Wissenschaftler seiner Zeit befreundet und aus heutiger Sicht ein ganzheitlich denkender Mensch, was auch in seinem Buch »Die Weisheit des Körpers«[141] deutlich wird, das er 1932 publizierte.

Was ihn eigentlich interessierte, waren weniger die automatisch und kaskadenartig ablaufenden Vorgänge, die von der Nebennierenrinde und dem Sympathikus getriggert werden. Ihn faszinierte vielmehr die Fähigkeit des Körpers, immer wieder zu einem Gleichgewicht zurückzufinden, zur Homöostase. Der Kerngedanke des Buches, den Cannon auf die laborexperimentelle Forschung der Physiologie übertrug, basierte auf dem alten hippokratischen Gedanken, dass ein lebender Körper von sich aus Störungen ausgleicht. Heute, wo die Systembiologie versucht, die Komplexität des Organismus neu zu erfassen, ist Cannons Ansatz hochaktuell – erst recht die Weiterentwicklung durch den ungarisch-kanadischen Biochemiker Hans Selye, der die von Cannon beschriebenen Vorgänge als Anpassungsleistung des Körpers interpretierte und auch betonte, dass dieser Vorgang sehr energieraubend ist und letztlich krank machen kann.[142]

Der Kampf-oder-Flucht-Reflex

Die Evolution hat uns mit einem Abwehrsystem für Gefahren ausgestattet, das, weil in Notsituationen Eile geboten ist, sehr schnell und unbewusst abläuft: Wird ein Gefahrensignal wahrgenommen, sendet das Gehirn einen Impuls, der einen Adrenalinausstoß aus der Nebennierenrinde freisetzt. Er überflutet über das sympathische Nervensystem und über den Blutstrom den gesamten Organismus. Hormone werden vermehrt ausgeschüttet (Adrenocorticotropes Hormon, Cortisol und Adrenalin), Herz und Atem beschleunigen sich, und der Blutdruck steigt. Fett und Zucker werden über das Blut vermehrt zur Verfügung gestellt, um dem Körper Energie zu liefern, gleichzeitig sorgt die Ausschüttung von Substanzen dafür, dass das Blut schneller gerinnt, falls sich der Mensch verletzt. Die Muskeln spannen sich an. Alle nicht akut überlebensnotwendigen Funktionen (wie etwa die Verdauung) werden vermindert oder ausgeschaltet, weil der Organismus nun ganz klar fokussiert ist: auf Kampf oder Flucht.

Was Selye beschrieb, war eigentlich »strain« (also Belastung), aber weil Englisch nicht seine Muttersprache war, verwendete er auch das Wort »stress«, das damals eigentlich der Materialphysik vorbehalten war. Das führte zur Verwirrung in der damaligen Wissenschaftslandschaft, bis dann 1946 nach einem Vortrag in Paris die strengen Franzosen darauf beharrten, dass ein eindeutiger Begriff hermüsse, und nach einigen Tagen der Diskussion wurde dann »le stress« als der Begriff geboren, der er heute noch ist und der in den meisten Sprachen der Welt so verwendet wird.

Die Löwin unter dem Schreibtisch

Auf die Phase der Anstrengung folgt eine Periode der Erholung, die dem Körper Gelegenheit gibt, seine Kräfte wieder zu sammeln und neue Energien aufzubauen. Deshalb bekommen auch Zebras in freier Natur keine Magengeschwüre, betont der Stanford-Biologe Robert M. Sapolsky in seinem Bestseller.[143] Hat die Löwin einen Artgenossen aus der Herde erbeutet, kommt die restliche Herde zur Ruhe und grast wenige Minuten nach dem tödlichen Drama wieder friedlich, als wäre nichts geschehen.

In unserer Gesellschaft aber jagt die Löwin nicht mehr in der Savanne, sondern lauert unter dem Schreibtisch, an der Werkbank oder hinter dem Fließband. Unser Stress ist chronisch geworden, denn wir sind immer öfter mit Situationen konfrontiert, die uns zu überfordern drohen, auf die wir keine Antwort haben oder die durch Unsicherheit charakterisiert sind. Das reicht vom Leistungsdruck in Schule oder Beruf über den Klimawandel oder die Angst vor Veränderung bis hin zur Pflege von Angehörigen oder zum Anspruch, dem Berg von E-Mails gewachsen zu sein.

Die digitale und globalisierte Welt ist eine Zeit des Umbruchs, der rund um die Uhr – 24/7 – fast alles verändert, in bisher ungekanntem Tempo.

In unserer Klinik sehen wir täglich die Folgen – es gibt kaum ein chronisches Leiden, das nicht durch Stress aktiviert oder verschärft wird, vielleicht sogar seinen Ursprung darin hat. Denn häufig spielen genetische Vorbedingungen eine Rolle, die aber erst durch Umwelt und Lebensstilfaktoren aktiviert werden: Die epigenetische Forschung demonstriert, wie Genanlagen durch äußere Einflüsse an- und abgeschaltet werden können.

Durch unser zweiwöchiges stationäres Behandlungsprogramm zieht sich deshalb von Anfang an das Thema Stress und der persönliche Umgang damit – die Frage, ob und wie Stress wahrgenommen wird, was ihn jeweils auslöst und welche Strategien es gibt, seinen negativen Folgen etwas entgegenzusetzen. Denn wir sind Stress nicht ausgeliefert, sondern können etwas gegen seine Folgen tun, wie wir weiter unten sehen werden (siehe Seite 184 ff.).

Was das Gehirn mit dem Herzen zu tun hat

Wie schon bei der Stressreaktion beschrieben, kommunizieren Herz und Gehirn auf mehreren Wegen miteinander – über elektrische Impulse der Nerven und über Hormone und Neurotransmitter, also Botenstoffe, die Signale übertragen. Die Nervenfasern teilen sich in stimulierende, sympathische und beruhigende, parasympathische. Die sympathischen haben ihren Ursprung in Nervenkörperzellen am Hals. Sie werden auch als Herznerven (Nervi cardiaci) bezeichnet, weil sie für die Beschleunigung der Herzfrequenz zuständig sind. Die Herzfrequenz beschreibt die Zahl der Kontraktionen des Herzmuskels in einer bestimmten Zeiteinheit. Sie ist häufig identisch mit dem Pulsschlag, aber nicht immer.

Die parasympathischen Fasern, die für die Entspannung und eine Verlangsamung des Herzschlags sorgen, entspringen dem Nervus vagus, dem zehnten Hirnnerv. Diese Nervenfasern enden in einem Nervengeflecht, dem sogenannten Plexus cardiacus, an der Herzbasis. Innerhalb des Herzens werden die elektrischen Impulse zur Steuerung der Muskelkontraktionen über das Reizleitungssystem des Herzens weitergeleitet.

Sympathikus und Parasympathikus sind Teile des vegetativen Nervensystems und meistens Gegenspieler: Während der Sympathikus den Organismus auf eine Aktivität einstellt – Kampf oder Flucht –, dominiert der Parasympathikus in Ruhe- und Regenerationsphasen.

Hormonausschüttung bei Stress

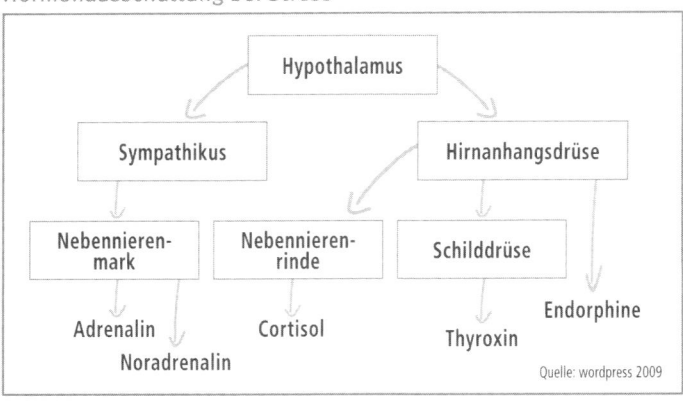

Quelle: wordpress 2009

Ausgehend von Impulsen des Hypothalamus, des Vermittlers zwischen Nerven- und Hormonsystem, sorgt der Sympathikus dafür, dass Adrenalin und Noradrenalin ausgeschüttet werden, die den Körper aktivieren. Cortisol unterdrückt Entzündungen und reguliert das Immunsystem. Endorphine sind sogenannte Glückshormone, die Schmerzen kurzfristig unterdrücken können. Sie sorgen zum Beispiel mit dem Dopamin dafür, dass Achterbahnfahren oder Bungee-Jumping zu Hochgefühlen führen können. Das Schilddrüsenhormon Thyroxin ist dafür da, die Körpertemperatur und den Energieumsatz zu steuern.

Wut bringt uns aus dem Takt

Dass Menschen, die sich gestresst fühlen, häufiger Infarkte erleiden als andere, war eines der Ergebnisse der mehrfach erwähnten INTER-HEART-Studie (siehe Seite 40f.).[144] Eine mögliche Ursache dafür sind Störungen der Reizleitungen des Herzmuskels, die zu Rhythmusstörungen führen. Die Beziehung zwischen Gehirn und Herz ist dabei noch nicht vollständig aufgeklärt – die Art und Weise, wie unsere Psyche Emotionen und andere Belastungen verarbeitet, scheint jedenfalls eine zentrale Rolle zu spielen. Das autonome Nervensystem, der Sympathikus und der Parasympathikus, wird durch starke Gefühlsschwankungen aus dem Gleichgewicht gebracht. Das wirkt sich auf die Rezeptoren der Nervenzellen und ihren Stoffwechsel aus.

Am gefährlichsten sind dabei Wut und Ärger. Sie erzeugen ein spezielles Muster an elektrischen Störungen am Herzen, das sich von dem anderer Gefühle deutlich unterscheidet.[145] Das Risiko, dabei eine tödliche Rhythmusstörung zu erleiden, ist besonders groß für Personen, die bereits unter einer Erkrankung der Herzkranzgefäße leiden. Erbfaktoren sind für 30 bis 40 Prozent der Rhythmusstörungen verantwortlich. Dabei wissen wir auch, dass der Botenstoffhaushalt, der die individuellen biologischen Stressreaktionen prägt, nicht nur genetisch angelegt ist, sondern auch von der Mutter während der Schwangerschaft auf ihr Kind übertragen wird. Äußere Faktoren wie Missbrauch und Gewalterfahrungen in früher Kindheit verstärken die Empfindsamkeit.

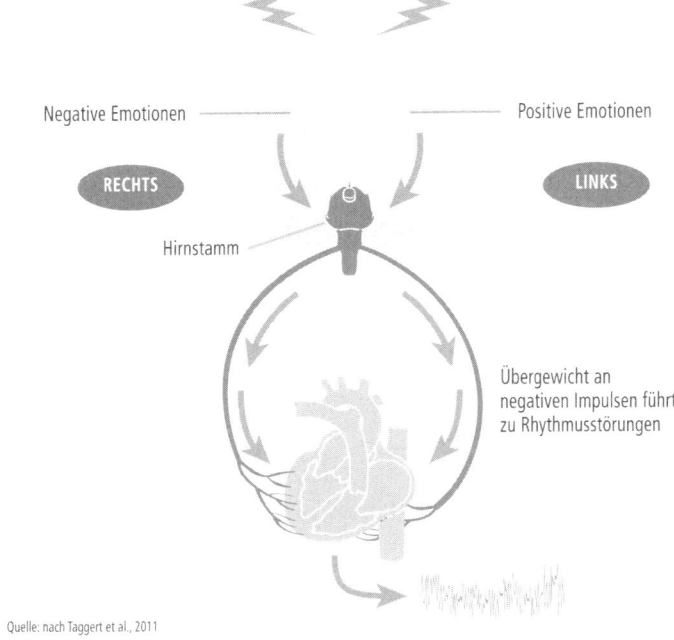

Negative Emotionen ——————— ——————— Positive Emotionen

RECHTS

LINKS

Hirnstamm

Übergewicht an negativen Impulsen führt zu Rhythmusstörungen

Quelle: nach Taggert et al., 2011

Herzrhythmusstörungen

Nicht alle Rhythmusstörungen sind gefährlich, es gibt verschiedene Arten, und sie werden unterschiedlich bewertet, je nachdem, wo sie entstehen und welche Konsequenzen sie für das Gefäßsystem haben. Dies sind die am häufigsten vorkommenden Varianten:

Vorhoftachykardie: Das Herz beginnt, plötzlich sehr schnell zu schlagen, 150- bis 220-mal pro Minute. Ein solcher Anfall von Herzrasen kann wenige Sekunden, aber auch mehrere Stunden dauern und verschwindet dann meistens abrupt. Der Impuls kommt aus den Vorhöfen. Anfallsweise auftretende Tachykardien kommen oft bei jungen, gesunden Menschen vor, können lebenslang immer wieder auftreten und sind selten gefährlich, aber unangenehm. Bei bereits herzkranken Menschen kann diese Form der Tachykardie allerdings zu Angina Pectoris, Schwindel oder Bewusstseinsverlust führen – bei ihnen muss sie behandelt werden.

Kammertachykardie: Der Impuls für den beschleunigten Herzschlag entsteht im Bereich der Herzkammern. Häufigste Ursache ist eine schwere Herzkrankheit, wie zum Beispiel ein Infarkt. Es kommt zu raschen, unkoordinierten Pumpbewegungen der Kammern und Vorhöfe. Der arterielle Blutdruck sinkt, eine ausreichende Durchblutung des Körpers ist nicht mehr gewährleistet. Die Situation erfordert eine sofortige ärztliche Versorgung, möglichst im Krankenhaus.

Kammerflattern und -flimmern: Beim Kammerflattern schlägt das Herz etwa 250-mal pro Minute, beim Kammerflimmern noch schneller, mehr als 320-mal pro Minute. Das Herz kann dann kein Blut mehr in den Kreislauf pumpen – für den Körper ist das wie ein Herz-Kreislauf-Stillstand. Die Betroffenen verlieren das Bewusstsein. Es müssen sofort Wiederbelebungsmaßnahmen eingeleitet werden. Kammerflimmern ist die häufigste Ursache für einen plötzlichen Herztod. Überlebenden wird ein Herzschrittmacher mit Defibrillator eingesetzt. Spürt ein Sensor, dass das Herz erneut zu rasen beginnt, gibt es einen leichten elektrischen Schock, der die Erregungswellen unterbricht.

Bradykardie: Das Herz schlägt weniger als 60 Schläge pro Minute. Eine Bradykardie tritt oft auch bei gesunden Leistungssportlern auf, kann aber auch eine Nebenwirkung von herzwirksamen Medikamenten sein. Manchmal ist ein Herzschrittmacher nötig.

Extrasystolen sind Herzschläge, die nicht aus dem Sinusknoten, dem Taktgeber des Herzens, stammen, sondern aus dem Vorhof oder der Herzkammer entstehen und den normalen Rhythmus stören. Das macht sich als »Herzstolpern« oder »Aussetzer« beim Herzschlag bemerkbar. Extrasystolen treten auch bei Herzgesunden als unangenehme, aber prinzipiell harmlose Erscheinung auf. Sie können durch Stress, Aufregung, Alkohol- oder Kaffeekonsum, Fieber oder Störungen der Mineralstoffkonzentration ausgelöst werden. Meist ist keine Behandlung erforderlich. Anders ist das bei Extrasystolen, die in Verbindung mit einer Herz-Kreislauf-Erkrankung entstehen.

Risiko Vorhofflimmern

Mit einer Form der Rhythmusstörung wollen wir uns hier etwas näher befassen, weil sie viele Menschen betrifft und gravierende Folgen haben kann – dem Vorhofflimmern. Ursache sind Gewebeschäden im Herzmuskel, welche die Erregungsleitung stören. Beim Vorhofflimmern kreisen verschiedene Erregungswellen so chaotisch innerhalb der Vorhöfe des Herzens, dass diese zu schnell, unregelmäßig und unkoordiniert schlagen. Dadurch können sich in den Herzkammern Blutgerinnsel bilden, die zu Embolien oder Schlaganfällen führen.

Vorhofflimmern tritt bei 1,8 Millionen Menschen in Deutschland auf. Jeder Zehnte, so schätzt man, erleidet als Folge einen Schlaganfall. Alkohol scheint ein wesentlicher Risikofaktor zu sein: Nach neuesten Studien sind diejenigen Personen, die täglich zehn Gramm Alkohol (zum Beispiel ein kleines Bier) zu sich nehmen, um fünf Prozent mehr gefährdet, Vorhofflimmern zu bekommen. Schon bei der doppelten Menge, also 20 Gramm (zum Beispiel zwei Glas Sekt), vergrößert sich der linke Vorhof um 0,16 Millimeter.[146]

Andere Ursachen reichen von Bluthochdruck (Hypertonie) über eine Überfunktion der Schilddrüse (Hyperthyreose), Atemaussetzer im Schlaf (Schlafapnoe), andere Herzerkrankungen und -fehler und erbliche Vorbelastung bis hin zu dem bereits erwähnten Alkoholkonsum. Aber auch intensive sportliche Betätigung kann zu Vorhofflimmern führen (siehe Seite 138f.). Nicht immer lässt sich eine ganz klare Ursache finden.

Das Risiko für Vorhofflimmern steigt mit dem Alter. Das Tückische ist, dass bei über der Hälfte aller Patienten keine Symptome oder Beschwerden auftreten. Durch eine länger dauernde Überlastung entwickelt sich so mit der Zeit eine Herzschwäche. Um dies zu verhindern, ist eine regelmäßige Kontrolle wichtig.

Vorhofflattern und -flimmern können sehr unterschiedliche Formen und Grade annehmen, ganz spontan auftreten und auch von alleine wieder abklingen – das nennt man »paroxysmal«. Bis zu 70 Prozent dieser Rhythmusstörungen, so schätzt man, wer-

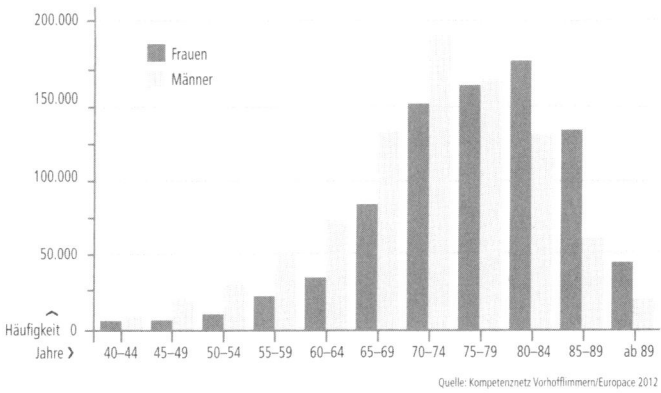

Vorhofflimmern
Betroffene nach Geschlecht und Altersgruppen in Deutschland

Frauen
Männer

Häufigkeit
Jahre › 40–44 45–49 50–54 55–59 60–64 65–69 70–74 75–79 80–84 85–89 ab 89

Quelle: Kompetenznetz Vorhofflimmern/Europace 2012

den von den Betroffenen überhaupt nicht wahrgenommen. Andere registrieren einen unregelmäßigen, meist zu schnellen Herzschlag, Herzstolpern oder -rasen, Schwindel, Atemnot, Abgeschlagenheit, manchmal auch Angstgefühle. Patienten beschreiben das so, »als würde jemand den Stecker ziehen«. Tatsächlich reduziert sich die Herzauswurfleistung, also die Menge des Blutes, die weitergepumpt wird, um 20 Prozent, was sich als Schwäche bemerkbar macht.

Das Risiko steigt mit dem Alter. Etwa vier Prozent der über 60-Jährigen und zehn Prozent der über 80-Jährigen sind davon betroffen. Vorhofflimmern stellt zwar meist keine akute Gefahr dar, ist jedoch eine fortschreitende Erkrankung, die ohne Behandlung die Risiken erhöht, einen Schlaganfall, eine Herzinsuffizienz oder einen Herz-Kreislauf-Stillstand zu erleiden. Langfristig hat Vorhofflimmern die Tendenz, sich in Richtung einer dauerhaften Rhythmusstörung zu entwickeln: So kommt es bei etwa acht Prozent der Patienten mit anfallsartigem Vorhofflimmern innerhalb eines Jahres zu anhaltenden Symptomen.

Hochfrequenz im Herzen

Wenn Vorhofflimmern selten auftritt (weniger als einmal monatlich) und spontan wieder aufhört, empfehlen Kardiologen manchmal eine »Pill in the pocket«-Therapie, das heißt bei Bedarf eine Tablette einzunehmen. Das rhythmusstabilisierende Medikament Flecainid ist wirksam, kann allerdings auch Nebenwirkungen haben. Bei häufigeren Phasen werden rhythmusstabilisierende Medikamente regelmäßig verordnet, häufig zusammen mit einem Betablocker. In Abhängigkeit vom Alter und anderen Risikofaktoren muss zur Schlaganfallprophylaxe ein oraler Gerinnungshemmer eingenommen werden. Das daraus resultierende Blutungsrisiko muss gegen das Risiko, einen Schlaganfall zu erleiden, abgewogen werden – in einem ausführlichen Gespräch mit dem Arzt.

Eine andere Therapiemöglichkeit ist die Ablation: Dabei werden mithilfe eines Katheters Herzzellen gezielt durch Hochfrequenzstrom oder Kälte verödet, also lahmgelegt. Eingesetzt wird dieses Verfahren bei Vorhofflimmern sowie bei häufigen und belastenden schnellen Herzrhythmusstörungen.

Die Zahl der Ablationen hat sprunghaft zugenommen – allein bei den Versicherten der AOK verdoppelte sie sich zwischen 2010 und 2016 auf 120 000 Eingriffe. Ähnlich wie bei den Stents gehen Krankenhausexperten davon aus, dass der finanzielle Anreiz dazu geführt hat, immer mehr Ablationen durchzuführen, berichtet das Zweite Deutsche Fernsehen.[147] Eine Katheterablation wird mit rund 9000 Euro vergütet, und die AOK gab 2018 rund 300 Millionen Euro dafür aus.

Erste Auswertungen eines jüngst angelegten europaweiten Registers (Atrial Fibrillation Ablation Registry) zu dem Verfahren zeigen, dass sich die Rhythmusstörungen oft deutlich bessern und bis zu 70 Prozent aller Betroffenen danach einen sogenannten Sinusrhythmus, also einen regelmäßigen Herzschlag, haben. Allerdings treten bei Ablationen auch relativ viele Komplikationen auf, die Rate liegt aktuell bei 7,8 Prozent.

Um die Risiken gering zu halten, fordert die Deutsche Gesellschaft für Kardiologie eine Zertifizierung der Zentren, die Ablationen vornehmen. Wählen Sie also Ihre Klinik nicht nach der kürzesten Fahrstrecke aus, sondern suchen Sie eine mit großer Erfahrung in dieser Prozedur. Und bevor Sie sich für eine Ablation entscheiden, besprechen Sie mit Ihrem Kardiologen das Für und Wider. Fragen Sie auch, welche Medikamente Sie nach dem Eingriff einnehmen müssen und welche Neben- oder Wechselwirkungen sie haben. Sind Sie medikamentös gut eingestellt und vertragen Sie Ihre Medikamente, dann bietet eine Ablation in der Regel keinen Vorteil.

Ob man es nun mit Medikamenten versucht oder mit Ablation, das Vorhofflimmern wird zwar behandelt, aber die Ursache bleibt unklar. Eine Forscherin der Universität Heidelberg hat nun herausgefunden, dass bei Vorhofflimmern die Reizleitung des Herzens dadurch beeinträchtigt sein könnte, dass eine bestimmte Art von Kaliumionenkanälen, winzigen elektrischen Einheiten im Herzmuskel, besonders häufig ist. Diese ganz neue Erkenntnis soll nun helfen, Medikamente zu entwickeln, die in Zukunft eine Ablation überflüssig machen könnten.

Ruhe bewahren!

Ob eine Rhythmusstörung behandelt werden muss, kann nur eine kardiologische Untersuchung zeigen. Insgesamt, so die Deutsche Herzstiftung, sollte man – nach ärztlicher Abklärung – mit Herzrhythmusstörungen gelassen umgehen. Behandeln sollte man sie nur, wenn das zwingend erforderlich ist, also ein plötzlicher Herztod oder ein Schlaganfall droht oder sich der Zustand auf die körperliche Leistungsfähigkeit auswirkt. Denn rhythmusverändernde Medikamente sind in ihrer Wirkung, vor allem zu Beginn der Therapie, nicht präzise steuerbar, sie können selten, aber doch Symptome auch verschärfen. Wichtig hingegen ist die konsequente Senkung des Blutdrucks auf Normalwerte.

Wenn Ihre Werte nicht bedrohlich sind, können Sie selbst viel tun – zum Beispiel die Faktoren ausschalten, die Rhythmusstörungen auslösen: Rauchen, Alkohol, Koffein, Schlafmangel, zu schweres Essen. Sie können darauf achten, dass Ihr Organismus über ausreichend Elektrolyte – Kalium, Magnesium – verfügt, vor allem bei Fieber oder körperlichen Anstrengungen oder auch, wenn Sie Entwässerungsmittel nehmen müssen. Ein gesunder Lebensstil bedeutet nicht nur genug Bewegung, gesunde Ernährung und ausreichend Schlaf, er sucht auch den Ausgleich zwischen Belastung und Entspannung. Hilfreich ist Iyengar-Yoga. In einer Studie wurde eine positive Wirkung bei einer Kombination von zehn Minuten Pranayama (Atemübungen), zehn Minuten Aufwärmen, 30 Minuten Asanas und zehn Minuten Entspannung gefunden.[148]

Risiko Psyche

Das gebrochene Herz

Dass das Herz besonders sensibel auf seelische Prozesse reagiert, spiegeln allein die vielen sprichwörtlichen Beschreibungen wider – von Herzen, die vor Aufregung bis zum Hals klopfen, zu zerspringen drohen oder vor Angst stehen bleiben. Ist das nun Symbolismus, oder kann ein Herz vor Kummer wirklich »brechen«?

Die Forscher am Cleveland Heart Lab haben sich das auch gefragt und sind fündig geworden: Sie stießen auf einen Zusammenhang zwischen Traurigkeit, Depression, Angst und Herzleiden. Der Kardiologe Decker Weiss, ein naturheilkundlich orientierter Experte für präventive Herzmedizin, betont, dass Depression sogar ein noch größeres Risiko für das Herz darstelle als zum Beispiel das Rauchen.[149]

Für den herzzerreißenden Effekt von Traurigkeit gibt es inzwischen physiologische Erklärungen. Im Mittelpunkt steht dabei das Endothel, die äußerste Schicht, mit der die Gefäße ausgekleidet sind und die auch das Stickstoffmonoxid produziert, von dem wir schon gehört haben (siehe Seite 136 ff.). Das Endothel braucht Östrogene und Serotonin, um seine Funktionen zu erfüllen. Es kann, wenn es geschädigt wird, sich leider nicht regenerieren wie andere Gewebe. Die Gefäße versteifen nach und nach, das Risiko für eine Engstelle oder einen Verschluss wächst. Das ist auch ein Grund, warum das Herzrisiko für Frauen drastisch steigt, wenn ihr Hormonspiegel sinkt. (Zu Unterschiedlichkeiten bei Mann und Frau mehr auf Seite 190 ff.)

Wenn der Serotoninspiegel eine Rolle spielt – wären dann nicht Antidepressiva ein geeignetes Herzmittel? Denn Wirkstoffe wie Fluoxetin (»Prozac«, in Deutschland »Fluctin«) sorgen dafür, dass der Botenstoff Serotonin, der wichtig für Wohlbefinden ist, länger in der Gewebsflüssigkeit im Gehirn verbleibt. »Die Erfahrungen zeigen«, so Präventivmediziner Decker Weiss, »dass Prozac irgendwann nicht mehr wirkt, vermutlich weil das Medikament nicht dazu führt, dass mehr Serotonin produziert wird«.[150]

Die Naturheilkunde hat hingegen erfolgreiche Strategien für leichte und mittelschwere Depressionen, davon später mehr (siehe Seite 169 ff.).

Hinterbliebene leben gefährlich

Dass zwischen Gefühlen und dem Herzen nicht nur ein poetischer Zusammenhang besteht, sondern ein ganz realer, physischer, entdeckte schon vor über hundert Jahren der englische Mathematiker Karl Pearson, einer der Väter der modernen Statistik. Er ging mit wachen Augen durch die Welt und beobachtete alle möglichen Korrelationen in der Natur. Unter anderem fiel ihm bei einem Spaziergang über einen Friedhof auf, dass laut der Inschriften der Grabsteine häufig ein Ehepartner dem anderen innerhalb eines einzigen Jahres in den Tod folgte.

Tatsächlich haben Personen, die einen geliebten Menschen verlieren, ein deutlich erhöhtes Risiko, im Laufe der nächsten vier Wochen einen Herz- oder Schlaganfall zu erleiden: Nach dem Verlust eines Menschen verdoppelt sich das Herzinfarktri siko von acht auf 16 unter 10 000 Menschen. Außerdem ist die Gefahr, eine Lungenembolie zu erleiden, laut einer englischen Studie von 2014 drei Monate lang erhöht bei Menschen, die über 60 Jahre alt sind.[151]

Partnerprobleme verkürzen das Leben

Es muss aber nicht gleich ein Todesfall sein, es reicht schon eine schlechte Ehe. Streit und herabsetzendes Verhalten erhöhen den Blutdruck und beschleunigen den Herzschlag, vor allem bei Frauen. Schuld daran sind Stresshormone, die über das vegetative Nervensystem ausgeschüttet werden. Hui Liu, Soziologin an der Michigan State University, untersuchte 1200 Ehepartner zwischen Ende 50 und 80 Jahren auf Herz-Kreislauf-Merkmale sowie das C-reaktive Protein im Blut, das Entzündungen anheizt und deshalb als Risikofaktor anzusehen ist.[152]

Einsamkeit und soziale Isolation machen krank: Sie fördern Passivität und Trostverhalten wie Essen, Trinken oder Rauchen. Sie machen unsicher und führen zu einem »Knick« im Selbstbewusstsein. Der Blutdruck steigt, das Immunsystem wird unterdrückt. Eine umfangreiche Metaanalyse einer Reihe von Langzeitstudien zeigte, dass soziale Isolation massive Folgen auch für Herz und Kreislauf hat: Sie erhöht das Risiko für Infarkt und Schlaganfall um rund 30 Prozent.[153]

Einsamkeit ist ein Faktor, der alle westlichen Industriegesellschaften prägt – mit steigender Tendenz. Die Hirnforschung befasst sich bereits mit den Spuren, die sie im Gehirn hinterlässt, und identifizierte eine Art »Alarmsystem«, wie Stephanie Cacioppo das nennt, die Witwe eines der bekanntesten Neurowissenschaftler der USA, John Cacioppo, und selbst Forscherin. Die

Hirnforschung kann die Einsamkeit nicht verschwinden lassen, aber sie kann versuchen, die chemischen Brücken zu kappen, die dieses Gefühl letztendlich in Krankheiten verwandeln.[154]

Leider wirken sich Probleme stärker auf das Herz aus, als es umgekehrt liebevolle Unterstützung vermag. Frauen reagieren außerdem stärker emotional, sie können sich weniger gut von ihrem Umfeld abgrenzen. Es würde also Sinn machen, schlägt die Soziologin vor, Patienten mit Herzbeschwerden durchaus auch im höheren Lebensalter eine Eheberatung zu empfehlen. Bisher werden solche Angebote eher von jüngeren Partnern genutzt, um den Bestand der Familien und die Zukunft der Kinder zu sichern.

Fallbeispiel: Ehe-Unglück und Herz

Eine 50-jährige Patientin, übergewichtig, mit Bluthochdruck, koronarer Herzerkrankung, hohem Cholesterin und beginnendem Diabetes, der aber noch nicht mit Medikamenten behandelt werden muss, wird von ihrem Hausarzt an unsere Klinik überwiesen. Neben der internistischen Diagnostik und Therapie wollen wir sie auch zur Gewichtsabnahme motivieren, die alle ihre Symptome bessern würde. Unser Ziel ist, die Patientin wieder in Bewegung zu bringen – innerlich wie äußerlich. Sie erhält einen Therapieplan mit leichtem Cardiotraining auf einem Ergometer und eine Anleitung zum richtigen Walken, was sie mit zwei Mitpatientinnen täglich für 30 Minuten durch unseren Klinikpark tut.

Die Empfehlung, eine Woche zu fasten, fällt der Patientin schwer, weil sie, wie sie erzählt, zu Hause wie im Büro regelmäßigen Essattacken ausgeliefert ist. Mit therapeutischer Anleitung, der

Hilfe einer Fastengruppe und unter ärztlicher Überwachung hält sie aber die fünf Tage mit einem Entlastungstag vorher und nachher durch und verliert 3,5 Kilo. Auch wenn wir ihr erklären, dass ein Teil dieses Gewichtsverlustes Wasser ist, das sie relativ rasch wieder aufnehmen wird, ist sie sehr stolz, dass sie es geschafft hat. Eine Ernährungswissenschaftlerin bespricht mit der Patientin, wie sie ihren Insulinspiegel durch richtiges Essen längerfristig stabilisieren kann – zum Beispiel, indem sie Weißmehl, Zucker und Süßstoff sowie Alkohol vermeidet, Süßes, wenn unbedingt nötig, unmittelbar nach dem Essen isst und ansonsten der mediterranen Vollwertkost folgt. Sie könnte ausprobieren, mehrstündige Esspausen (Intervalle) einzulegen, zum Beispiel verlängertes Nachtfasten für 16 Stunden praktizieren und nur in den folgenden acht Stunden essen. Das kann ihr Gewicht auf schonende Weise noch weiter reduzieren.

Nach der Fastenwoche ist die Patientin wie verwandelt und voller Energie. Fasten führt häufig dazu, dass Menschen neu auf ihr Leben blicken und Gefühle wahrnehmen, die sie vorher nicht aufkommen ließen. Bei der Visite erzählt die Frau zum ersten Mal von ihren Eheproblemen, zu denen sie am liebsten nicht zurückkehren würde. Der Mann sei häufig aufbrausend und cholerisch, wenn irgendetwas in der Familie nicht laufe, der 20-jährige Sohn zum Beispiel Probleme mit der Lehrstelle habe. Sie selbst empfinde das als starken Druck und bekomme regelmäßig das Gefühl einer Herzenge. Wir empfehlen ihr, sich in ihrer Stadt einen Psychotherapeuten zu suchen, der ihr helfen kann, ihre seelischen Belastungen genauso abzubauen, wie sie dabei ist, es mit ihrem Gewicht zu tun. Denn beide sind untrennbar miteinander verknüpft.

Die Patientin nimmt das Angebot einer zehnwöchigen Tagesklinik

(ein Tag mit sechs Stunden pro Woche) an, um in einer Patienten-
gruppe unter (ordnungs-)therapeutischer Anleitung weiter an der
Veränderung ihres Lebens in Richtung mehr Gesundheit zu
arbeiten. Sie hat unserer Einschätzung nach eine gute Chance,
ihre körperliche Befindlichkeit deutlich zu verändern, wenn sie
auch einen Weg findet, ihre privaten Probleme zu bewältigen.

· ·

Drama Fußball

4. Juli 2006: Drama im Halbfinale der Fußballweltmeisterschaft.
In den letzten Minuten der Verlängerung kassiert die deutsche
Nationalmannschaft nach Gleichstand 0:0 gleich zwei Tore vom
Gegner Italien. Tumult im Stadion, in den Kneipen und vor den
Bildschirmen. Menschen weinen, fluchen, andere gehen deprimiert nach Hause. 4279 Menschen werden wegen Herzanfällen
in eine Notaufnahmestation eingeliefert. Das sind 2,7-mal mehr
als sonst, unter den Männern ist die Steigerung noch höher. Bei
den Infarkten ist es ähnlich. Fast jeder zweite dieser kardialen
Notfälle betrifft jemanden, der bereits herzkrank ist – sonst liegt
der Anteil dieser Personengruppe nur bei 29 Prozent. Forscher
der Münchner Universitätsklinik Großhadern haben auch für
andere Spiele die Zahlen verglichen, und sie stellen fest: Je wichtiger ein Spiel ist, desto mehr Herzattacken gibt es.[155]

Hans Selye hatte den Stress noch in eine positive Form, den
Eustress, und eine negative, den Distress, unterschieden. Heute
sind die meisten Wissenschaftler davon abgerückt. Sie sehen
stärker die belastende Seite als die beflügelnde. Emotionen, auch
wenn sie positiv sind und nicht spannungsgeladen, setzen den
Körper unter Stress. Und Aufregung greift das Herz an, egal, ob

sie die Folge von guten oder schlechten Nachrichten oder Ereignissen ist. Das zeigt auch die Münchner Studie: Als Deutschland gegen Argentinien bei Hochspannung nach dem Elfmeterschießen gewann, stieg die Zahl der Infarkte deutlich an.

Was uns jeweils aufregt, ist allerdings nicht nur biologisch definiert, sondern auch Mentalitätssache. Schweden, zeigte die Auswertung von fast 300 000 Herzinfarkten aus den Jahren 1998 bis 2013, lassen sich vom Sport weniger aus der Ruhe bringen. Doch im hohen Norden hat es der Weihnachtsabend besonders in sich: 37 Prozent mehr Infarkte[156] passieren an »Julklapp«.

Das Tintenfisch-Syndrom

Ein besonders interessantes Phänomen ist ein Herzleiden, das in den westlichen Industrieländern hauptsächlich Frauen betrifft und ganz plötzlich – ohne erkennbare körperliche Ursache – durch eine psychische Belastung ausgelöst wird (in sehr seltenen Fällen auch durch körperliche Anstrengung). Im Jahre 1990 wurde es zuerst in Japan beschrieben und »Tintenfisch-Syndrom« (Tako Tsubo) genannt, weil die linke Herzkammer sich dabei so zusammenzieht, dass sie dem Sack des Kalmars ähnelt. Der medizinische Name lautet Stress-Kardiomyopathie oder »Broken-Heart-Syndrom«.

Auslöser des »gebrochenen Herzens« können der Verlust einer geliebten Person sein, Mobbing am Arbeitsplatz oder Familienstreitigkeiten. Es kann aber auch eine schwere Infektion oder eine Operation zugrunde liegen. 2004, als das Chuetsu-Erdbeben eine Küste der japanischen Insel Honshu verwüstete, starben mehr als 60 der Küstenbewohner, und Tausende erlitten Verletzungen. Im Monat danach kam es 24-mal häufiger zu

Tako-Tsubo-Fällen.[157] Betroffen waren vor allem Personen, die nahe am Epizentrum wohnten und den Erschütterungen des Bebens besonders ausgesetzt waren.

Kardiologen der Universität Zürich haben ein weltweit einmaliges Tako-Tsubo-Register eingerichtet und tragen Daten aus 26 Herz-Kreislauf-Zentren in neun Ländern (auch Deutschland) zusammen. Ihren gesammelten Fällen nach ist die Erkrankung weder klinisch noch diagnostisch von einem Herzinfarkt zu unterscheiden: Drei Viertel der Patienten haben den charakteristischen Brustschmerz, jeder Zweite leidet unter Atemnot, und eine Bewusstlosigkeit ist auch nicht selten. Bei vielen sind die Troponinwerte im Blut erhöht. Troponin ist ein Protein, das die Schädigung von Herzmuskelzellen anzeigt. Hier aber zeigt sich ein erster Unterschied: Die Troponinwerte steigen insgesamt deutlich weniger an als nach einem »echten« Infarkt. Ob es sich um ein Tintenfisch-Syndrom handelt, kann meistens erst eine Katheteruntersuchung mit Sicherheit zeigen: Die Herzkranzgefäße nämlich sind dann nicht blockiert, sondern offen.

Extremer Stress führt nach Schätzungen auch in Deutschland bei jedem Fünfzigsten zu solch einem Infarkt, der gar keiner ist. Statt einer Blockade hat der Körper als Reaktion auf akuten oder auch schon länger anhaltenden Stress Botenstoffe im Übermaß ausgeschüttet, sogenannte Katecholamine, zu denen auch das Adrenalin gehört. In großer Menge können diese Hormone die Herzmuskelzellen schädigen und den Blutfluss in den kleinsten Gefäßen, den Kapillaren, stören. Die Folge: Die betroffenen Areale am Herzen werden außer Gefecht gesetzt, zumindest kurzzeitig.

Das Syndrom ist bei Frauen neunmal häufiger als bei Männern – 90 Prozent sind älter als 50 Jahre, also in oder nach der

Menopause. Nur in Japan sind Männer in der Mehrheit. Fünf bis zehn Prozent der Tako-Tsubo-Patienten erleiden im Laufe ihres Lebens einen erneuten Anfall. Das Syndrom wird in Familien häufiger beobachtet und hat rätselhafte Korrelationen mit bestimmten Krebsarten. Das alles spricht für den Einfluss von Erbanlagen. Die Zahl der insgesamt Betroffenen ist jedoch bisher zu gering, um statistisch relevante Aussagen darüber treffen zu können.[158]

Wenn das Tintenfisch-Syndrom nicht rechtzeitig behandelt wird, kann es tödlich enden. Wird es therapiert, bleiben keine Schäden zurück, wie es bei einem Herzinfarkt der Fall wäre. Aber auf längere Sicht haben die Betroffenen ein höheres Mortalitätsrisiko.

Das gequälte Herz

Trauer und Wut, haben wir gesehen, verursachen Stress. »Stress im Kopf, Stress am Herzen?« lautet der Titel einer interessanten Studie zweier holländischer Biopharmakologen,[159] die nach den biologischen Mechanismen des so oft beschriebenen Zusammenhangs fahndeten. Eines ihrer Ergebnisse: Die Amygdala, der Mandelkern, der in der Mitte der beiden Temporallappen des Gehirns liegt, schüttet dann Botenstoffe aus, welche die Entzündungsbereitschaft des Organismus erhöhen. Im Serum finden sich hohe Level an C-reaktivem Protein. Das alles sind Risiken für Herz und Gefäße.[160]

Eine Studie mit Infarktpatienten bestätigte, dass der Stress, den sie vor ihrem Herzanfall empfanden, deutlich höher war als bei herzgesunden Patienten, und das galt für den Alltag zu Hause genauso wie für den Arbeitsplatz, materielle Schwierigkeiten oder den persönlichen Lebensbereich. Zehn Prozent gaben sogar an, dass sie während des ganzen Jahres vor dem Infarkt permanenten Stress am Arbeitsplatz hatten. (In der gesunden Vergleichsgruppe waren es nur halb so viele.) Auch Depressionen waren mit 24 Prozent deutlich häufiger als in der Kontrollgruppe (17,6 Prozent). Dieser Zusammenhang zwischen Stress und einem erhöhten Herzinfarktrisiko bestätigt sich weltweit ohne Unterschied in Bezug auf Region oder Ethnie.[161]

Problematische Persönlichkeit

Besonders anfällig für Herzkrankheiten sind Personen, welche die Psychologie »Typ D« nennt: Sie sind besonders negativ eingestellt, pessimistisch, misstrauisch, haben wenig Selbstvertrauen, fühlen sich schnell abgelehnt und haben Angst davor, nicht akzeptiert zu werden. Ihre Gruppe macht zwischen 15 und 30 Prozent der Patienten mit Herzleiden aus. Gleichzeitig sind bei Typ-D-Personen ungünstige Krankheitsverläufe häufiger, und das Sterberisiko ist größer.[162] Vermutlich haben sie als Folge ihrer Persönlichkeitsstruktur veränderte Regulationsprozesse: Über die Hypothalamus-Hypophysen-Nebennierenrinden-Achse (HHN-Achse) des Nervensystems führen sie zu Entzündungen und wirken sich so negativ auf das Herz aus. Häufig kompensieren solche Menschen außerdem ihre subjektiv empfundenen Defizite durch ungesunde Verhaltensweisen und mangelnde Therapietreue.

Psychosoziale Risikofaktoren

Auch wenn dieses Konzept der »Typ-D-Persönlichkeit« umstritten ist, so verweisen Untersuchungen an Herzinfarkt-Patienten doch zumindest auf den großen Einfluss psychosozialer Faktoren.

Denn Serotoninmangel und Stresshormone entstehen schließlich nicht losgelöst, sie haben ihre Ursache (neben genetischen Einflüssen) in schwierigen Arbeits- und Familienverhältnissen, sozialer Isolation, Einsamkeit, Trauer oder auch der mangelnden Fähigkeit, mit Herausforderungen angemessen umzugehen – ein Punkt, der häufig mit dem Bildungsgrad und der Fähigkeit zu sozialem Lernen zusammenhängt. Psychische und soziale Faktoren sind mindestens genauso wichtig wie Ernährung und Bewegung.

Psychosoziale Risikofaktoren

- Längerfristige depressive Symptome und depressive Störungen
- Längerfristige Angst
- Posttraumatische Belastungsstörung
- Niedriger sozioökonomischer Status, vor allem niedrige Schul- und Berufsausbildung und niedriges Einkommen
- Schichtarbeit über viele Jahre mit Nachtarbeit und/oder Überstunden
- Chronische, subjektiv wahrgenommene Stressbelastung am Arbeitsplatz
- Soziale Isolation bzw. verminderte soziale Unterstützung
- Konflikte in der Familie und eine Doppelbelastung durch Familie und Beruf
- Feindseligkeit und eine Neigung zu Ärger
- Typ-D-Persönlichkeit

Quelle: Albus et al., 2014

Bei der legendären Framingham-Studie (siehe Seite 48 f.) hatte man übrigens bereits vorgehabt, psychosoziale Einflüsse auf die Herzgesundheit mit zu erfassen, aber dieses Vorhaben dann aufgegeben, weil die Messungen zu kompliziert schienen.[163] Das ist ein gutes Beispiel dafür, dass ganzheitliche Perspektiven auf den Menschen spezielle komplexere Forschungsansätze verlangen – einer der Gründe, warum die evidenzbasierte Naturheilkunde so lange gebraucht hat, sich in der Medizin durchzusetzen. Sie benötigt mehr als Doppelblindversuche, wie sie in der Medikamentenforschung üblich sind. Leider wird unsere Forschung nicht, wie der Großteil der Studien in der Medizin, von der pharmazeutischen Industrie finanziert, sondern ist abhängig von privaten Spenden und Stiftungen. Seit Langem fordern wir als Vertreter naturheilkundlicher Hochschulmedizin öffentliche Forschungsgelder – mit geringem Erfolg.

Depression: Ein Herz aus Stein

Bei Herz-Kreislauf-Symptomen und -Erkrankungen sollte *immer* abgeklärt werden, wie die psychische Verfassung der Patienten ist. Denn Erhebungen zeigen ganz deutlich, dass Depressionen unter Herzkranken zwei- bis dreimal häufiger sind als in der Normalbevölkerung: Zwei von drei Patienten erleben nach einem Infarkt zumindest eine leichte bis mittlere Depression. Jeder sechste Herz-Kreislauf-Kranke macht sogar eine schwere Phase durch. Jeder fünfte Patient, der einen Bypass erhalten hat, kämpft danach mit einer ernsthaften Depression.[164] Menschen mit chronischer Herzschwäche sind am stärksten betroffen – je nach Schwere der Symptome haben bis zu 40 Prozent eine Depression. Insgesamt leidet jeder Vierte oder Fünfte mit einem

Herzleiden darunter.[165] Ein früherer Lehrer von mir erzählte, dass seine Depression verschwand, als sein Herzleiden erfolgreich behandelt worden war.

Allein das Herz zu behandeln nützt dann wenig. Zum Beispiel werden bei depressiven Patienten, die sich einen Schrittmacher mit Defibrillator einsetzen lassen, häufiger therapeutische Schocks ausgelöst als bei anderen.

Schlag auf Schlag

Auch wenn wir keine Herzrhythmusstörungen haben, schlagen unsere Herzen nie ganz regelmäßig, aber diese feinen Unterschiede, die man messen kann, sind zu gering, als dass wir sie selbst wahrnehmen könnten. Der Rhythmus folgt einem komplexen Muster, seine Dynamik ermöglicht dem Herzen, sich an körperliche und psychische Belastungen anzupassen. Dieses Phänomen nennt man Herzfrequenzvariabilität. Je besser die Stressregulation ist, umso variabler reagiert das Herz, die Herzratenvariabilität steigt. Je mehr Stress wir ausgesetzt sind, desto geringer wird sie. Das Herz schlägt dann immer gleichmäßiger, aber das ist nicht positiv, sondern ein Zeichen mangelnder Anpassungsfähigkeit. Diese nimmt auch altersbedingt ab, um etwa drei Prozent im Jahr. Durch chronische Belastung wird dieser Prozess beschleunigt.

Bei depressiven Menschen ist die Herzfrequenzvariabilität häufig reduziert.[166] Das liegt hauptsächlich an einer Überaktivität des Hypothalamus-Hypophysen-Nebennierenrinden-Systems, durch die vermehrt das Stresshormon Cortisol freigesetzt wird. Bei den Betroffenen findet man im Liquor höhere Spiegel vom Corticotropin-Releasing Hormon (CRH). Das zieht verschie-

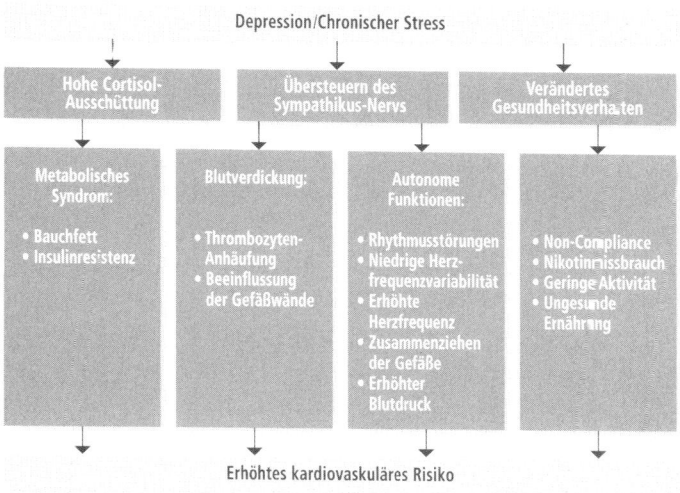

Quelle: nach Deutschle t al./Deutsches Ärzteblatt

denste negative Veränderungen des Stoffwechsels nach sich, die man nicht automatisch mit einer Depression verbinden würde, die aber damit zusammenhängen und allesamt Risikofaktoren für das Herz darstellen: Sie können zum Beispiel mit Insulinresistenz einhergehen, es wird vermehrt Bauchfett gebildet (siehe Seite 95 f.), der Blutdruck erhöht sich, und auch das Blut gerinnt schneller.[167]

Menschen, die an einer Depression leiden, haben zum Beispiel ein um 60 Prozent erhöhtes Risiko, an Typ-2-Diabetes zu erkranken.[168] Komplikationen sind häufiger, vielleicht auch, weil die gedämpfte Stimmung dazu führt, dass die Betroffenen sich weniger an die ärztlichen Empfehlungen halten und ihren Lebensstil nicht an ihre Krankheit anpassen. Ihr Antrieb ist gebremst. Sich selbst zu motivieren fällt ihnen schwer. Das führt unter anderem zu mangelnder Bewegung, einem ernst zu nehmenden Risikofaktor, so die Heart-and-Soul-Studie, die über 1000 Herzpatienten über 15 Jahre begleitete.[169]

Depressionen sind also ein schwerwiegender Risikofaktor für eine Herzerkrankung, resümiert ein australischer Review, der den aktuellen Forschungsstand zusammenfasst.[170] Depressive Menschen haben ein größeres Risiko, Herzleiden zu entwickeln, und nach Angina-Pectoris-Anfällen, Infarkten und herzchirurgischen Eingriffen entwickeln viele Ängste und posttraumatische Belastungsstörungen, die ihre Prognose gegenüber optimistischeren Menschen verschlechtern. Wie verstrickt die Pfade von Psyche und Herz-Kreislauf-System sind, zeigt die Grafik auf Seite 173.

Die Tabelle auf Seite 176 veranschaulicht, nach welchen Kriterien der Arzt eine Depression diagnostiziert. ICD-10 ist eine internationale statistische Klassifikation von Krankheiten, die für Definitionszwecke verwendet wird. DSM-5 ist eine Klassifikation psychischer Erkrankungen, die vom US-amerikanischen Fachverband für Psychiatrie herausgegeben wird.

Herzneurosen und Todesfurcht

»Ich lasse mich nimmer unterkriegen. Ich kommandiere mein Herz. Es ist schön zu leben«, schrieb Bert Brecht 1916 in seinem Tagebuch. Aber schon einen Tag später vermerkte er: »Nein. Es ist sinnlos zu leben. Heute Nacht habe ich einen Herzkrampf bekommen, dass ich staunte, diesmal leistete der Teufel erstklassige Arbeit.«

Bert Brecht hatte sein Leben lang regelmäßig wiederkehrendes, beängstigendes Herzrasen. Trotzdem konnte eine körperliche Ursache nicht gefunden werden. Der Dichter litt unter einer Herzneurose. Todesängste, die auf das Herz projiziert werden, sind Schätzungen zufolge bei jedem vierten Patienten die wahre Ursache von Kreislaufbeschwerden. Die Symptome können sehr unterschiedlich sein. Sie reichen von Herzrhythmusstörungen über Veränderungen des Pulsschlages bis zu Schmerzen und Ziehen in der Herzgegend oder Brennen im linken Arm. Verständlicherweise sind diese Patienten dadurch so beunruhigt, dass sie irgendwann einen Arzt aufsuchen und dort versuchen, ihre Symptome abzuklären. Das ist auch völlig richtig. Doch selbst wenn der Kardiologe Entwarnung gibt, verschwinden die Beschwerden längst nicht immer. Die Ursachen sind ganz unterschiedlich. Manchmal gibt es plötzlich auftretende äußere Auslöser, wie beim Fallbeispiel auf Seite 177.

Wie zeigt sich eine Depression?

ICD-10	DSM-5
Mindestdauer: 2 Wochen	Mindestdauer: 2-Wochen-Periode
Symptome:	Symptome:
Hauptsymptome: • Gedrückte depressive Stimmung • Interessenverlust und Freudlosigkeit • Verminderung des Antriebs und der Energie oder erhöhte Ermüdbarkeit Nebensymptome: • Verminderte Konzentration • Vermindertes Selbstwertgefühl • Schuldgefühle, Gefühle der Wertlosigkeit • Pessimistische Zukunftsperspektiven • Suizidgedanken oder -handlungen • Schlafstörungen • Verminderter Appetit, Gewichtsverlust • Libidoverlust	• ≥ 5 der folgenden Symptome während derselben 2-Wochen-Periode › Eigen- oder Fremdbeobachtung der depressiven Verstimmung › Interessenverlust oder Verlust der Freude an (fast) allen Aktivitäten › Gewichtsabnahme, Gewichtszunahme, verminderter oder gesteigerter Appetit › Insomnie oder Hypersomnie › Psychomotorische Unruhe oder Verlangsamung › Müdigkeit, Energieverlust › Gefühl der Wertlosigkeit oder unangemessene Schuldgefühle › Reduzierte Fähigkeit zu denken › Konzentrationsminderung, verringerte Entscheidungsfähigkeit › Wiederkehrende Suizidvorstellungen, Suizidversuch, genaue Planung eines Suizids
	• Die Symptome führen zu Leiden oder zu Beeinträchtigungen in sozialen, beruflichen oder anderen bedeutsamen Bereichen.
	• Die Symptome entstanden nicht durch eine physiologische Wirkung einer Substanz oder eines medizinischen Krankheitsfaktors.

Fallbeispiel: Herzangst

Die Patientin war 29 Jahre alt und Journalistin. Auf einer Presse-
konferenz brach auf dem Stuhl vor ihr ohne jede Ankündigung ein
vielleicht 60-jähriger Mann zusammen. Das Herz. Ein Kellner
versuchte eine Reanimation, aber ohne Erfolg. Hilflos standen die
Ehefrau und die anderen Anwesenden im Kreis um den sterben-
den Mann. Als der Notarzt eintraf, war er bereits tot. In der Folge
dieses Erlebnisses entwickelte die junge Frau eine ausgeprägte
Herzangst mit Herzrasen, Angstzuständen und Ziehen im linken
Arm. Der Blutdruck stieg bedrohlich an. Nach kardiologischer
Abklärung verordneten wir der Frau leichtes Ausdauertraining
und – weil sie noch zu unruhig war für Meditation – Qigong als
wichtige Entspannungsübung. Besonders gut halfen ihr Lavendel-
Herzauflagen, die wir später gegen Lasea austauschten, ein
pflanzliches Mittel mit Lavendelextrakten, das Ängste dämpft
Nachdem sie die Achtsamkeitsmeditation erlernte und täglich
anwendete, vermochte sie mit ihren Ängsten besser umzugehen,
und die Beschwerden traten immer seltener auf – soweit wir das
Schicksal dieser Patientin verfolgen konnten.

Das Beispiel zeigt erneut, wie eng Psyche und Herz miteinander
verbunden sind. Es ist gar nicht so selten, dass Patienten, bei
denen Angehörige oder gute Freunde plötzlich an einem Infarkt
gestorben sind, Symptome einer funktionellen Herzerkrankung
entwickeln, ohne eine organische Störung zu haben. Fünf Prozent
der Bevölkerung sind davon betroffen, vor allem jüngere Männer
zwischen 18 und 40 Jahren.

Da das Herz der Taktgeber und Motor unseres Lebens ist, lösen Bedrohungen und Störungen seiner Funktion natürlich Angst aus. Je größer aber die Angst, desto mehr häufen sich die Symptome – Herzrasen, Hyperventilieren oder auch Schwindelgefühle. In den beschwerdefreien Phasen wächst die Furcht vor dem nächsten Anfall. Manche Menschen entwickeln Platzangst und fühlen sich nur noch wohl, wenn sie zu Hause sind oder ein Arzt in der Nähe ist. Ein typisches Problem: Je mehr Menschen mit Herzangst versuchen, sich rational davon zu überzeugen, dass sie eigentlich keinen Grund haben, sich Sorgen zu machen, desto mehr rebelliert ihr Körper gegen den Kopf. Das können sich Partner, Verwandte oder Kollegen oft überhaupt nicht vorstellen. Sie denken, die Betroffenen müssten sich doch »zusammenreißen« können.

Die Beschwerden lassen sich mit einer Verhaltenstherapie gut behandeln. Manche Patienten melden sich in einer psychosomatischen Klinik an, wo Ärzte spezialisiert sind auf die Wechselwirkungen von Psyche und Körper und anhaltende Funktionsstörungen genauer diagnostizieren können. Speziell auf das Herz fokussiert ist die Psychokardiologie, die häufig auch ambulant angeboten wird.

Herzpatienten profitieren am meisten, wenn sie auf mehreren Ebenen gleichzeitig behandelt bzw. aktiv werden: Neben der klassischen Rehabilitation mit ihrem Herztraining können Medikamente dazu beitragen, nicht nur die körperlichen, sondern auch die psychischen Symptome zu lindern. Verhaltenstherapeutische Elemente erleichtern den Umgang mit einer vielleicht eingeschränkten Leistung, und spezielle Disease-Management-Programme (DMP) – unterstützende Behandlungsprogramme für chronisch Kranke – sollen die Vernetzung dieser Angebote und eine hohe Behandlungsqualität gewährleisten.

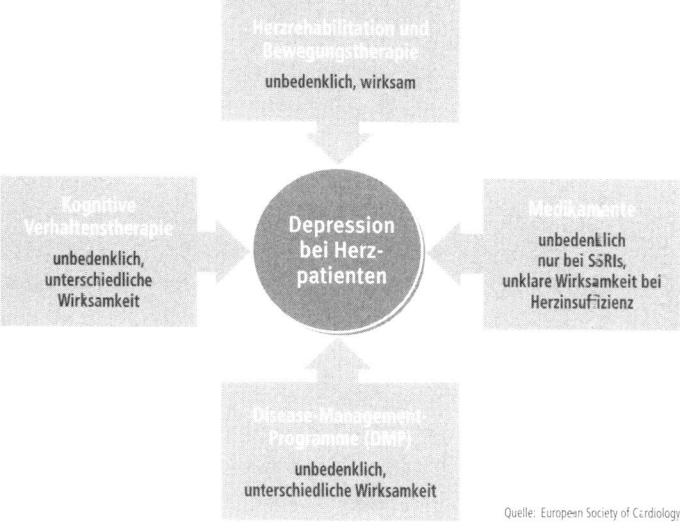

Quelle: European Society of Cardiology

So weit die konventionelle »schulmedizinische« Behandlung. Rein psychologische Interventionen bei Herzkranken sind nach einer neuen Cochrane-Analyse, einer in Wissenschaftskreisen besonders hoch angesehenen Bewertung von mehreren oder vielen relevanten Studien, nicht besonders erfolgreich: Die Forscher fanden zumindest keine Reduktion des Risikos von Herzanfällen oder Infarkten, allerdings eine höhere Überlebensrate.[171]

Wichtig ist zunächst die kardiologische Abklärung zum Ausschluss einer Herzerkrankung. Danach können die Patienten über den harmlosen Charakter ihrer Beschwerden aufgeklärt werden, das beruhigt schon mal. Hilfreich sind Entspannungsverfahren – häufig aber werden diese Patienten bei Stille und Bewegungslosigkeit nervös, weil sie dann ihr Herz spüren. In solchen Fällen empfehlen wir eine Konzentrationsform mit sanfter Bewegung wie Qigong oder Yoga, vielleicht auch in Kombination mit einer Gesprächs-Verhaltenstherapie. Einer Herzangst kann im Übrigen auch eine Depression zugrunde liegen (siehe Seite 171 ff.).

Medizin für Körper und Psyche

Eines wird immer wieder deutlich: So unterschiedlich die Leiden und die betroffenen Personen auch sein mögen, ob sie nun Asthma haben oder Arthrose, chronische Darmentzündungen oder Migräne und selbstverständlich auch Herz-Kreislauf-Erkrankungen – *immer* spielt die Psyche dabei eine zentrale Rolle. Mit dem ganzheitlichen Ansatz der Naturheilkunde, der nicht trennt zwischen Körper und Geist, auch mit der Mind-Body-Medizin, mit deren Hilfe die Patienten bei uns lernen, ihre eigenen Ressourcen zur Gesundung zu aktivieren, behandeln wir depressive Verstimmungen und leichtere Formen depressiver Störungen automatisch mit. Schwerere Depressionen müssen hingegen vom Facharzt behandelt werden.

Häufig haben Menschen Hemmungen, sich psychische Probleme einzugestehen, und meiden Psychologen oder Psychiater. Sie haben Angst, an eine bedrohliche Wurzel ihrer Probleme zu gelangen, sie wollen schlicht nicht, dass ihr labiler Zustand irgendwo aktenkundig wird, oder die Vorstellung, ihre Psyche behandeln zu lassen, ist einfach ungewohnt und fremd. Je nach Schweregrad bemühen wir uns, die Betroffenen darüber aufzuklären, welche Möglichkeiten es für ihre Behandlung gibt, und überweisen sie an kompetente Kollegen, oder wir versuchen, mit den Patienten gemeinsam herauszufinden, welche speziellen psychischen Belastungen sie zu tragen haben und was das mit ihrem Körper macht.

Was aber kann die moderne Naturheilkunde beitragen? Ihre Lebensstilmedizin hat den Vorteil, dass sie auf mehreren Ebenen gleichzeitig wirkt: Sie stärkt und schützt den Körper, akut und präventiv, und wirkt gleichzeitig positiv auf die Psyche. Zu diesem Zweck verbindet sie Anleitung und Motivation zur Selbstfürsorge mit Erkenntnissen der Hirnforschung und Pädagogik. Sie informiert, motiviert und bietet Raum für Erfahrungen. Denn es ist für den Patienten grundlegend wichtig, herauszufinden, dass er durch die aktive Veränderung von Dingen, die er nicht direkt mit seiner Krankheit in Verbindung bringt, tatsächlich ihren Verlauf beeinflussen kann. Was bedeutet das konkret?

Die eigenen Ressourcen

In meinem Buch »Endlich schmerzfrei« habe ich ausführlicher beschrieben, wie wir 1999 in Essen unsere Spezialklinik für chronisch Erkrankte eröffneten: Von Anfang an wollten wir den Fokus nicht nur auf die Krankheiten legen, die wir behandelten, sondern auf die Gesundheit unserer Patienten. Wir mussten es also schaffen, die Patienten über die medikamentöse und naturheilkundliche Therapie hinaus dahin zu bringen, wichtige Änderungen in ihrem Lebensstil zu vollziehen, um auch längerfristig ihre Gesundheit zu stabilisieren. Schließlich sind nur wenige Menschen auf Dauer bereit, morgens kalt zu duschen, abends auf Alkohol zu verzichten, vegetarisch zu essen, regelmäßig zu meditieren oder mit dem Fahrrad zur Arbeit zu fahren. Gesundes Leben wird mit Entbehrung oder Anstrengung assoziiert. Vorschriften nutzen da gar nichts. Es geht darum, den Nutzen positiv spürbar und erfahrbar zu machen. Deshalb ist die Motivation durch den Arzt oder die Ärztin, in unserem Fall auch vonseiten des Ordnungstherapeuten-Teams bzw. der Pflege, sehr bedeutsam.

Diese Verbindung von Kopf und Körper gelingt der Mind-Body-Medizin. In den USA hat fast jede größere Klinik eine Abteilung, die sich darauf spezialisiert hat, durch mentale Arbeit den Gesundungsprozess zu unterstützen. Meine langjährige Kollegin Dr. Anna Paul, eine Gesundheitswissenschaftlerin und Yogalehrerin, hat die klassischen Lehren der Naturheilkunde vom gesunden Leben – die sogenannte Ordnungstherapie – um Erkenntnisse der modernen Gesundheitspsychologie und Lerntheorie erweitert und Elemente der Meditation und Achtsamkeit integriert.

Patienten sind, wenn sie akut krank sind, logischerweise viel motivierter als sonst, etwas in ihrem Leben zu verändern. Nehmen wir an, Sie sind Raucher und nehmen sich vor, am Tag X damit aufzuhören, dann liegt die Wahrscheinlichkeit, dass Sie ein Jahr später nicht rauchen, statistisch gesehen bei nur drei Prozent. Setzen Sie sich aber dieses Ziel unmittelbar nach einem Herzinfarkt und werden Sie dann professionell unterstützt, schaffen Sie das mit einer 50-prozentigen Wahrscheinlichkeit. Genau da setzen wir an.

Anti-Stress-Medizin

Die Ursprünge der Mind-Body-Medizin liegen in der Stressforschung, ausgehend von Walter B. Cannon und Hans Selye (siehe Seite 146 f.). In den 1960er-Jahren zeigte der amerikanische Psychologe Richard Lazarus, dass der Verlauf einer Stressreaktion davon abhängt, wie eine Person eine Herausforderung bewertet und ob sie das Gefühl hat, damit umgehen zu können. Eine weitere wichtige Erkenntnis der folgenden Jahre war, dass nicht nur äußere Faktoren Einfluss auf unser Immunsystem haben, sondern auch unser Bewusstsein – und zwar über das Gehirn und die Botenstoffe, die dort ausgeschüttet werden.

Über den Körper hinaus reichte das Paradigma der Salutogenese, das auf den israelischen Medizinsoziologen Aaron Antonovsky zurückgeht. Dieser wollte in den 1960er-Jahren verstehen, was es manchen Menschen ermöglichte, die Fähigkeit zu Gesundheit und Gesundung beizubehalten. Angeregt worden zu dieser Frage war er durch die Untersuchung jüdischer Frauen, die das KZ überlebt hatten. Ein Teil von ihnen, rund ein Drittel der Untersuchten, hatte die traumatischen Ereignisse viel besser überstanden als andere, aber woran lag das?

Antonovsky gehörte zu jenen, die die Blickrichtung in der Medizin änderten – zurück zu den Potenzialen der Patienten. Seine Erkenntnisse fasste er in dem Begriff »sense of coherence« (Kohärenzgefühl) zusammen – damit meinte er die Verbindung von Verständnis, dem Vertrauen, etwas ändern zu können, und dem Gefühl von Sinnhaftigkeit. Menschen, die diese drei Bedingungen erfüllen, sind laut Antonovsky in der Lage, Schwierigkeiten eher als Herausforderung denn als Bürde zu verstehen, was ihnen bei der Bewältigung hilft und ihre Gesundheit stärkt, seelisch wie körperlich.

Mit Gefühlen umgehen

Unsere Patienten beschäftigen sich nicht nur mit den körperlichen Symptomen, sondern auch mit dem Sinn und den Funktionen einer Krankheit. In Kleingruppen, moderiert von unseren

Ordnungstherapeuten, setzen sie sich mit Stressmanagement, Spannungsregulation, Entspannungsfähigkeit, sozialer Unterstützung sowie Verhaltensänderung auseinander. Der Umgang mit Gefühlen ist dabei ein wichtiges Thema. Deshalb erfahren sie zum Beispiel auch, dass …

- Furcht zu einer verstärkten Ausschüttung von Adrenalin führt, Blutdruck und Herzfrequenz steigert,
- Ärger einen Noradrenalin- und Testosteronanstieg (Vorbereitung zum Kampf) auslöst, woraufhin Blutdruck sowie Herzfrequenz zunehmen,
- Depression eine vermehrte Ausschüttung von Cortisol und Testosteron bedingt, und dabei die Herzfrequenz abnimmt.

Information ist aber nur die Basis: Es geht um Wahrnehmung, Reflexion, Üben und Lernen, um auch nach dem Aufenthalt in unserer Klinik ein gesundes Leben zu führen.

Was Sie selbst gegen Stress und Depression tun können

Psychische Probleme ernst nehmen!

Depressive Perioden im Leben sind nicht ungewöhnlich. Das Leben bringt Herausforderungen mit sich, die uns vorübergehend die Energie rauben können. Schwierig wird es aber, wenn Sie das Gefühl haben, dass Sie überhaupt nicht mehr aus der Steilkurve herauskommen, wenn Ihr persönlicher Himmel gar nicht mehr hell werden mag. Sie sollten sich dann keine Vorwürfe machen, dass Sie sich aus der Enge Ihrer Sorgen nicht selbst befreien können, sondern vertrauensvoll mit Ihrem Arzt sprechen, der Ihnen sicher weiterhelfen kann, oder sich bei einem Psychologen Unterstützung suchen.

Ihr Arzt hat zur Diagnose einer Depression von Experten erarbeitete Fragebögen (siehe Seite 176). Wenn Sie aber jetzt schon wissen möchten, ob Sie selbst möglicherweise eine depressive Verstimmung oder gar eine manifeste Depression haben, dann gibt Ihnen die Beantwortung folgender Fragen vielleicht einen Anhaltspunkt. Wenn Sie mehrere dieser Fragen mit Ja beantworten, könnte bei Ihnen eine Depression vorliegen.

Selbsttest: Bin ich depressiv?

1. Haben Sie sich im vergangenen Monat häufiger niedergeschlagen gefühlt, deprimiert oder hoffnungslos?

2. Haben Sie im vergangenen Monat häufiger kein Interesse an Aktivität gehabt und keine Freude entwickeln können?

3. Haben Sie zusätzlich Symptome wie …
   - Energiemangel
   - Appetitlosigkeit (oder umgekehrt andauerndes Verlangen nach Essen)
   - Schlafstörungen
   - Gefühl, wertlos zu sein, Verlust des Selbstwertes
   - anhaltende Reizbarkeit
   - Gefühl der Erschöpfung, Müdigkeit
   - Verlust der Libido?

Quelle: Harvard Medical School[172]

Üben Sie Yoga

Falls Sie ein Herzleiden haben, spüren Sie seine Auswirkungen vielleicht nicht nur körperlich, sondern auch psychisch. Sie sind verunsichert und fühlen sich gestresst. Jetzt ist es wichtig, wieder eine Wahrnehmung für sich selbst und Ihre eigenen Ressourcen und Bedürfnisse zu entwickeln. Dabei helfen Methoden, die mentale Veränderungen anregen, was gleichzeitig auch positive Auswirkungen auf den Körper hat. Visualisierungsübungen, Meditationen oder auch kognitive Umstrukturierungen führen zu einem angenehmen Muskeltonus, ruhigen Puls und normalen Blutdruck. Sie beeinflussen die Aktivität der Drüsen und des Immunsystems.

Gleichzeitig ist es wichtig, aktiv zu bleiben. Dafür ist Yoga eine gute und schonende Möglichkeit. Es reduziert Zustände von Unruhe und auch die Häufigkeit von Rhythmusstörungen. Außerdem reguliert es, zeigt die YOGA My Heart Study, Blutdruck und Herzrate.[173] Im Yoga gibt es spezielle Positionen, die der »Herzöffnung« gewidmet sind. Sie führen zu einer Weitung des Brustraums und vertiefter Atmung. Yoga führt zu einer mentalen Stärkung. Es unterstützt die Gewichtsabnahme und hilft Rauchern, sich das Nikotin abzugewöhnen. Immer mehr Kardiologen, so die renommierte Johns Hopkins University, Baltimore, nehmen Yoga in ihren Therapieplan auf.[174] Zwar untersuchen die meisten Studien nur kurze Zeiträume, resümiert ein systematischer Review zum Thema Yoga und Depression[175], aber aus der Fülle der Indizien und Daten könne durchaus geschlossen werden, dass Yoga sich positiv auswirke. Als Teil der Mind-Body-Medizin, so auch das Resümee unserer eigenen Forschungsabteilung, ist Yoga ein geeignetes Mittel, um andere antidepressive Therapien zu ergänzen.[176]

Praktizieren Sie Achtsamkeit

Mit dem Begriff »Achtsamkeit« (*mindfulness*) wird eine innere Haltung beschrieben. Der amerikanische Stressforscher Jon Kabat-Zinn hat Elemente der buddhistischen Vipassana-Meditation von ihrer religiösen Bindung befreit und daraus ein therapeutisches Programm entwickelt, das aber dennoch auch Teil einer darüber hinausweisenden Lebensphilosophie werden kann: die *Mindfulness-Based Stress Reduction* (MBSR). Damit ist eine nicht wertende, offen akzeptierende und zugewandte Geisteshaltung in der Wahrnehmung von Körperempfindungen, von Sinneseindrücken, von Gefühlen und Gedanken gemeint. Im Rahmen des MBSR-Trainings steht der Body-Scan im Mittelpunkt: Dabei wird der Körper in Gedanken von Fuß bis Kopf systematisch »durchwandert« und wahrgenommen.

Ich glaube, dass das Einüben einer Kultur des Beobachtens, ohne zu werten, gerade für chronisch Kranke sehr wichtig ist. Unsere Patienten lernen quasi Abstand zu nehmen von ihren Symptomen. Achtsamkeit kann im Rahmen der formalisierten Meditation praktiziert werden, aber auch beim Essen oder Zähneputzen. Wir haben 20 Jahre klinische Erfahrung mit MBSR und rund 6000 Patienten damit behandelt. Es gibt eine intensive Grundlagen- wie auch klinische Forschung dazu. Kardiologischen Patienten verhilft Achtsamkeit zu weniger Unruhe und Angst, sie lindert Stress.[177] Für depressive Patienten empfiehlt sich eine spezielle kognitive Therapie, die *Mindfulness-Based Cognitive Therapy* (MBCT). Für sie konnte zum Beispiel in einer Metaanalyse gezeigt werden, dass sie wiederkehrende depressive Episoden deutlich reduzieren kann.[178]

Achtsamkeit hilft Gesunden, eine Art siebten Sinn für Belastungen, aber auch für die eigenen, häufig kontraproduktiven

Mechanismen zu entwickeln, auf Stress aller Art zu reagieren (zum Beispiel mit Verzagtsein oder Schokolade etc.).

Es ist von Vorteil, die ersten Schritte des Erlernens der Achtsamkeit in der Gruppe zu praktizieren. Es gibt aber auch CDs, Apps oder Online-Trainings (z.B. das von der Neurowissenschaftlerin Britta Hölzel: https://iam-onlinetraining.de), mit denen man üben kann. Regelmäßigkeit ist die ersten sechs Wochen lang Pflicht. Später kommt man schneller in den Zustand der Fokussierung.

Lernen Sie zu meditieren

Neben der Achtsamkeit gibt es viele andere Formen der Meditation, die sich auf Herz und Hirn positiv auswirken. Probieren Sie aus, welche davon Ihnen zusagt und was Sie gerne und gut in Ihren Alltag integrieren können. Wer ungern lange in einer Haltung sitzt, der sollte eine Einführung in Qigong oder Taiji machen. Die meditativen Bewegungsübungen integrieren wir in der Klinik in unsere tägliche Morgenbewegung, und sie kommen sehr gut bei den Patienten an. Wer es schnell und mehr körperbezogen haben will, kann auch progressive Muskelentspannung praktizieren. Das ist leicht aus einem Buch zu erlernen und dauert nur wenige Minuten.

Das Benson-Henry Institute hat spezielle Anti-Stress-Programme entwickelt – eine Kostprobe finden Sie auf: https://www.bensonhenryinstitute.org/meditation-cd-and-dvd/ (englisch).

Versuchen Sie ein pflanzliches Arzneimittel

Ein bei leichten und mittleren Depressionen nachweislich wirksames Phytopharmakum ist Johanniskraut.[179] Es geht aber mit sehr vielen Medikamenten Wechselwirkungen ein. Dieses Risiko sollten Sie ärztlich abklären lassen. Lavendelpräparationen (wie Lasea) helfen gegen Unruhe, Angst und nervöse Schlaflosigkeit.

Lassen Sie sich massieren

Massagen, die in besonderem Maße tiefer liegende Faszien stimulieren, wie beispielsweise traditionelle Massagen aus Thailand oder China, entstressen und wirken positiv auf das Gemüt.[180]

Achten Sie auf einen gesunden Lebensstil!

Nachweislich wirksam ist regelmäßige Bewegung. In einer Studie konnte gezeigt werden, dass dreimal 45 Minuten Radfahren pro Woche einen ähnlichen antidepressiven Effekt haben wie ein modernes Antidepressivum.[181] Unterstützt werden diese Effekte durch eine Omega-3-reiche Ernährung, die bei Depressionen positiv wirkt[182] und bei Herzerkrankungen zusätzlich sinnvoll ist (siehe Seite 117 ff.).

Der kleine Unterschied: Frauenherzen schlagen anders

Sind Frauen die besseren Kardiologen?

Spielt das Geschlecht eine Rolle, wenn es um das Herz geht? Laura Huang – keine Ärztin, sondern Professorin für Business Administration an der renommierten Harvard Business School – wertete die Daten von fast 600 000 Patienten aus, die zwischen 1991 und 2010 mit einem Infarkt in eine Notfallambulanz in Florida eingeliefert wurden. Das Ergebnis war verstörend: Die Sterblichkeit war niedriger, wenn die Patienten von einer Kardiologin behandelt wurden. Und die schlechtesten Ergebnisse wurden erzielt, wenn ein männlicher Arzt eine weibliche Patientin behandelte.

Wenn die Patienten von Ärztinnen behandelt wurden, starben 11,8 Prozent der Männer, verglichen mit 12 Prozent der Frauen. Wenn männliche Ärzte Dienst hatten, starben 12,6 Prozent der Männer im Vergleich zu 13,3 Prozent der Frauen.[183] Die Differenz der Sterberate unter Frauen betrug immerhin 1,3 Prozent. Sie war geringer, wenn männliche Kardiologen häufiger weibliche Patienten behandelten und wenn mehr Frauen mit in ihrem Team waren.

Die Professorin riet in einer Pressemitteilung den Frauen, sich im Notfall, wenn möglich, nicht von einem Mann behandeln zu lassen. Ein vorschneller Schluss? Das Deutsche Ärzteblatt[184] verweist darauf, dass die Ärztinnen seltener leitende Positionen haben und sich ihre männlichen Kollegen vielleicht deshalb eher um die schwereren Fälle mit ungünstiger Prognose gekümmert hätten. Umgekehrt könnte man auch schlussfolgern, dass diejenigen Frauen, die Kardiologinnen werden, bereits eine positive Auslese darstellen, da in diesem Fachgebiet die Männer dominieren. Von den rund 53 000 internistischen Fachärzten, zu denen auch die Kardiologen zählen, sind etwa 20 000 Frauen, also rund 38 Prozent.[185] Doch nur drei Prozent der leitenden Positionen werden laut Ärztinnenbund von ihnen besetzt. Neben den bekannten Bedenken, die Frauen von Karrieren in der Medizin abhalten, obwohl sie längst die Mehrheit unter den Ärzten stellen (Familiengründung, Zeitbudget usw.), mag hier auch eine Rolle spielen, dass die Kardiologie so stark technikdominiert ist. Aber was auch immer im Detail die Gründe sind: Das Ergebnis bleibt bestehen und wirft Fragen auf.

Das weibliche Herz

Immer noch sehen viele Menschen den Herzinfarkt als Männerproblem. Frauen haben meist mehr Sorge, an Krebs zu erkranken, als dass sie fürchten, einen Infarkt oder einen Schlaganfall zu erleiden. Aber die Realität ist eine andere. Herz-Kreislauf-Erkrankungen sind bei Frauen die führende Todesursache. Nur dem Herzinfarkt allein fielen mehr Männer zum Opfer, so die Deutsche Herzstiftung, nämlich 27 835 Männer gegenüber 21 375 Frauen.[186]

Der Eindruck, dass Frauen weniger gefährdet sind, kommt sicher daher, dass bei ihnen das Risiko für eine Herzerkrankung um zehn Jahre nach hinten verschoben ist: Während Männer bereits mit 35, also in den besten Jahren, stärker gefährdet sind,

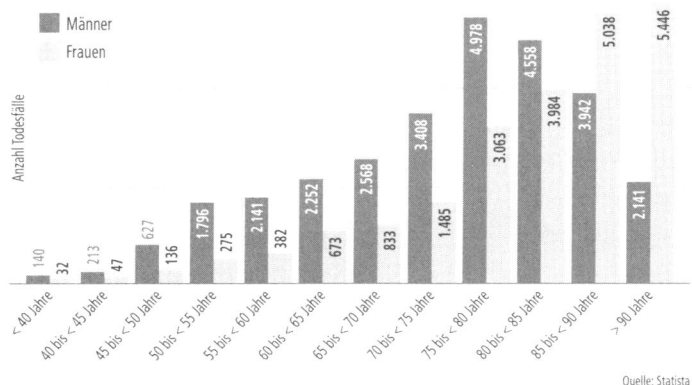

Todesfälle nach Herzinfarkten nach Alter und Geschlecht
(Deutschland, 2015)

■ Männer
□ Frauen

Anzahl Todesfälle

Altersgruppe	Männer	Frauen
< 40 Jahre	140	32
40 bis < 45 Jahre	213	47
45 bis < 50 Jahre	627	136
50 bis < 55 Jahre	1.796	275
55 bis < 60 Jahre	2.141	382
60 bis < 65 Jahre	2.252	673
65 bis < 70 Jahre	2.568	833
70 bis < 75 Jahre	3.408	1.485
75 bis < 80 Jahre	4.978	3.063
80 bis < 85 Jahre	4.558	3.984
85 bis < 90 Jahre	5.038	3.942
> 90 Jahre	5.446	2.141

Quelle: Statista

werden Frauen durch ihre Östrogene geschützt. Weil diese die Gefäßwände pflegen, bekommt nur eine von sieben Frauen im gebärfähigen Alter ein Herzleiden. Erst ab 45 Jahren, also nach ihrer Hormonumstellung, sind auch Frauen in Gefahr. Im Alter von 65 Jahren haben sie in etwa dasselbe Risiko für einen Infarkt wie ihre männlichen Partner.[187]

Eine Hormonersatztherapie kann das Herzrisiko leider nicht senken. Studien bestätigen letztlich nur bei Hitzewallungen eine eindeutige Wirkung von Östrogenpräparaten. Gleichzeitig bergen diese Risiken wie Thrombosen und scheinen Gefäßerkrankungen geradezu zu befördern, wenn man zu spät mit der Einnahme beginnt.[188] Die Nationale Versorgungsleitlinie zu chronischen koronaren Herzerkrankungen konstatiert deshalb: »Eine Hormontherapie soll zur Primär- oder Sekundärprävention der koronaren Herzkrankheit nicht angewendet werden.«[189]

Geschlechtsspezifische Unterschiede

Vera Regitz-Zagrosek, Kardiologin und Direktorin des Instituts für Geschlechterforschung in der Medizin (GiM) an der Charité Berlin, hat im Tierversuch genetische Unterschiede zwischen Männer- und Frauenherzen gefunden, die dazu führen, dass beide Geschlechter unterschiedlich auf Östrogen ansprechen. Sie weist auch darauf hin, dass die Herzkranzgefäße, die bei Frauen dünner sind, unterschiedliche Erkrankungsmuster aufweisen. Mit solchen Unterschieden hängt es sicher zusammen, dass einige Krankheiten wie das Tako-Tsubo-Syndrom (siehe Seite 166 ff.) in westlichen Ländern zu 90 Prozent Frauen betreffen.[190] Göttinger Forscher konnten auch hier genetische Eigenschaften identifizieren, die dazu führen, dass die Herzzellen bis zu sechsfach stärker auf Stresshormone (Katecholamine) reagieren.[191] Frauen haben häufiger bösartige (maligne) Herzrhythmusstörungen. Hingegen erleiden Frauen viel seltener einen plötzlichen ischämischen Herztod. Unterschiede zwischen den Geschlechtern gibt es auch bei Myokardhypertrophie, einer Vergrößerung der Herzkammern, die bei Frauen eine schlechtere Prognose hat als bei Männern. Häufig haben Frauen schwerere Verläufe, wenn es um Herzleiden geht. Männer entwickeln wiederum mehr Fibrosen.[192] Eine Bypassoperation am Herzen ist bei Männern aussichtsreicher als bei Frauen, eine sogenannte Resynchronisationstherapie am Herzen hingegen hat bei Frauen höhere Erfolgschancen.[193]

Unterschiede zwischen den Geschlechtern, wie sie Vera Regitz-Zagrosek und ihre Kollegin Christine Espinola-Klein auflisten,[194] verändern auch Symptome und Diagnostik, zum Beispiel beim Infarkt. Vor allem der klassische Brustschmerz fehlt bei jeder dritten Patientin.

Besonderheiten des Infarkts bei Frauen

Herzinfarkt bei Frauen	Symptome	Folge
Akute Infarkte treten im Schnitt rund 15 Jahre später auf.	Frauen haben seltener Belastungsangina oder dominanten linksseitigen Brustschmerz. Jede dritte Frau hat ihn nicht (zum Vergleich: jeder vierte Mann). Häufiger sind Atemnot, Bauchschmerzen und Übelkeit.	Höhere Akutsterblichkeit nach Myokardinfarkt, mehr Komplikationen nach Katheterinterventionen, höhere Frühsterblichkeit nach Bypass.

Frauen sind nach einer Herz-OP stärker gefährdet

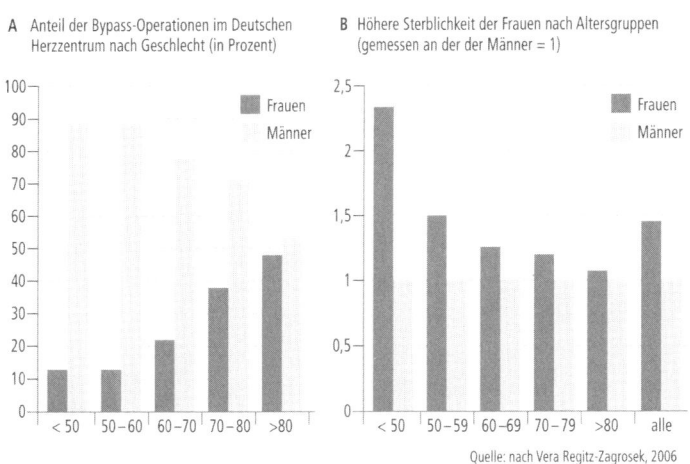

A Anteil der Bypass-Operationen im Deutschen Herzzentrum nach Geschlecht (in Prozent)

B Höhere Sterblichkeit der Frauen nach Altersgruppen (gemessen an der der Männer = 1)

Quelle: nach Vera Regitz-Zagrosek, 2006

Rechts die Sterblichkeit innerhalb der ersten 30 Tage nach Geschlecht: Frauen sind stärker gefährdet!

Frauen benötigen eine andere Diagnostik

Ein einer Belastungs-EKG führt bei Frauen häufig zu falschen Aussagen, weil sie im Schnitt weniger trainiert sind und hormonelle Einflüsse eine Rolle spielen. Ein besseres Bild geben eine Stressechokardiografie, bei welcher die Herzfrequenz gezielt durch mechanische Belastung oder Medikamente erhöht wird, sowie nuklearmedizinische Diagnosemethoden ab. Herzkatheter mit Kontrastmittel (Koronarangiografien) verursachen bei Frauen mehr Komplikationen als bei Männern – weil sie schmalere Gefäße haben und häufiger übergewichtig sind. Deshalb sind nichtinvasive Verfahren vorzuziehen.

Wenn Frauen die gleichen Symptome beklagen wie männliche Patienten, werden sie dennoch anders behandelt. US-amerikanische Forscher hatten 720 Ärzten Videos von weiblichen und männlichen Patienten gezeigt, die in Wahrheit Schauspieler waren und instruiert worden waren, welche Symptome sie vortragen sollten. Bei männlichen »Patienten« verordneten die Mediziner mehr rettende diagnostisch-therapeutische Schritte – insbesondere den Herzkatheter – als bei Frauen.[195]

Anderes Geschlecht, andere Risiken

Unterschiede zwischen Männern und Frauen zeigen sich auch bei den Risikofaktoren und der Art, wie Ärzte darauf reagieren:

Risiko-faktoren	Frauen	Männer	Prävention/ Therapie
Rauchen	Der Rückgang des Rauchens ist langsamer als bei Männern. Junge Raucherinnen, die die Pille nehmen, sind eine besondere Risikogruppe. Raucherinnen haben dasselbe Risiko wie eine Nichtraucherin, die 14 Kilo (!) schwerer ist.	Höherer Anteil an Rauchern	Nach einem Jahr ohne Rauchen halbiert sich das kardiovaskuläre Risiko!
Cholesterin	Bis 50 haben Frauen niedrigere Cholesterin-werte. Ab 60 dreht sich das Verhältnis um. Ein hoher Triglyzerid-Wert ist herzgefähr-dender als bei Männern.	Niedrigere HDL-Werte	Frauen bekommen seltener Cholesterin-senker verschrieben, obwohl das sogar deutlich mehr bringen würde als bei Männern (46 Prozent Risikoreduktion statt 20 Prozent).
Bluthoch-druck	Besonders nach den Wechseljahren	Bis zum Alter von 55 Jahren höhere Werte als Frauen, dann dreht sich das Verhältnis um.	Frauen erhalten seltener Blutdruck-senker.

Risiko-faktoren	Frauen	Männer	Prävention/ Therapie
Blutzucker	Diabetes ist ein vierfach erhöhter Risikofaktor im Vergleich zu Gesunden. Frauen haben häufiger zusätzlich Übergewicht und Cholesterin.	Diabetes verdoppelt das Risiko.	Frauen erhalten seltener Thrombozytenaggregationshemmer, Statine oder Antihypertensiva.
Über-gewicht	Vor allem jüngere Frauen sind bedroht.	Männer haben mehr Bauchfett.	
Bewe-gungs-mangel	Über alle Altersgruppen hinweg		
Depression	Frauen sind anfälliger, vor allem nach Herzproblemen.		

Quelle: nach
Regitz-Zagrosek

Die Rolle der Hormone

Das Verhältnis der Geschlechtshormone zueinander – von Östrogenen, Progesteron und Androgenen – macht letztlich die Unterschiede zwischen den Geschlechtern aus. Auch, was das Herz angeht. Vor allem das Östrogen scheint sich schützend auszuwirken: Die Herzzellen und die Gefäße enthalten Rezeptoren, die darauf ansprechen. Das Hormon stärkt die Fähigkeit des Herzens, sich flexibel zusammenzuziehen und wieder zu dehnen. Aber Östrogene haben noch viele andere Steuerungsaufgaben im komplexen Regelkreislauf von Hormonen, Nerven- und Immunsystem. Zum Beispiel sind sie an der Regulierung des

Wasserhaushalts und damit auch des Blutdrucks beteiligt, und sie spielen eine Rolle bei der Frage, wie viel HDL-Cholesterin sich im Blut befindet. Das jähe Absinken des Östrogenspiegels bei Frauen nach den Wechseljahren erklärt, warum sich im höheren Lebensalter die Herzrisiken der Geschlechter angleichen. Östrogen-Rezeptoren reagieren aber auch auf Wachstumshormone. Progesterone fungieren als Gegenspieler bei der Regulation etwa der Gefäßerweiterung.

Vielen Menschen ist dabei nicht klar, dass wir, egal ob Mann oder Frau, sämtliche Geschlechtshormone in uns tragen, nur in unterschiedlichem Ausmaß. Männer produzieren Östrogene eben nicht in den Eierstöcken (wo bei der Frau auch Progesteron und Testosteron entstehen), sondern in den Wänden der Blutgefäße, in den Nebenhoden, im Gehirn und in Fettzellen. Hormone führen zu unterschiedlichen Signalwegen im Organismus, die auch Einfluss auf die Art und Weise haben, wie Medikamente wirken.

Medikamente wirken bei Frauen anders

Es dauerte einige Zeit, bis dies deutlich wurde, denn die meisten Studien, die zur Zulassung von Arzneimitteln führen, werden an gesunden Männern jüngeren Alters gemacht. 51 Prozent der Bevölkerung sind weiblich, aber der Mann stellt medizinisch bis heute die Norm dar, die Frau die Abweichung. Das beginnt bei den Versuchstieren für die Studien und setzt sich fort in den klinischen Tests zur Zulassung von Medikamenten. Aber auch bei Studien an Patienten wurden die Geschlechter häufig nicht getrennt betrachtet, kritisieren die Gendermedizin-Forscherinnen Vera Regitz-Zagrosek und Christine Espinola-Klein. Oder aber die Anteile der

Frauen waren nicht groß genug, um statistische Relevanz zu erreichen. Das soll sich nun ändern, denn Frauen reagieren in vieler Hinsicht anders auf Medikamente als Männer:

- Frauen haben ein niedrigeres Körpergewicht und einen höheren Fettanteil – das wirkt sich auf das Ansprechen auf Medikamente aus.
- Die wichtigsten Enzyme, die im Darm die Wirkstoffe von Arzneimitteln verstoffwechseln, die Cytochrome, werden je nach Geschlecht unterschiedlich aktiviert.
- Das P-Glykoprotein, ein Transportmolekül der Leber, ist bei Frauen weniger aktiv, das beeinflusst den Stoffwechsel der Arzneimittel.
- Die Nieren von Frauen, vor allem bei den älteren unter ihnen, sind leistungsschwächer als die von Männern. Das verlangsamt die Ausscheidung von Stoffen.
- Frauen haben im Vergleich zu Männern ein erhöhtes Risiko für Nebenwirkungen (1,5- bis 1,7-mal).

So kommt es, dass Unterschiede in der Arzneimittel-Wirkung nicht immer berücksichtigt werden.

Geschlechtsspezifische Medikamentenwirkung bei Frauen

Arzneimittel	Wirkung bei Frauen	Folgen
Digitalis	Höheres Mortalitätsrisiko	Dosierung muss streng gewichtsbezogen sein.
Betablocker	Wirken stärker bei Frauen	Mehr stationäre Aufnahmen wegen bestimmter Betablocker

Arzneimittel	Wirkung bei Frauen	Folgen
ACE-Hemmer	Blutdruck wird gesenkt, aber die Zahl kardiovaskulärer Vorfälle sinkt nicht wie bei Männern; Reizhusten stärker	
Diuretika	Werden häufiger Frauen verschrieben, obwohl diese mehr Nebenwirkungen haben als bei Männern; verstärken Rhythmusstörungen	
Antiarrhythmika	Größeres Risiko für bösartige Rhythmusstörungen	
Aspirin	Reduziert Risiko für Schlaganfall und Infarkt nur bei älteren Frauen	Bei Männern umgekehrt: deutlich weniger Infarkte, kaum Einfluss auf Schlaganfall
Antidepressiva	Langsamerer Abbau, deshalb häufig mehr Nebenwirkungen	Quelle: nach Regitz-Zagrosek

Gleichberechtigung im Leben und Sterben?

Die biologischen Unterschiede zwischen den Geschlechtern sind eindeutig, aber welche Bedeutung haben sie wirklich für Gesundheit und Wohlbefinden? Männer haben immer noch eine um fünf Jahre kürzere Lebenserwartung, aber müssen wir das einfach so hinnehmen?

Ich glaube, nein, denn Männer können durch ihren Lebensstil nicht nur ihr Wohlbefinden positiv beeinflussen, sondern auch ihr Leben verlängern. Das war das Ergebnis der »Klosterstudie« des Bevölkerungswissenschaftlers Marc Luy: Unter den

Entwicklung der Lebenserwartung in Deutschland nach Geschlecht

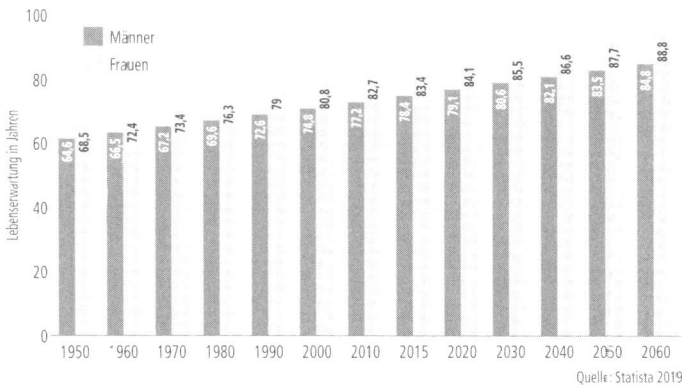

Quelle: Statista 2019

stressarmen und gesundheitsförderlichen Bedingungen des Klosterlebens näherte sich die Lebenserwartung von Mönchen der von Nonnen an, zeigte die Untersuchung von mehr als 11000 bayerischen Ordensmitgliedern.[196] Mönche lebten nur ein Jahr kürzer als die Nonnen und wurden nur wenig älter als die Frauen außerhalb der Klostermauern. »Von den etwa sechs Jahren Unterschied sind nach dem Ergebnis der Untersuchung bis zu fünf Jahre auf unterschiedliche Lebensweisen und nicht auf biologische Faktoren zurückzuführen«, bilanzierte Luy.

Dieses Ergebnis erregte in den 1990er-Jahren großes Aufsehen und wurde heftig diskutiert, sodass die Langzeitstudie, auf Österreich erweitert, fortgesetzt wird. Die dritte Erhebungswelle befindet sich seit dem Herbst 2018 in der Auswertung.

Gleichberechtigung im Leben und Sterben? 201

Frauen – lebt gesünder!

Das weibliche Geschlecht gilt als körper- und gesundheitsbewusster. Frauen achten mehr auf ihre Ernährung, gehen häufiger zur Vorsorge, und wenn sie krank werden, halten sie sich meistens an das, was ihnen der Arzt empfiehlt. Frauen betrachten ihren Organismus als Teil ihres Selbst – dazu trägt auch der regelmäßige Hormonzyklus bei, der den Körper immer wieder erneut ins Bewusstsein ruft.

Männer achten eher weniger auf das, was ihr Körper braucht – er soll funktionieren. Sie verhalten sich in jungen Jahren deutlich risikobereiter und sind zum Beispiel häufiger in tödliche Autounfälle verwickelt. Später trinken sie mehr Alkohol und nehmen auch andere Drogen eher ein als Frauen. Sie essen mehr Fleisch und sind häufiger übergewichtig, was zum Teil erklärt, warum Männer öfter an Typ-2-Diabetes und an Darmkrebs erkranken als Frauen. Ein Teil davon, zum Beispiel eine aggressionsgetriebene Risikobereitschaft, lässt sich mit ihrem Geschlechtshormon Testosteron erklären. Aber vieles ist auch die Folge anerzogener Rollenmuster.

Diese verändern sich, und weil Männer inzwischen etwas mehr wie Frauen sein dürfen, leben sie im Schnitt eineinhalb Jahre länger als Anfang der 1990er-Jahre, lobt die ZEIT.[197] Dafür schlägt die Gleichberechtigung beim anderen Geschlecht negativ zu Buche: Frauen trinken heute mehr Alkohol, rauchen öfter und arbeiten noch mehr als früher. Denn der Stress nimmt bei Frauen durch Doppelt- und Dreifachbelastung in Familie, Beruf und der Pflege von älteren Angehörigen zu. Diese Mehrfachbelastung ist für Frauen ein entscheidender zusätzlicher Risikofaktor. Lebensstilfaktoren werden also zu einem beachtlichen Risiko auch für Frauen!

Nehmen wir zum Beispiel das Rauchen, das nach einer australischen Studie aus dem Jahr 2015 bei jungen Frauen zwischen 22 und 30 Jahren der größte Negativfaktor für das Herz war. Die Forscher hatten dort 15 Altersgruppen zwischen 22 und 90 Jahren gebildet und für jede eigene Risikofaktoren gefunden. In mittleren Lebensjahren zum Beispiel hatten zwar Frauen das Rauchen bereits aufgegeben, aber das Übergewicht und der Bluthochdruck nahmen zu. Insgesamt und über alle Altersgruppen hinweg zeichnete sich Bewegungsmangel als ganz wesentlicher Risikofaktor ab.[198]

Eine geschlechtsbewusste Medizin

Solche Lebensstilfaktoren sollten Ärzte speziell bei Frauen im Blick haben. Dies fordert Christiane Tiefenbacher, Kardiologin am Marien-Hospital Wesel und Mitglied im Wissenschaftlichen Beirat der Deutschen Herzstiftung.[199] Denn die Erkenntnisse der Gendermedizin sickern »nur zäh« in die ärztliche Praxis, kritisiert auch Vera Regitz-Zagrosek. Es gibt wenige Beispiele wie die Klinik Höhenried am Starnberger See, die ein eigenes Reha-Programm für herzgeschädigte Frauen anbietet.

Wir haben in unserer Klinik in Essen-Mitte einen Anteil an Patientinnen, der 70 bis 80 Prozent umfasst. Das macht uns bei den verschiedensten Krankheiten hellhörig für geschlechterspezifische Unterschiede in Diagnose und Therapie. In der Ordnungstherapie, also demjenigen Teil der Naturheilkunde, der sich mit Lebensstilfragen beschäftigt, fällt es Frauen im Prinzip leichter, Achtsamkeit und Meditation, vegetarische Vollwerternährung und Bewegung in ihren Alltag zu integrieren. Hinderlich sind dann aber Ehemänner, Lebensgefährten oder Söhne.

Männer können am ehesten noch den Bewegungsteil umsetzen. Sie sind dabei aber eher leistungsorientiert, das wollen wir aber nicht. Es geht uns um Achtsamkeit.

Meistens frage ich die männlichen Patienten, was denn ihre Frauen zu ihren Lebensstiländerungen sagen, und darauf antworten sie meist etwas wie: »Meine Frau ist begeistert – die sagt schon lange, dass ich etwas verändern muss!« Bei den Patientinnen ist es umgekehrt, da fragt der Mann, wenn sie sich zum Meditieren ins Schlafzimmer zurückziehen will: »Wo gehst du denn schon wieder hin? Und was machst du da?« Aber manchmal ist es auch umgekehrt. Kürzlich erzählte mir ein Patient, dass seine Frau dachte, er hätte eine Geliebte, weil er, seit er meditiert, immer so gute Laune habe …

Herzgesundheit: Das 8-Wochen-Programm zum Ausprobieren

Sie können selbst sehr viel tun, um Ihr Herz gesund zu erhalten oder zu unterstützen, wenn es Hilfe braucht. Dafür haben wir ein spezielles Programm entwickelt, das Ihnen den Einstieg in ein gesünderes, aber auch besseres Leben leicht macht und Ihnen hilft, auch längerfristig bei der Stange zu bleiben! Sie brauchen dafür keine teuren Geräte oder andere Utensilien, Sie brauchen nur sich selbst und etwas Lust auf Neues! Dieses 8-Wochen-Programm basiert auf den Grundsätzen der Mind-Body-Medizin, eines in den USA entwickelten Therapieansatzes, der körperliche und psychische, soziale und spirituelle Aspekte des Menschen gleichermaßen berücksichtigt und im Kern auch Elemente der Naturheilkunde enthält. Wir waren die erste Klinik in Deutschland, die diese Lebensstilmedizin mit einem eigenen Team von Mind-Body-Medizin-Therapeuten umgesetzt hat – und wir sind sehr zufrieden mit den Erfolgen. Denn die Mind-Body-Medizin – und das ist etwas ganz Besonderes – schafft es in vielen Fällen, unsere Patienten über den stationären Aufenthalt hinaus zu einem gesundheitsförderlichen Verhalten zu motivieren, im ganz normalen Alltag.

Das ist etwas, das sich alle Ärzte wünschen, das aber in einer durchschnittlichen Klinik oder Praxis nicht zu erfüllen ist. Dafür braucht es spezielles Wissen aus Sport- bzw. Ernährungswissenschaften, Psychologie, Pädagogik und den Neurowissenschaften, Anleitung, aber auch Lernen und Reflexion, wenn es zum Beispiel darum geht, Stress abzubauen. Ganz wichtig: Üben, üben, üben! Deshalb sind es auch acht Wochen – nicht vier, nicht sechs, sondern acht. So lange nämlich dauert es im Schnitt, bis unser Gehirn begriffen hat, dass da eine Veränderung im Gang ist, und entsprechende Nervenzellverbindungen geknüpft werden. Die erst verankern ein neues Verhalten, und danach wird alles viel leichter und so selbstverständlich für Sie wie das Zähneputzen!

Hier also als Einstiegshilfe speziell für Sie ausgesuchte Übungen aus unserem Multi-SMART-Programm zur Gesundheitsförderung. Entwickelt haben es Dr. Anna Paul, die Leiterin der Mind-Body-Medizin an unserer Klinik, und ihre Kollegin Christiane Pithan, Diplom-Ernährungswissenschaftlerin, die beide sehr viel Wissen, aber auch langjährige praktische Erfahrung mit Patientinnen und Patienten haben. Da sich die Übungen auf Inhalte aus diesem Buch beziehen, ist es sinnvoll, es ganz zu lesen, *bevor* Sie hier beginnen. Sie verstehen dann besser, worum es uns geht, und das hilft Ihnen bei der erfolgreichen Umsetzung.

Das 8-Wochen-Programm startet ganz einfach, im Laufe der Zeit erhalten Sie dann immer mehr Veränderungsimpulse. Drei Ebenen bauen aufeinander auf:

Ebene 1: Täglicher Herz-Impuls: Kein Denken, kein Diskutieren – einfach tun!

Diese Übungen lernt man und wendet sie dann täglich an wie das Zähneputzen. Wir laden Sie ein, das wirklich konsequent zu tun – das ist die Minimalanforderung, wenn Sie etwas positiv verändern wollen. Das Ziel dieser Alltagsübungen ist es, Ihr Herz in kleinen Schritten zu trainieren und gegen Alltagsbelastungen widerstandsfähiger zu machen. Zu diesen Übungen gehören:

- Güsse und andere Therapien, die das Gefäßsystem und die Nerven trainieren (Reiz-Reaktion)
- Kleine Entspannungsübungen zur Stressreduktion, die »Minis«
- Bewegungsimpulse im Alltag
- Positives Wahrnehmen: Schreiben Sie sich in einem Heft jeden Abend vor dem Schlafengehen drei Dinge auf, die Sie an diesem Tag als positiv empfunden haben (»Glücksmomente«).
- Übungstagebuch: Behalten Sie den Überblick über Ihre Erfolge, das motiviert und dient der Selbstkontrolle. Eine Kopiervorlage für ein Übungstagebuch finden Sie auf Seite 283.

Übrigens, Sie haben einen Tag pro Woche »übungsfrei«.

Ebene 2:
Ernährung: Anders essen – und zwar herzgesund!

In acht Schritten machen Sie Ihre Ernährung vollwertig, mediterran und herzgesund. Sie erhalten Tipps und erprobte Rezepte von Patienten. Zum Schluss geben wir noch eine Einführung ins Intervallfasten – eine wunderbare Möglichkeit, das Gewicht zu regulieren und die gesunde Ernährungsweise optimal zu ergänzen.

Ebene 3: Stress reduzieren!

In diesem dritten Teil finden Sie Methoden zur nachhaltigen Stressreduktion. Sie sind Teil eines allmählichen, aber nachhaltigen Prozesses, mit dem Sie zu tieferer Entspannung, Selbstmitgefühl und Achtsamkeit geführt werden. Wenn Sie mögen, können Sie zusätzlich Übungen ausprobieren, die dazu dienen, Ihr Herz wahrzunehmen, zu öffnen und seinen Impulsen zu folgen.

Fürsorge für sich und andere ist nicht nur gesund, sondern auch eine Haltung, die Ihr Denken und Fühlen herzgesund beeinflusst. Unterstützt wird dies durch Meditationen und Achtsamkeitsübungen, welche die angestrebten Veränderungsprozesse und die Stressregulation nachhaltig stabilisieren. Denjenigen von Ihnen, die sich noch nicht mit diesen Themen beschäftigt haben, kommen diese Übungen vielleicht zunächst befremdlich vor. Lassen Sie sich trotzdem darauf ein, Sie werden überrascht sein, was sich alles in Ihnen verändern kann.

Wir stellen Ihnen unter anderem drei wirksame Entspannungsübungen vor, die Sie jeweils drei Wochen üben sollten, bevor Sie dann zur nächsten Übung wechseln (also insgesamt etwas länger als das gesamte Programm). Das Ziel ist, dass sich Ihr Organismus schneller entspannt und Ihre Widerstandskraft gegenüber Stress steigt.

Selbsttest: Wie herzgesund lebe ich?

Selbsterkenntnis ist bekanntlich der erste Weg zur Besserung. Aber auch, wenn wir glauben, unsere persönlichen Stärken und Schwächen zu kennen, neigen wir manchmal dazu, uns selbst zu beschummeln. Wir rücken uns gern in ein besseres Licht. Wenn wir aber nicht realistisch in Bezug auf uns selbst sind, können wir nach dem folgenden 8-Wochen-Programm gar nicht feststellen, was sich in der Zwischenzeit alles positiv verändert hat. Deshalb bitten wir Sie, möglichst aufrichtig die folgenden Fragen zu beantworten. Wenn Sie diesen Selbsttest dann nach Abschluss der acht Wochen noch mal machen, können Sie im Vergleich Ihre Erfolge erkennen.

Bitte kreuzen Sie an und addieren Sie:

Ernährung

1. An wie vielen Tagen in der Woche essen Sie mindestens zwei Einheiten Obst? (Eine Einheit ist ein Apfel, eine Banane, zwei Hände voll Beeren usw.)

TAGE	PUNKTE
sieben	4
fünf bis sechs	3
drei bis vier	2
ein bis zwei	1
nie	0

2. An wie vielen Tagen in der Woche essen Sie eine Mahlzeit, die mindestens zu einem Drittel aus Gemüse besteht?

TAGE	PUNKTE
sieben	4
fünf bis sechs	3
drei bis vier	2
ein bis zwei	1
nie	0

3. An wie vielen Tagen in der Woche essen Sie Fleisch?

TAGE	PUNKTE
sieben	0
fünf bis sechs	1
drei bis vier	2
ein bis zwei	3
nie	4

4. An wie vielen Tagen in der Woche essen Sie fettreiche Lebensmittel wie Kuchen, Wurst, Pommes oder Pizza?

TAGE	PUNKTE
sieben	0
fünf bis sechs	1
drei bis vier	2
ein bis zwei	3
nie	4

5. Wie oft im Monat essen Sie Fisch?

X-MAL / MONAT	PUNKTE
nie	0
ein- bis zweimal	1
drei- bis viermal	2
fünf- bis achtmal	3
mehr als achtmal	4

Summe Ernährung: _____

Bewegung

1.Wie viele Minuten pro Woche praktizieren Sie eine Form von Ausdauer-Bewegung, z.B. Spazierengehen, Laufen, Schwimmen oder Fahrradfahren?

MINUTEN/ WOCHE	PUNKTE
mehr als 120 Min.	4
60–120 Min.	3
30–60 Min.	2
0–30 Min.	1
nie	0

2. Praktizieren Sie zusätzlich regelmäßig (mindestens einmal in der Woche) z.B. Gymnastik, Yoga oder Qigong?

JA/NEIN	PUNKTE
Ja	2
Nein	0

3. Üben Sie eine überwiegend sitzende Tätigkeit aus? Bzw. falls Sie nicht berufstätig sind: Verbringen Sie Ihren Alltag überwiegend sitzend?

JA/NEIN	PUNKTE
Ja	0
Nein	2

4. An wie vielen Tagen in der Woche integrieren Sie Bewegung in den Alltag (Treppe statt Fahrstuhl, Fahrrad statt Auto)?

TAGE	PUNKTE
sieben	4
fünf bis sechs	3
drei bis vier	2
ein bis zwei	1
nie	0

Summe Bewegung: _____

Naturheilkundliche Selbsthilfestrategien

1. An wie vielen Tagen in der Woche führen Sie eine Wasseranwendung nach Kneipp durch?

TAGE	PUNKTE
sieben	4
fünf bis sechs	3
drei bis vier	2
ein bis zwei	1
nie	0

2. Setzen Sie auf Heilkräuter oder Nahrungsergänzungsmittel?

JA / NEIN	PUNKTE
Ja	2
Nein	0

3. Gönnen Sie sich regelmäßig Massagen oder Saunabesuche?

JA / NEIN	PUNKTE
Ja	2
Nein	0

Summe naturheilkundliche Selbsthilfestrategien:

_____

Umgang mit Stress und Belastungen

1. An wie vielen Tagen in der Woche gönnen Sie sich bewusst kleine Verschnaufpausen im Alltag, z.B. einen Mittagsschlaf?

TAGE	PUNKTE
sieben	4
fünf bis secns	3
drei bis vier	2
ein bis zwei	1
nie	0

2. Wie oft haben Sie das Gefühl, in negativen Gedankenkreisen (Sorgen und Ängste) gefangen zu sein?

TAGE	PUNKTE
nie	4
selten	3
ab und zu	2
oft	1
immer	0

3. An wie vielen Tagen in der Woche führen Sie Entspannungs-übungen durch, z.B. Autogenes Training, Muskelentspannung nach Jacobson oder Meditationsformen?

TAGE	PUNKTE
sieben	4
fünf bis sechs	3
drei bis vier	2
ein bis zwei	1
nie	0

4. An wie vielen Tagen in der Woche haben Sie das Gefühl, über-lastet zu sein?

TAGE	PUNKTE
sieben	0
fünf bis sechs	1
drei bis vier	2
ein bis zwei	3
nie	4

Summe Umgang mit Stress und Belastungen:

_____

Auswertung Ernährung

PUNKTE	ERGEBNIS
0–5	Sie haben deutliche Ernährungsdefizite und sollten unbedingt etwas daran ändern.
6–10	Erste Ansätze für eine gute Ernährung sind vorhanden, aber das reicht leider noch nicht.
11–15	Sie sind auf dem richtigen Weg. Das kann nur noch besser werden.
16–20	Super! Ihre Ernährung scheint herzgesund zu sein. Ihnen können wir nur noch Spezialtipps geben.

Auswertung Bewegung

PUNKTE	ERGEBNIS
0–2	Sie haben deutlichen Bewegungsmangel und sollten unbedingt etwas daran ändern.
3–7	Sie bemühen sich, Bewegung in Ihren Alltag zu bringen, aber mit etwas mehr Anstrengung könnte es noch viel besser werden.
8–12	Gratulation! Sie bewegen sich ausreichend. Vielleicht entdecken Sie in diesem Buch noch interessante Alternativen oder Ergänzungen.

Auswertung naturheilkundliche Selbsthilfestrategien

PUNKTE	ERGEBNIS
0–1	Sie scheinen nicht darauf zu vertrauen, Ihre Gesundheit unterstützen zu können.
2–5	Sie kennen einiges aus dem Bereich der naturheilkundlichen Selbsthilfestrategien und wenden es auch an. Das kann noch viel mehr werden.
6–8	Toll! Sie tun eine Menge, um Ihre Gesundheit mit einfachen Mitteln aus der Natur zu unterstützen.

Auswertung Umgang mit Stress und Belastungen

PUNKTE	ERGEBNIS
0–4	Sie haben zu wenig Entspannungsmomente im Alltag.
5–8	Es würde Ihnen guttun, mehr Entspannung in Ihren Alltag einzubauen, und zwar regelmäßig.
9–12	Sehr gut! Das kann nur noch besser werden.
13–16	Prima, Sie sind entspannt und tun auch etwas dafür.

Wenn Sie etwas verändern möchten, müssen Sie sich ein klares Ziel setzen, sonst verlieren Sie sich auf dem Weg dorthin. Ein sehr allgemeiner Wunsch wie »Ich will mich mehr bewegen« ist nicht hilfreich, weil er keine Strategie und kein klares Ziel enthält. Sie brauchen ein Ziel, das Sie »aktiv« angehen können, das

»realistisch« und »optimistisch« ist, »messbar« und »annehmbar« (AROMA-Formel). In diesem Fall wäre das: »Ab nächster Woche gehe ich jeden Montag und Donnerstag ins Yoga, und Mittwoch früh schwimme ich 30 Minuten.«

Dieses Ziel stellen Sie Lebensgefährten oder Freunden vor und diskutieren es mit ihnen. Was könnten Hemmnisse werden, was Lösungsstrategien? Bitten Sie diese Person/en, zu Paten Ihrer Ziele zu werden und Sie immer wieder daran zu erinnern. Danach halten Sie auf der Energiebatterie weiter unten Ihr aktuelles Energielevel fest – ohne viel nachzudenken. Folgen Sie Ihrer Intuition. Nach den acht Wochen werden Sie diese Übung wiederholen und den Vergleich ziehen.

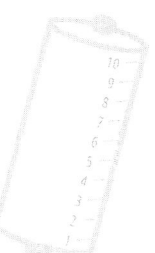

Wie hoch ist Ihr aktueller Energielevel?

TÄGLICHER HERZ-IMPULS: *Kleines Kneippen, Mini-Entspannung und Bewegung*

Zu Beginn fangen Sie ganz klein an und ganz profan – unter der Dusche und morgens im Bett, bevor Sie aufstehen. Quasi nebenbei können Sie etwas für Ihre Herzgesundheit und Ihr generelles Wohlbefinden tun. Und das geht so:

Knie- und Unterschenkelguss

Wasseranwendungen sind eines der ersten therapeutischen Mittel überhaupt und werden seit der Antike erfolgreich angewandt. Das Wasser ist dabei nur das Trägermedium, heilsam wirken sich eigentlich die Temperaturen aus, die es mit sich bringt. Sie verändern die Durchblutung der Haut. Dabei dehnen sich kleine Muskeln an den Blutgefäßen oder ziehen sich zusammen. Das Gefäßsystem wird trainiert. Diese Reflexe beeinflussen das Nervensystem bis hin zur Stoffwechselaktivität des Gehirns.

> Schließen Sie *jedes* warme Duschen mit einem kalten Knie- und Unterschenkelguss ab: Führen Sie einen kalten Wasserstrahl (am besten funktioniert das mit einem Gussrohr oder Schlauch aus dem Sanitärhandel) von der Außenseite des rechten Fußes bis zur Kniekehle. Verweilen Sie dort fünf bis zehn Sekunden und leiten Sie den Wasserstrahl dann über die Innenseite des Unterschenkels zur großen Zehe wieder nach unten. Zehnmal wiederholen. Dasselbe Prinzip gilt für das linke Bein. Zum Schluss werden die Fußsohlen (erst rechts, dann links) begossen. Nur zwischen den Zehen wird

abgetrocknet, ansonsten wird das Wasser nur mit den Händen abgestreift.

Mini 1: Zwerchfellatmung

Die meisten von uns atmen zu flach, das reduziert die Aufnahme von Sauerstoff. Die Zwerchfellatmung ist eine einfache Übung, um körperliche Spannung zu reduzieren. Man kann sie mit offenen oder geschlossenen Augen üben, an jedem Ort, zu jeder Zeit – morgens im Bett oder in der Bahn auf dem Weg zur Arbeit.

Atmen Sie tief durch die Nase ein und aus. Der Bauch sollte sich bei der Einatmung wölben und beim Ausatmen zurücksinken – dann hat sich das Zwerchfell bewegt. Legen Sie eine Hand auf den Bauch und eine Hand auf den Brustkorb, um die Atembewegung zu spüren. Sie können diese Übung im Sitzen oder Liegen durchführen, jeden Morgen oder Abend für ein paar Minuten, aber mindestens zehn Atemzüge lang.

Der 10-Minuten-Sprint

Es muss natürlich kein richtiger Sprint sein, aber machen Sie täglich für mindestens zehn Minuten einen flotten Spaziergang. Nutzen Sie Ihre alltäglichen Wege für mehr Bewegung: Steigen Sie auf dem Weg zur Arbeit eine Station früher aus dem Bus aus oder parken Sie Ihr Auto drei Straßen weiter. Laufen Sie die Treppen, anstatt den Lift zu nehmen. Machen Sie gezielte Bewegungspausen, vor allem wenn Sie viel sitzen: aufstehen, strecken, tief atmen und einmal rund um den Block. Gewöhnen Sie sich das an, selbst wenn Sie regelmäßig ein Fitnessstudio besuchen. Es geht darum, Ihre alltäglichen Bewegungsmuster positiv zu verändern. Sie sollten aber

keinen Druck oder Schmerz verspüren. Im Zweifelsfall fragen
Sie Ihren Arzt, wo Ihre Grenzen liegen.

Das Ritual der Glücksmomente

Die Evolution hat dafür gesorgt, dass wir stärker auf negative Signale reagieren, um uns bei Gefahr rechtzeitig retten zu können.
Dabei geraten positive Eindrücke leicht in Vergessenheit. Positive
Gefühle erleben zu können, sie körperlich zu spüren, auszudrü-
cken und vielleicht auch zu teilen sind deshalb Fähigkeiten, die
man kultivieren sollte. Das verstärkt im Gehirn diejenigen Strukturen, die für die emotionale Wahrnehmung glücklicher Momen-
te verantwortlich sind. Negative Strukturen werden dann weniger
aktiviert, selbst bei Stress. Eine Änderung braucht etwas Geduld,
ist aber langfristig lohnenswert.

> Fragen Sie sich: Was hat mich heute glücklich gemacht?
> Schreiben Sie täglich drei Dinge auf, für die Sie dankbar
> sind.
> Sie können diese Glücksmomente im Übungstagebuch
> (siehe Seite 283) niederschreiben, schöner ist es jedoch,
> wenn Sie sich dafür ein eigenes kleines Notizbuch anlegen.

ERNÄHRUNG: Die Portionen »begrünen«

Im Buch haben Sie gelesen, warum die mediterrane Vollwertkost
so gesund ist: Sie reduziert den Anteil schädlicher tierischer Fette und Eiweiße und enthält wertvolle sekundäre Pflanzenstoffe.
Diese stärken das Immunsystem, hemmen die Bildung freier Radikale und schützen damit die Gefäßwände. Herzgesund sind
zum Beispiel die Carotinoide, Vorstufen des Vitamins A, die Sie
an der kräftig orangegelben oder roten Farbe (u.a. Karotten, Ap-

rikosen, Tomaten, Kürbis, Paprika) oder an der grünen Farbe in Blattgemüsen erkennen. Der scharfe Geschmack von Zwiebeln, Knoblauch, Rettich oder Kohlgewächsen stammt aus schwefelhaltigen Verbindungen, die zum Beispiel Einfluss auf die Blutgerinnung haben. In der Roten Bete finden sich sogar Stoffe, die eine entspannende Wirkung auf die Gefäße ausüben und besonders bei hohem Blutdruck öfter gegessen werden sollten. Unser Tipp: Trinken Sie jeden Tag 150 ml Rote-Bete-Saft.

Wir beginnen mit **Selbstwahrnehmung:** Wann essen Sie? Essen Sie langsam oder schnell? Snacken Sie zwischendurch? Wie geht es Ihnen nach einer Mahlzeit? Sind Sie dann zufrieden und satt? Fühlen Sie sich nach dem Essen schlapp und müde oder erfrischt und voller Energie? Und was ändert sich, wenn Sie mehr Gemüse zu sich nehmen?

In dieser Woche bleiben Sie bei Ihrem gewohnten Essen, aber dazu kommt eine doppelte Portion Grün: Wenn Sie zum Beispiel bisher mittags eine Portion Gemüse oder Rohkost (z.B. Salat) gegessen haben, dann verdoppeln Sie diese. Dasselbe gilt für die anderen Mahlzeiten. Keine Sorge, davon werden Sie nicht zunehmen. Je nach Verträglichkeit können Sie einen Teil roh essen, eine größere Menge gedünstet oder im Wok gegart. Vor allem über Salat und Gemüse nehmen wir regelmäßig Nitrat auf. Dies ist ein natürlicher Bestandteil des Bodens. Für Pflanzen ist es eine günstige Stickstoffquelle, um Aminosäuren zu bilden. Mittlerweile weiß man, dass aus dem Nitrat gebildetes Stickoxid entspannend auf die Arterien wirkt und so einen positiven Beitrag zur Herzgesundheit hat. Besonders einige Wurzelgemüse wie

Rote Bete, Rettich oder Radieschen und Blattgemüse wie Kopfsalat, Ackersalat, Mangold, Spinat und insbesondere Rucola reichern relativ große Mengen Nitrat an. Sie sollten wöchentlich auf Ihrem Speiseplan stehen. Auch Knoblauch, Ingwer und Kurkuma als Gewürze wirken positiv auf die Arterien. Wenn Sie regelmäßig in der Kantine essen: Lassen Sie die Soßen weg und verlangen Sie nach einer doppelten Gemüseportion. Sollte diese zerkocht sein, nehmen Sie stattdessen eine Extraportion Salat dazu. Haben Sie schon einmal selber frische Keime gezüchtet? Die kleinen Nährstoffpakete können Salate, Gemüse oder Suppen verfeinern. Damit haben Sie schon einen wichtigen Schritt Richtung herzgesunder Ernährung getan.

Verzehren Sie …
- 5–7 Portionen Obst und Gemüse pro Tag (möglichst saisonal und regional),
- die Hälfte roh, die andere Hälfte gedünstet oder in Olivenöl zubereitet
- täglich grünes, gelbes und rotes Obst und Gemüse (analog Ampelregel),
- vor allem nitratreiches Gemüse.

Petersilien-Pesto

› *100 g Pinienkerne (oder alternativ:*
  50 g Sonnenblumenkerne und 50 g Cashews)
› *2 Bund Petersilie*
› *2 Knoblauchzehen*
› *3 EL Parmesan, frisch gerieben*
› *2–4 EL kalt gepresstes Olivenöl*
› *1 EL Zitronensaft · Meersalz*
› *weißer Pfeffer, frisch gemahlen*

Zubereitung: Die Pinienkerne in einer trockenen
Pfanne bei mittlerer Hitze rösten, bis sie goldgelb sind.
Auskühlen lassen und fein mahlen. Die gewaschene
Petersilie trocken schwenken, von den groben Stielen
befreien und fein hacken. Den Knoblauch ebenfalls fein
hacken. Die gemahlenen Pinienkerne, die zerkleinerte
Petersilie, den gehackten Knoblauch und den Parmesan
nach und nach in einem Mörser zerstoßen und unter
Zugabe von Olivenöl portionsweise im Mixer zu einer
glatten Paste verarbeiten. Zum Schluss mit dem Zitronensaft, Salz und Pfeffer pikant abschmecken.

Tipp: Im Kühlschrank und luftdicht verschlossen ist die
italienische Petersilienpaste einige Tage haltbar.

STRESS REDUZIEREN: *Entspannungstraining*

Stress ist ein erheblicher Risikofaktor für das Herz. Er führt zu einer Daueraktivierung von Nerven- und Hormonsystem, der Körper verliert die Fähigkeit, sich zu entspannen. Ein gezieltes Entspannungstraining kann das ändern, es muss aber regelmäßig geübt werden: 15 bis 20 Minuten, am besten täglich. Sie trainieren damit Gelassenheit und machen die Erfahrung, dass Sie Ihren Körper und Geist bewusst beeinflussen können.

Wir stellen Ihnen im 8-Wochen-Programm die progressive Muskelentspannung, eine Fantasiereise und eine Körperwahrnehmungsübung mit Elementen aus dem autogenen Training vor. Denken Sie daran: Jedes Entspannungstraining sollte drei Wochen praktiziert werden, um die Wirkung zu testen, dann wechseln Sie zum nächsten. (Das letzte reicht dann, Sie haben richtig gerechnet, bis Woche 9.)

Progressive Muskelentspannung (PME)

Die PME wurde in den 1930er-Jahren von dem Arzt Edmund Jacobson entwickelt. Er setzte sie in der Arbeit mit Menschen ein, die unter Ängsten litten. Angst und Stress lassen uns unbewusst die Muskeln anspannen. Wenn wir das gezielt machen, können wir uns im Anschluss besser entspannen. Das spürt man nicht immer sofort, was aber nichts macht. Die Übung ist vor allem eine Entdeckungsreise in Ihren Körper. Mit der Zeit wird Ihr Körper letztendlich weniger auf Stress ansprechen.

Diese einfachste und unmittelbarste Art der Entspannung dauert nur wenige Minuten. Dazu können Sie sich im Internet eine geführte Anleitung suchen, eine MP3-Datei oder ein Video, deren Sprecher/in Sie angenehm finden. Viele Krankenkassen stellen kostenlose CDs zur Verfügung. Machen Sie diese Übung so oft wie möglich, mindestens jeden Tag oder bei Bedarf auch öfters. Notieren Sie in Ihrem Tagebuch, wie oft Sie geübt haben und was sich dabei möglicherweise verändert hat.

Die PME kann im Liegen oder im Sitzen durchgeführt werden:

Liegen:

- Beine sind leicht gespreizt, die Füße fallen entspannt nach außen.
- Die Arme liegen seitlich am Körper, die Handflächen sind nach oben gedreht, die Finger entspannt.
- Eventuell ein Kissen in den Nacken legen und/oder ein Kissen bzw. eine Knierolle unter die Knie.

Nachteil: Im Liegen werden Sie leichter müde und schlafen eventuell ein.

Vorteil: Im Liegen fällt den meisten Menschen das Entspannen leichter.

Sitzen:

- Die Füße haben guten Kontakt zum Boden, stehen etwas mehr als hüftbreit auseinander. Unter- und Oberschenkel befinden sich im 90-Grad-Winkel.
- Die Handflächen liegen auf den Oberschenkeln – wenn angenehm, mit den Handflächen nach oben.
- Der Rücken ist aufrecht und gleichzeitig entspannt.

Nachteil: Je nach Sitzgelegenheit sind Sie vielleicht durch das Möbel in Ihrer Haltung eingeschränkt.

Vorteil: Im Sitzen können Sie an vielen Orten entspannen.

Gehen Sie die Muskelgruppen nach folgendem Schema durch:

1. In die Muskelgruppen nacheinander hineinspüren – jeweils ca. 20 Sekunden lang.

Dominanter Arm:	Hand zur Faust schließen, Ellbogen etwas beugen und an den Körper drücken.
Nicht-dominanter Arm:	wie dominanter Arm
Gesicht:	Augenbrauen bei geschlossenen Augen hochziehen, Lippen zusammenpressen, Mundwinkel zu den Ohren ziehen.
Nacken:	Kinn zur Brust ziehen (Doppelkinn), Nacken gegen gedachte Lehne drücken, Schultern zu den Ohren ziehen.
Schultern/Rücken:	Schulterblätter leicht nach hinten zusammenziehen, Gesäß anspannen, Bauch fest machen.
Dominantes Bein:	Ferse gegen den Boden drücken, Vorderfuß heranziehen, Zehen zusammenkrallen.
Nicht-dominantes Bein:	wie dominantes Bein

2. Dann die Muskeln anspannen, etwa fünf bis sieben Sekunden halten, dabei gleichmäßig weiteratmen, dann die Spannung lösen.

3. Körpergefühl wahrnehmen, nachspüren, eventuell Unterschiede zwischen Anspannung und Entspannung wahrnehmen – ungefähr 40–50 Sekunden lang.

4. Hände fest zu Fäusten ballen – lösen – ballen – lösen ...
Räkeln und recken, tief ein- und gleichmäßig weiteratmen, dann die Augen öffnen.

TÄGLICHER HERZ-IMPULS: Kleines Kneippen, Mini-Entspannung und Bewegung

Kalte Oberkörperwaschung

Diese Woche probieren Sie eine andere Variante der Wasseranwendung aus – eine kalte Oberkörperwaschung. Auch wenn das vielleicht nach Frieren klingt, ist das die sanfteste Variante der Hydrotherapie. Sie eignet sich besonders für Menschen, die unter Herzinsuffizienz leiden und für die der Kältereiz nicht zu stark sein darf.

Beginnen Sie – ähnlich wie beim Knieguss – an der Stelle, die dem Herzen am entferntesten ist, am rechten Handgelenk, und waschen Sie mit einem nassen Waschlappen dann beide Arme auf und ab. Danach kommt der Oberkörper dran. Am besten wirkt das kalte Leitungswasser morgens nach dem Aufstehen, wenn der Körper noch warm ist. Die Waschung mit einem Stück Leintuch oder einem Waschlappen erfolgt mit leichtem Druck, nicht reiben. Waschen Sie möglichst zügig, der Vorgang sollte höchstens zwei Minuten dauern. Danach nicht abtrocknen, sondern nur leicht abtupfen und noch einmal zurück ins Bett für ein paar Minuten. (In dieser Zeit könnten Sie auch eine Mini-Entspannungsübung machen.)

Mini 2: Drei kleine Atem-Zählübungen

Die Kombination von Zählen und Atmen ist ein sehr effektives und einfaches Mittel, in jeder Situation das Nervenkostüm zu beruhigen. Wiederholen Sie die Minis am Anfang öfter. Die Übung lässt sich überall, in der U-Bahn, beim Zahnarzt oder in der Warteschlange, praktizieren:

1. Zählen Sie mit jedem Atemzug rückwärts von zehn bis null, auf jeden Atemzug entfällt eine Zahl. Wenn Sie bei null angelangt sind, spüren Sie nach: Sind Sie etwas ruhiger oder frischer geworden? Wenn nicht, machen Sie das Mini noch mal oder probieren Sie die folgenden beiden Varianten aus.

2. Zählen Sie während des Einatmens von eins bis vier und während des Ausatmens rückwärts bis eins. Das Ganze mehrfach wiederholen.

3. Machen Sie nach der Einatmung eine kleine Pause und zählen Sie still für sich weiter: fünf, sechs, sieben, acht. Beim Ausatmen zählen Sie dann rückwärts: acht, sieben, sechs, fünf und machen wieder die Pause – vier, drei, zwei, eins.

Mensch, beweg dich!
Der tägliche 10-Minuten-Spaziergang der ersten Woche hat Ihnen sicher schon gezeigt, wie gut so ein wenig Bewegung zwischendurch tut.

Deshalb behalten wir ihn unbedingt bei – und erweitern das Programm ein wenig.

Steigen Sie ab jetzt alle Treppen, anstatt die Rolltreppe oder den Aufzug zu nehmen. Wenn das für Sie noch zu anstrengend ist, dann versuchen Sie es mit jeder zweiten und steigern sich langsam. Wenn Sie dabei leicht außer Atem kommen oder Unwohlsein auftritt, klären Sie bitte mit Ihrem Arzt ab, wie weit Sie sich belasten dürfen.

Vergessen Sie die täglichen **Glücksmomente** nicht!

ERNÄHRUNG: *Saisonal und regional*

Wer saisonal isst, lebt automatisch gesünder. Obst und Gemüse sollten saisonal aus der Region bezogen werden – sie müssen nicht unreif gepflückt, in Klimakammern nachgereift und dann über weite Strecken transportiert werden. Es ist keine Chemie nötig, um sie zu konservieren. Sie können Fast Food und Fertignahrung ersetzen. Früchte und Gemüse, möglichst vollwertig verzehrt, enthalten viele bioaktive Inhaltsstoffe, die gegen Krebs wirken, vor Viren schützen, den Darm pflegen usw.

> Essen Sie nach jeder Hauptmahlzeit ein Stück Obst, möglichst saisonal und aus regionaler Herkunft, am besten aus biologischer Erzeugung. Sie können Obst und Gemüse auch in Form von Smoothies, von Brotaufstrichen oder als Kompott zu sich nehmen.

STRESS REDUZIEREN: *»Das ruhige Herz«*

Bevor Sie mit den Impulsen loslegen, üben Sie bitte die progressive Muskelentspannung (siehe Seite 226 ff.) für mindestens 20 Minuten.

Impulse zur nachhaltigen Stressregulation

Reservieren Sie eine Stunde dieser Woche ganz speziell für Ihre Herzgesundheit. Diesmal geht es darum, dass Sie erkennen, was bei Ihnen Stress auslöst – denn oft merken wir gar nicht mehr, wie belastet wir sind. Stressoren zu erkennen hilft dabei, besser damit umzugehen. Die folgenden Fragen sind kein standardisierter Test. Es geht auch nicht darum, mit möglichst vielen Jas oder Neins abzuschließen. Sie sollen vielmehr Ihre Wahrnehmung schulen. Beantworten Sie bitte folgende Fragen für sich:

- Kann ich mich über eine Herausforderung freuen und den Stress, den sie auch bedeutet, als Chance für neue Möglichkeiten und persönliches Wachstum ansehen? Spüre ich, wie mein Körper reagiert?
- Bin ich offen für andere Menschen, in ungewohnten Situationen eher neugierig und interessiert? Vertiefe ich mich gerne und freudvoll in Projekte?
- Habe ich mein Leben im Griff, oder hat es mich im Griff?
- Engagiere ich mich für Familie und Arbeit, und empfinde ich dabei ein Gefühl von Lebendigkeit und Erfülltsein? Habe ich wichtige Beziehungen? Fühle ich mich von anderen unterstützt und geliebt?

Wenn Sie diese Fragen mit einem klaren »Ja« beantworten können, dann gehören Sie zu den Menschen, die eine hohe Stress-Widerstandsfähigkeit besitzen. Gratulation! Ihr Herz wird es Ihnen danken. Sollten Sie diese Fragen aber eher mit einem »Nein« oder »Manchmal« beantwortet haben, dann lohnt es sich, genauer hinzusehen: Denn das ist ein Hinweis auf vorhandene Stressfaktoren, die mittel- und langfristig zu erhöhtem Blutdruck, verengten Gefäßen und einem überforderten Herz beitragen. Um Ihrer individuellen Belastung auf die Spur zu kommen, denken

Sie bitte darüber nach, was Ihre ganz individuellen Stressauslöser sind:

- Sind es Zeitdruck, bestimmte Menschen, Lärm und/oder ein langer Arbeitsweg?
- »Ich gerate in Stress, wenn _____

_____ «

- Sind es Gedanken und/oder innere Einstellungen? Meistens kennen wir unsere Einstellungen, dennoch ist es gut, diese einmal klar zu formulieren. Vielleicht sind Sie sehr perfektionistisch, oder Sie können keine Hilfe annehmen. (Auf diese Art der »Stressverschärfung« kommen wir auf Seite 257 ff. zurück.)

- »Ich setze mich selbst unter Stress, wenn _____

_____ «

Wie reagiert Ihr Körper auf Stress? Bitte ankreuzen.

Körperlich

☐ Kopfschmerzen   ☐ Rückenschmerzen

☐ Verdauungsstörungen   ☐ Nackenverspannung

☐ Magenschmerzen   ☐ Schulterverspannung

☐ Herzrasen   ☐ Schlafstörungen

☐ Schwindel   ☐ feuchte Hände

Verhalten

☐ übermäßiges Rauchen

☐ unkontrolliertes
Kaugummikauen

☐ überkritisches Verhalten
☐ herrisches Verhalten

☐ nächtliches
Zähneknirschen
☐ erhöhter Alkoholkonsum
☐ unkontrolliertes
Essverhalten
☐ Unfähigkeit,
Dinge zu erledigen

Gefühle

☐ Weinen

☐ Nervosität, Ängstlichkeit
☐ Langeweile –
nichts hat Bedeutung
☐ Gereiztheit – kurz vor
dem Explodieren
☐ Gefühl der Machtlosigkeit

☐ sich unter Druck gesetzt
fühlen
☐ Wut
☐ Gefühl der Einsamkeit

☐ grundlos unglücklich

☐ schnell eingeschnappt

Mental

☐ keine Klarheit

☐ fehlende Kreativität
☐ fehlendes
Erinnerungsvermögen
☐ kein Sinn für Humor

☐ Entscheidungs-
unfähigkeit
☐ Impuls wegzulaufen
☐ permanentes Grübeln

☐ Vergesslichkeit

Die Folgen von Stress kann man lindern

Stress können Sie in der Regel nicht aus dem Weg gehen –
das klappt nicht. Aber Sie können lernen, damit umzu-

gehen, indem Sie Ihr Herz durch die Übungen stark machen, sich Unterstützung suchen, Aufgaben abgeben, den Zuspruch anderer Menschen suchen, sich selbst anerkennen und natürlich eine Pause einlegen, wenn der Stress vorbei ist. Die folgende Tabelle zeigt Ihnen, welche Möglichkeit es je nach auslösendem Stressor gibt, den negativen Folgen zu begegnen.

Hilfe bei körperlicher Stressreaktion	Hilfe bei mentaler Stressreaktion	Hilfe bei emotionaler Stressreaktion	Hilfe bei stressförderndem Verhalten
• Reduzieren des körperlichen Erregungsniveaus durch Ausdauersport und Bewegung • Körperbezogene Entspannungstechniken wie Yoga, Zwerchfellatmung, Progressive Muskelentspannung • Kneippanwendungen	• Unterbrechen negativer Gedankenschleifen durch ein inneres »Stopp!« • Verändern dysfunktionaler Gedanken • Gedankenbezogene Entspannung durch Atemmeditation, Fantasiereisen, Minis	• Weiten der Wahrnehmung: Achtsamkeit und positive Erlebnisse • Akzeptanz und Gelassenheit entwickeln, z.B. durch die Herzatmung	• Bewusstheit über das persönliche Handeln schaffen • Tagesstruktur gestalten • Bewegung, Ernährung und Entspannung in den Alltag integrieren

TÄGLICHER HERZ-IMPULS: Kleines Kneippen, Mini-Entspannung und Bewegung

Armguss

Diese Woche praktizieren Sie täglich den Armguss. Da die Arme eine reflektorische Beziehung zum Herzen haben, kommt ihm eine besondere Bedeutung zu.

> Man beginnt den Armguss an der Außenseite des rechten Unterarms von den Fingerspitzen an. In der Ellenbeuge und dann an der Schulter verweilen Sie fünf bis zehn Sekunden, bevor Sie den Schlauch oder die Brause an der Innenseite wieder nach unten führen. Sollten Sie unangenehme Empfindungen haben, wählen Sie zunächst eine lauwarme Temperatur und stellen das Wasser jeden Tag etwas kälter ein. Nach dem Guss trocknen Sie die Haut nicht ab, sondern streifen das Wasser nur ab. Die Haut trocknet an der Luft.

Versteckte Pausen nutzen

Sich in dieser hektischen Welt zurückzuziehen ist etwas sehr Kostbares. Nicht immer bietet der Alltag eine Möglichkeit dazu. Dennoch verstecken sich in jedem Tagesablauf Pausen, die Sie an einem Tag in dieser Woche bewusst aufspüren sollen. Da ist zum Beispiel das Warten an der Kasse im Supermarkt oder auf der Post, die rote Ampel, das Umsteigen in der U-Bahn.

> Lenken Sie in diesen Pausen die Aufmerksamkeit auf Ihren Atem, zelebrieren Sie den Moment der Untätigkeit, und sei

er noch so kurz. Er ist ein Geschenk nur für Sie alleine. Das Warten an der Ampel oder an der Kasse in der Warteschlange wird so zu einer Pause, die Sie bewusst nutzen können, um durchzuatmen, anstatt sich zu ärgern, dass Sie aufgehalten worden sind. Sie können in den Wartezeiten natürlich auch die Minis von Woche 2 üben.

30 Minuten gehen

In der dritten Woche erhöhen Sie die flotten Spaziergänge auf 15 Minuten, zweimal täglich, zum Beispiel in der Mittagspause und auf dem Heimweg. Und weiterhin den Fahrstuhl links liegen lassen. Fahnden Sie nach versteckten Bewegungsmöglichkeiten im Alltag. Machen Sie einen kleinen Umweg durch den Park, fahren Sie mit dem Fahrrad ins Büro usw.

Die **Glücksimpulse** und das **Übungstagebuch** nicht vergessen!

ERNÄHRUNG: Körner-Kraft

Je mehr Ballaststoffe Ihre Ernährung enthält – und Vollkornprodukte tragen dazu einen wesentlichen Teil bei –, desto geringer sind die Triglyzerid- und LDL-Cholesterinspiegel im Blut. Außerdem ist ein niedriger glykämischer Index gut für Herz und Kreislauf. Das Diabetes-Risiko, ein wesentlicher Risikofaktor, wird gesenkt.

Verzichten Sie auf Weißmehl und vermeiden Sie Mogelpackungen, die überwiegend aus eingefärbtem Weißmehl bestehen: Kaufen Sie stattdessen beim Bio-Bäcker ein gutes, fein gemahlenes Vollkornbrot oder im Bio-Markt Haferflocken, Vollkornnudeln und -reis, Couscous, Hirse und Bulgur.

Cornflakes zum Frühstück tauschen Sie gegen Haferflocken. Stellen Sie einen Teller mit Nüssen auf den Tisch und naschen Sie regelmäßig davon: zum Beispiel Walnüsse oder Mandeln und drei Paranüsse pro Tag. Sie enthalten viele einfach und mehrfach ungesättigte Fettsäuren, die das Herz schützen.

Ein Esslöffel geschroteter Leinsamen im Müsli liefert pflanzliche Omega-3-Fettsäuren.

In der Mittelmeerküche spielen getrocknete Hülsenfrüchte wie Bohnen, Kichererbsen oder Linsen eine wichtige Rolle, denn sie bilden häufig die Basis für Eintopfgerichte, die auch gut ohne Fleisch auskommen. Sie enthalten nicht nur wertvolles Eiweiß, B-Vitamine, Folsäure und Eisen, sondern auch viele lösliche Ballaststoffe.

Recherchieren Sie in dieser Woche Gerichte, die mit Hülsenfrüchten, Nüssen, Samen und vollwertigem Getreide gekocht sind. Alle traditionellen Küchen enthalten welche. Kaufen Sie sich einen Vorrat an Vollkornnudeln und -reis, Hülsenfrüchten, Buchweizen und Samen.

Das Dobos-Müsli

› *50 g grobe Haferflocken*
› *50 g feine Haferflocken*
› *50 g Dinkelvollkornflocken*
› *50 g Vollkorngerstenflocken*
› *50 g getrocknete Weizenkeime*
› *50 g Amaranth-Poppies*
› *200 g fein gehackte Walnüsse*
› *200 g geschrotete Leinsamen*

Zubereitung: Vermengen Sie all diese Zutaten und füllen Sie sie in ein großes verschließbares Glas. Diese Menge reicht für ca. 20 Portionen.

Am Abend vorher weichen Sie 25 g Trockenpflaumen und 15 g Leinsamen in etwas Wasser ein und lassen beides über Nacht bei Raumtemperatur stehen.

› *1 Banane · 1 kleiner Apfel*
› *1 Orange · ½ Zitrone*
› *1 TL kalt geschleuderter Honig*
› *2 EL kalt gepresstes Leinöl*
› *250 g Joghurt (1,5 %)*

Am nächsten Morgen zerquetschen Sie die Banane, reiben den Apfel, pressen die Orange und die Zitrone aus und vermengen den Saft mit einem Teelöffel Honig. Dann vermischen Sie alle Zutaten zusammen mit ca. 30 Gramm der Flockenmischung und genießen!

STRESS REDUZIEREN: Das Herz in Balance

Fantasiereise: Orte der Ruhe und Kraft

Bei der folgenden Übung sind Sie völlig frei in Ihren Fantasien und dem, was Ihnen individuell Kraft gibt.

> Setzen oder legen Sie sich bequem hin, schließen Sie die Augen. Richten Sie Ihre Konzentration auf den Körper, spüren Sie den Kontakt zur Unterlage. Konzentrieren Sie sich dann darauf, was Ihnen durch den Sinn geht, was Sie hören und wahrnehmen. Durchwandern Sie in Gedanken den Körper, beginnend von den Beinen zum Becken, zum Bauch, zum Oberkörper, zum Kopf, zu den Armen. Nehmen Sie Ihren Körper so wahr, wie er sich im Moment gerade anfühlt.
>
> Nun lassen Sie vor Ihrem inneren Auge das Bild eines Ortes entstehen, an dem Sie sich wohlfühlen, wo Sie Ruhe und Kraft finden. Dies kann ein Ort aus Ihrer Erinnerung sein oder ein Ort, den es nur in der Fantasie gibt. Schauen Sie sich dort um, lauschen Sie auf Geräusche. Vielleicht ertasten Sie ihn auch oder nehmen seinen Duft wahr. Genießen Sie die Ruhe und die Kraft des Ortes, gerne ein paar Minuten lang, bis Sie – ganz in Ihrem eigenen Tempo – in die Gegenwart zurückkehren.

Impulse für ein Herz in Balance

Das Herz ist das beste Vorbild für die Zeiteinteilung in unserem Leben: Mit jedem Herzschlag arbeitet es ein Drittel der Zeit und ruht dann für zwei Drittel. Würden wir dem Beispiel folgen, arbeiteten wir acht Stunden, schliefen acht und täten acht Stunden etwas, das unsere Kraft regeneriert. Für unsere Gesundheit ist ein regelmäßiger Wechsel von Aktivität und Passivität ganz zentral. Sie können zwar dem Stress schwer aus dem Weg gehen, aber Sie können lernen, gezielt eine Entspannungsreaktion einzuleiten.

Was kommt Ihnen als Erstes in den Sinn, wenn Sie an Entspannung denken? Welche Bilder, Begebenheiten, Orte oder auch Hindernisse fallen Ihnen ein? Entspannen Sie gerne? Oder fühlt sich das für Sie sehr fremd an? In Zeiten der Reizüberflutung ist Entspannung nicht nur ein anderer Muskeltonus, sondern die Zeit, die Sie sich geben, um in Ihren Körper hineinzuhören. Verwechseln Sie das also nicht mit Ablenkung – zum Beispiel durch Fernsehen oder Lesen, Essen oder Alkohol. Wie würde Ihr Körper reagieren, wenn Sie stattdessen einen langen Spaziergang machten? Spüren Sie nach, wann Sie das Gefühl haben, Ihren Körper entspannen zu können. Bei der Gartenarbeit, beim Tanzen, beim Ausleben Ihrer Kreativität, bei einem Saunabesuch, wenn Sie Freunde treffen, bei einem schönen Essen, wenn Sie ein Wochenende am Meer verbringen, während sportlicher Aktivität oder beim Liebesspiel? Könnten Sie sich mehr davon gönnen?

Es gibt wichtige Unterschiede zwischen einer autonomen Spannungsregulierung, die der Körper automatisch einleitet, und einer, die bewusst herbeigeführt wird. Der Vorteil von aktiven Entspannungsübungen besteht darin, dass Sie damit alle vier Ebenen der Spannungsregulation (körperlich, mental, emotional, Verhalten) ansprechen. Sie können aktiv entspannen, wenn Sie lernen, den Parasympathikus Ihres Nervensystems, den Gegenspieler zum stressauslösenden Sympathikus, zu aktivieren. Man nennt das die Entspannungsantwort – die »relaxation response«. Das zu erlernen, kostet allerdings Geduld und Zeit, aber es lohnt sich, denn Sie können die erholsamen Ruhephasen für Ihren Körper damit verlängern. Die folgende Aufstellung stellt Stress- und Entspannungsreaktion gegenüber und zeigt durch auf- oder absteigende Pfeile, welche Funktionen der Körper entweder aktiviert oder herunterregelt:

KÖRPERLICHE FUNKTIONEN	KAMPF- UND FLUCHTREAKTION BEI STRESS	ENTSPANNUNGS- ANTWORT
Verdauung	⋃⋃	⋂⋂
Puls	⋂⋂	⋃⋃
Blutdruck und Blutgerinnung	⋂⋂	⋃⋃
Atemfrequenz	⋂⋂	⋃⋃
Muskelspannung	⋂⋂	⋃⋃
Bereitschaft, auf Adrenalin zu reagieren	⋂⋂	⋃⋃
Blutfette und Blutzucker	⋂⋂	⋃⋃
Schwitzen und Talgproduktion	⋂⋂	⋃⋃

Studien zeigen, dass durch ein Entspannungstraining von durchschnittlich 15 bis 20 Minuten täglich nach etwa acht Wochen die Gehirnareale ansprechen, die für die Spannungsregulation zuständig sind. Deshalb ist es vor allem zu Anfang wichtig, regelmäßig zu üben. Wenn Sie einen anstrengenden Tag hinter sich haben, dann kann es sinnvoll sein, zuerst nach draußen zu gehen und Sport zu machen oder sich sonst wie zu bewegen. Danach ist das Gefühl der tiefen Entspannung leichter zu erreichen.

Für alle Arten von Entspannungsübungen gilt: Finden Sie eine bequeme Position und konzentrieren Sie sich auf Ihren Atem. Er ist ein Mittel, mit dem Sie bewusst Einfluss auf unbewusste Körperreaktionen nehmen können. Es ist völlig normal, dass während der Entspannung Gedanken kommen und wieder gehen. Seien Sie geduldig und liebevoll mit sich und nehmen Sie dies gelassen hin. Versuchen Sie einfach, die Gedanken nicht festzuhalten, sondern sie vorbeiziehen zu lassen wie ein durchziehendes Gewitter.

Woche 4

TÄGLICHER HERZ-IMPULS: Kleines Kneippen, Mini-Entspannung und Bewegung

Wenn Ihnen das Armbad nicht angenehm ist, wechseln Sie auf eine andere der Kneipp'schen Anwendungen aus den vorherigen Wochen zurück. Ziel ist, Ihnen Anregungen zum Ausprobieren zu geben, damit Sie entscheiden können, was für Sie am besten passt. Allerdings sollte man alle paar Wochen die Anwendung wechseln, weil sich der Körper daran gewöhnt und auf den Reiz dann weniger reagiert.

Armbäder

Die Hände sollten zu Beginn warm sein. Tauchen Sie beide Arme bis über die Ellbogen in das gefüllte Waschbecken ein – 30 bis 40 Sekunden lang. Sollten Sie bei der kalten Temperatur Herzschmerzen oder ein Engegefühl in der Brust empfinden, fragen Sie Ihren Arzt, ob die Übung für Sie geeignet ist.

Leiden Sie unter Bluthochdruck, sollte das Armbad warm sein und die Temperatur durch zulaufendes heißes Wasser gesteigert werden. Im Anschluss daran spülen Sie die Arme mit kühlem Wasser ab.

Fahrradfahren und Krafttraining

Sie bewegen sich täglich bereits mindestens 30 Minuten lang und steigen die meisten Treppen zu Fuß. Jetzt könnten Sie noch Ihr Fahrrad in Schwung bringen: Nutzen Sie es so oft wie möglich. Wenn Sie das Wetter stört, kaufen Sie sich leichte Funktionskleidung, die Sie zum Beispiel über Ihrem Büroanzug tragen können. Planen Sie eine Fahrradtour für das Wochenende ein. Außerdem sollten Sie nun mit einem leichten Krafttraining beginnen, um das Herz schonend zu belasten. Lieber leichte Gewichte häufiger bewegen, als sich mit Hauruck zu überlasten. Am einfachsten ist es, wenn Sie sich einer Herzsportgruppe anschließen oder in einem guten Fitnessstudio einen Trainer finden, der für Cardiotraining geschult wurde.

Mini 4: Finger-Atmung

Da die Fingerspitzen im sensomotorischen Cortex (dem Teil der Hirnrinde, der für die Wahrnehmung zuständig ist) einen großen Platz einnehmen, können Sie mithilfe simpler Fingerhaltungen erstaunliche Wirkung erzielen.

Nehmen Sie im Sitzen eine aufrechte Haltung ein, lassen Sie die Schultern sinken. Die Hände liegen, die Handflächen nach oben, locker auf den Oberschenkeln. Nun schließen Sie die Augen und drücken die obersten Glieder von Daumen und Zeigefinger aufeinander, während Sie einatmen. Sie halten den Druck aufrecht, machen eine kurze Pause und lassen dann erst, so langsam wie möglich, mit der Ausatmung den Fingerdruck los, bis sich die Finger leicht voneinander lösen. Mit der nächsten Einatmung drücken Sie nun die Daumen auf den Mittelfinger und verfahren wie vorher. Sie wiederholen das mit allen Fingern bis zum kleinen Finger und in umgekehrter Reihenfolge wieder zurück. Dann atmen Sie tief, spüren bewusst in den Körper und öffnen nach ein paar weiteren Atemzügen die Augen.

Vergessen Sie die täglichen **Glücksimpulse** nicht!

ERNÄHRUNG: Achtsames Essen – mit Genuss

Viele Menschen haben verlernt, dass Essen ein Stück Verantwortung für den Körper bedeutet. Sie hören nicht mehr auf die körpereigenen Signale für Hunger und Sättigung. Häufig essen wir zu viel, nebenbei, achtlos, »on the go« oder vor dem Fernseher. Achtsames Essen bedeutet im Kern, nichts anderes neben dem Essen zu tun. Es entschleunigt den Alltag und verhindert, dass wir mehr zu uns nehmen, als wir benötigen. Langsames Kauen, aber auch die Art und Weise, wie eine Mahlzeit sinnlich wahrgenommen und mit welchen Gedanken sie belegt wird, haben direkten Einfluss auf die Verdauung.

Egal, ob Sie sich fünf oder 30 Minuten Zeit nehmen möchten, schenken Sie Ihrem Essen so oft wie möglich Ihre volle Aufmerksamkeit und ignorieren Sie alles, was Sie davon ablenken könnte. Schalten Sie den Fernseher aus, legen Sie Lesestoff, Tablet und Smartphone außer Reichweite. Versuchen Sie, das Schmecken vollständig »auszukosten«, anstatt das Essen gleich runterzuschlucken. Widerstehen Sie dem Impuls, Ihren Mund schnell zu leeren, weil Sie bereits den nächsten Bissen im Auge haben. Auf diese Weise nehmen Sie vielleicht zum ersten Mal wahr, wie viel oder wie schnell Sie essen und wie sich Ihr Körper während und nach der Mahlzeit anfühlt. War diese Mahlzeit eine Reaktion auf Frust, Langeweile oder Stress? Hat sie gestärkt und genährt, oder fühlen Sie sich jetzt müde und voll? Achtsamkeit wirkt auf den ersten Blick banal, aber wenn Sie sich darauf einlassen, werden Sie schnell spüren, wie sich Ihre Wahrnehmung verändert und intensiviert. Plötzlich nehmen Sie die Signale Ihres Körpers wieder wahr.

STRESS REDUZIEREN: *Das achtsame Herz*

Bevor Sie den Text und die Fragen zu dieser Woche lesen, nehmen Sie sich 20 Minuten Zeit für eine Fantasiereise, wie wir sie bereits als Übung vorgestellt haben.

Achtsamkeit

In dieser Woche begegnen Sie dem Alltagsstress nach den Grundprinzipien der Achtsamkeit – sich selbst und anderen gegenüber. Wie eben schon bei der Ernährung geschildert, lernen Sie, den Einfluss von Körperempfindungen und Gefühlen auf den Körper wahrzunehmen und ihnen gegenüber achtsam zu sein. Die Haltung der Achtsamkeit wurde vor über 30 Jahren von dem Molekularbiologen und Stressforscher Jon Kabat-Zinn bekannt gemacht, der die »Mindfulness-Based Stress Reduction« (MBSR) als eine Art »Spin-off« aus spirituellen Meditationstraditionen entwickelt und in der ganzen Welt populär gemacht hat. Das ganze Geheimnis der Achtsamkeit liegt darin, das, was man gerade tut, konzentriert, ohne Ablenkung und ohne zu bewerten, zu tun. Durch gezielte Lenkung der Aufmerksamkeit – sowohl auf die äußere Aktivität als auch auf das innere Erleben – liefert Achtsamkeit ein Gegengewicht zu Zeitdruck, Ablenkung, Aufregung und Sorge – alles Stressfaktoren. Ihnen wird dabei bewusst, welche Art von Gedanken Ihre Gefühle bestimmen. Sie üben, Ihre Aufmerksamkeit von dem häufig unbewussten Grübeln auf gegenwärtige Sinneseindrücke zu lenken. Das reduziert sofort Ihre Belastung und stärkt Ihre Ressourcen.

Nehmen Sie in diesem Moment einfach nur wahr, was Sie gerade tun.

- Wie lesen Sie dieses Buch?
- Was geht Ihnen im Moment durch den Kopf?
- Welche Gedanken haben Sie?
- Wie ist Ihre Körperhaltung?
- Spüren Sie Ihren Atem?
- Nehmen Sie Ihre Umgebung wahr? Was ist in Ihrem Blickfeld?

Achtsamkeit lässt sich überall einüben und erlernen – gerade auch bei Alltagstätigkeiten wie zum Beispiel Geschirr spülen, Auto fahren, spazieren gehen oder Gemüse schneiden. Sie ist ein wichtiges Prinzip in einer Zeit der permanenten Reizüberflutung. Saki Santorelli, einer der international wichtigsten Achtsamkeitslehrer vom University of Massachusetts Medical Center, empfiehlt:

- Nehmen Sie sich jeden Morgen zwischen fünf und 30 Minuten, um still zu sein und zu meditieren. Setzen oder legen Sie sich hin, um ganz bei sich zu sein. Schauen Sie aus dem Fenster, hören Sie den Geräuschen der Natur zu.
- Wenn Sie sich auf den Weg zur Arbeit machen, nehmen Sie sich eine Minute Zeit, um auf Ihren Atem zu achten. Wenn Sie im Auto sitzen, registrieren Sie die Spannungen im Körper, z.B. verkrampfte Hände am Lenkrad, hochgezogene Schultern, einen angespannten Magen etc. Erlauben Sie diesen Spannungen, sich zu lösen. Wie fühlt es sich an, entspannt zur Arbeit zu fahren?

- Entscheiden Sie sich dafür, das Autoradio nicht einzuschalten und mit sich selbst zu sein.
- Probieren Sie aus, wie es sich anfühlt, leicht unter der Höchstgeschwindigkeit zu bleiben.
- Wenn Sie an einer Ampel halten müssen, nutzen Sie die Zeit, um Ihren Atem wahrzunehmen, die Bäume, den Himmel oder Ihre Gedanken in diesem Moment.
- Wenn Sie an Ihrem Arbeitsplatz angekommen sind, nehmen Sie sich einen Moment Zeit, um wirklich anzukommen. Werden Sie sich bewusst, wo Sie gerade sind und was jetzt auf Sie wartet.
- Nehmen Sie tagsüber immer wieder in kurzen Momenten Ihre Anspannung wahr und versuchen Sie, diese zu lösen.
- Machen Sie Pausen, vielleicht einen kurzen Spaziergang, bei dem Sie andere sinnliche Impulse bekommen. Dabei entspannen Sie leichter. Sie sollten jede Stunde ein bis drei Minuten lang innehalten und sich Ihres Atems und Ihres Körpers bewusst werden. Erlauben Sie Ihrem Geist, sich dabei zu beruhigen.
- Halten Sie am Ende des Arbeitstages eine kurze Rückschau. Beglückwünschen Sie sich zu der getanen Arbeit und machen Sie eine Liste für den nächsten Tag. Für heute haben Sie genug getan.
- Spüren Sie beim Verlassen Ihrer Arbeitsstelle die kühle oder warme Luft draußen. Nehmen Sie auch die Kühle oder Wärme Ihres eigenen Körpers wahr. Nehmen Sie die Geräusche wahr. Können Sie gehen, ohne sich getrieben zu fühlen? Was geschieht, wenn Sie langsamer werden?

- Vollziehen Sie bewusst den Wechsel von der Arbeit zu Ihrem Zuhause. Nutzen Sie den Moment, um einfach nur zu sein. Ziehen Sie sich um. Diese einfache Handlung hilft Ihnen abzuschalten. Nehmen Sie sich noch fünf bis zehn Minuten für sich, um anzukommen. Wenn Sie allein leben, nehmen Sie die Stille Ihrer Wohnung wahr.

Wenn Sie tiefer in die Thematik der Achtsamkeit einsteigen und auf Dauer über Ihren Atem und Ihre Gedanken zur Ruhe kommen wollen, dann bieten wir Ihnen hier noch zusätzlich eine Meditationsform an, die Sie optional ausprobieren können. Für manche Menschen ist diese Atemmeditation Balsam für die Seele.

Atemmeditation

Mit dieser Meditationsform üben Sie, aus dem Gedankenkarussell auszusteigen – auch wenn der nächste Gedanke nicht weit ist. Doch Sie kehren über die Konzentration auf den Atem immer wieder in die Gegenwart zurück. Dabei verbessern Sie Ihre Selbstwahrnehmung. Da der Fokus auf dem gegenwärtigen Augenblick liegt, entfällt vieles von dem, was Sie im Alltag von sich selbst ablenkt. So spüren Sie beispielsweise schneller, wann Sie eine Pause brauchen oder dass es Ihrem Nacken guttun würde, mal etwas bewegt zu werden.

Sie können sitzen, stehen oder liegen. Richten Sie Ihre Wirbelsäule auf und entspannen Sie Ihre Schultern. Richten Sie Ihre Aufmerksamkeit auf den Atem. Beim Einatmen können Sie spüren, wie die Luft in den Körper einströmt und sich dort ausdehnt. Beim Ausatmen nehmen Sie wahr, wie die Luft wieder den Körper verlässt. Tauchen Gedanken auf, so ist das ganz normal. Nehmen Sie das Auftauchen Ihrer Gedanken wahr, ohne sich jedoch in ihnen zu verlieren. Am besten lassen Sie die Gedanken einfach wie Wolken am Himmel vorbeiziehen. Das klingt zwar merkwürdig, aber es funktioniert! Kehren Sie immer wieder zu der Atembewegung zurück. Beenden Sie nach zehn oder 20 Minuten diese Meditation mit einem tiefen Atemzug. Bewegen und strecken Sie sich und überlegen Sie, wie Sie die Meditation erlebt haben: Wie fühlt sich Ihr Körper an, wie Ihr Geist? In welcher Stimmung befinden Sie sich jetzt?

Woche 5

TÄGLICHER HERZ-IMPULS: Wickel, Mini-Entspannung und Bewegung

Brustwickel

In dieser Woche lernen Sie einen weiteren Klassiker aus den Kneipp'schen Anwendungen kennen: den Brustwickel. Brustwickel wirken besonders entspannend. Wir wenden sie täglich in unserer Klinik an, besonders bei Herzpatienten.

Sie benötigen ein Baumwolltuch, ein größeres Zwischentuch (möglichst aus Leinen, aber Baumwolle geht auch) und ein Flanelltuch. Das Zwischentuch ist das größte der drei Tücher. Auf dem Bett liegt das Flanelltuch, dann folgt das Zwischentuch und zuletzt das mit kaltem Wasser getränkte und gut ausgewrungene Baumwolltuch. Legen Sie sich auf die Tücher, die von der Achsel bis zur Taille reichen sollten, und ziehen sich diese möglichst faltenlos um die Brust. Die Arme bleiben frei.

Der Wickel kann bis zu einer Stunde am Körper verbleiben. Genießen Sie die beruhigende Wirkung. Wenn Sie mögen, machen Sie eine der gelernten Atemmeditationen. Wenn Sie frösteln oder sich unwohl fühlen, beenden Sie den Wickel früher. Wichtig: Vor Beginn müssen die Füße warm sein.

Sie können diesen Brustwickel auch mit einer Lavendel-Herzauflage durchführen. Dazu kaufen Sie sich ein Lavendelöl (4- bis 10-prozentig). Reiben Sie die Herzgegend mit dem Öl ein, und wickeln Sie dann den Brustwickel darum.

Mini 5: ALI – Das kleine Glück im Alltag

ALI meint **A**tmen, **L**ächeln und **I**nnehalten. Das Lächeln im Gesicht scheint mit der Dopaminausschüttung im Gehirn gekoppelt zu sein und hat somit eine positive Wirkung auf ängstliche und aggressive Gefühle, wirkt also stresslindernd.

> Schließen Sie die Augen und folgen Sie mit Ihrer Aufmerksamkeit der Ein- und Ausatmung für ein paar Atemzüge. Dann atmen Sie langsam und tief ein und aus, entspannen dabei Ihr Gesicht und lassen gleichzeitig ein sanftes Lächeln entstehen. Atmen Sie weiter mit dem Lächeln im Gesicht. Bleiben Sie eine Weile ganz bei sich, bei Ihrem Atem, beim Lächeln und bei den Empfindungen Ihres Körpers. Nach fünf bis zehn Atemzügen beenden Sie die Übung. Vielleicht spüren Sie dann schon »das kleine Glück im Alltag« in sich.

Nordic Walking

Walking, also rasches, ausschreitendes Gehen, oder Nordic Walking (mit Stöcken) sind bei Herzerkrankungen eine ideale Bewegungsform und ein gutes Ausdauertraining nicht nur für Kranke. Zudem sind sie für alle Altersgruppen einfach zu erlernen. Da das Walking viele Muskelgruppen im Körper anspricht, ist es ein aktives Muskeltraining für die Beine, das Gesäß, die Rumpfmuskulatur, die Schultern und die Arme. Die Gelenke werden rund zwei Drittel weniger belastet als beim Laufen. Alternativ können Sie aber natürlich auch ein Ergometer-Training, Fahrradfahren oder Schwimmen oder eine andere Ausdauersportart in Ihren Alltag einführen.

Beginnen Sie mit 20 Minuten jeden zweiten oder dritten Tag und steigern Sie die Häufigkeit oder die Länge allmählich. Suchen Sie sich eine Walking- oder Nordic-Walking-Gruppe. Gönnen Sie sich einen Wochenendkurs, um die Technik des Nordic Walking optimal zu erlernen. Wenn Sie die Walking-Schritttechnik gut können, ersetzen Sie Ihre Alltagsspaziergänge durch Walken.

Und vergessen Sie die täglichen **Glücksimpulse** nicht!

ERNÄHRUNG: Die richtigen Öle und Fette

Wenn Sie auf gesunde Fette und Öle achten wollen, ein ganz wichtiges Kriterium für Herzgesundheit, dann ist es wichtig, dass Sie die oxidative Kapazität Ihres Körpers erhöhen, indem Sie ausreichend Obst und Gemüse essen. Diese liefern Antioxidanzien zum Schutz der mehrfach ungesättigten Fettsäuren, die wir Ihnen empfehlen.

Wie Fette auf den Körper wirken, hängt von der Menge genauso ab wie von der Qualität. Gesättigte Fettsäuren dienen dem Körper hauptsächlich zur Energielieferung, zur Cholesterinsynthese und zur Bildung von Fettdepots. Die einfach ungesättigten und die mehrfach ungesättigten Fettsäuren haben weiterführende Aufgaben und Mediatorfunktionen im Körper.

Als optimal bei Herz-Kreislauf-Erkrankungen wird die Aufnahme von 30 bis 35 Prozent Fett mit der Nahrung angesehen: Hiervon sollten jedoch weniger als fünf Energieprozente aus gesättigten Fettsäuren bestehen. Dies bedeutet eine starke Reduktion von Fetten aus tierischen Lebensmitteln sowie von sichtbaren und gehärteten Fetten in industriell hergestellten Nahrungsmitteln und Frittierwaren.

Überprüfen Sie gezielt Ihren Fettkonsum. Wie viel Fette aus tierischen Lebensmitteln nehmen Sie zu sich? Darunter fallen alle Fleischsorten, besonders die roten, auch fette Milchprodukte und Käse. Kaufen Sie in Zukunft nur noch 1,5-prozentige Milchprodukte und suchen Sie sich die reifen, kräftigen Käsesorten mit geringerem Fettgehalt aus. Aber nehmen Sie davon nur noch halb so viel wie früher. Verwenden Sie keine Margarine mit gehärteten Fetten, essen Sie wenig Fettgebackenes und selten Produkte aus Blätterteig. Meiden Sie jegliche Art von tierischen Fetten. Reduzieren Sie gesättigte und gehärtete Fette, die besonders in Wurst, Käse, fettem Fleisch, Butter, Chips und Fertiggerichten (wie z.B. in Pizza oder Tiefkühlprodukten) enthalten sind. Aufs Brot oder Brötchen kommt am besten eine Margarine mit reichlich Rapsöl, ab und zu auch mal ein Stückchen Butter.

Drei Viertel des Gesamtfettkonsums sollten Sie als einfach ungesättigte Fettsäuren beziehen: Besonders geeignet sind dafür Olivenöl und Rapsöl. Omega-3-Fettsäuren sind besonders bei Herz-Kreislauf-Erkrankungen wichtig. Unsere Empfehlung:

Kaufen Sie ein gutes, kalt gepresstes Olivenöl extra vergine oder Rapsöl und verwenden Sie beide zum Kochen. Sie sollten nicht über 160 Grad erhitzt werden, da sonst die wertvollen Fettsäuren und auch die sekundären Pflanzeninhaltsstoffe verloren gehen. Leinöl, Walnussöl oder Hanföl enthalten die meisten Omega-3- Fettsäuren. Sie sind jedoch sehr oxidationsanfällig und wärmeempfindlich. Verwenden Sie diese Öle nur kalt. Sonnenblumen- und Distelöl, welche früher als sehr gesunde Öle gepriesen wurden, sollten Sie eher einschränken, weil jüngere Daten zeigen, dass sie möglicherweise negativ auf die Gefäße wirken. Benutzen Sie auch keine Öle, die das Haltbarkeitsdatum mehr als drei Monate überschritten haben: Sie enthalten gesundheitsschädliche Oxidationsprodukte.

Olivenölbutter

Eine herzgesunde Alternative zu Margarine

› *250 g Butter · 50 ml Walnussöl*
› *50 ml kalt gepresstes Oliven- oder Rapsöl*

Zubereitung: Die Zutaten in den Mixer geben, alles gut vermischen und im Kühlschrank aufbewahren.

STRESS REDUZIEREN: *Das ängstliche Herz*

Bevor Sie den Text und die Fragen zu dieser Woche lesen, nehmen Sie sich 20 Minuten Zeit für die Entspannungsübung »Orte der Ruhe und Kraft« (siehe Seite 240 ff.). Sie können diese Übung erweitern, indem Sie sich mit dem Herzen und einem positiven Gefühl verbinden (siehe die Heart-Coherence-Übung auf Seite 261 f.).

Die Macht der Gedanken

Die Subjektivität von Bewertungen, unser persönliches Zeitempfinden und gedankliche Verzerrungen bilden die Basis unserer subjektiven Realität. Dadurch werden häufig auch Ängste ausgelöst. Diese können sich im Verlauf einer Herzerkrankung möglicherweise zu einer Depression ausweiten.

Im Rahmen der kognitiven Verhaltenstherapie wurden unterschiedliche Ansätze entwickelt, um stressverschärfende Gedanken zu bändigen. In dieser Woche geht es darum, dass Sie eine Sensibilität für Ihre eigenen stressverschärfenden Gedanken entwickeln, um ihnen entgegenzuwirken. Sollten Sie merken, dass Ängste und Depressionen ein anhaltender Teil Ihrer Gedanken- und Gefühlswelt bleiben, empfehlen wir Ihnen eine kognitive Verhaltenstherapie bei einem Psychologen oder Analytiker.

Lesen Sie sich diesen Satz laut vor, den bereits der griechische Stoiker Epiktet formuliert hat:
»Nicht die Dinge selbst beunruhigen die Menschen, sondern ihre Meinungen und Urteile über die Dinge.«

Die Art und Weise, wie wir Informationen wahrnehmen, interpretieren und bewerten, beeinflusst unsere Gefühle und unser Handeln. Die von Epiktet angesprochenen Meinungen und Urteile gehören zu unserem Denken. Dies erfüllt verschiedene Funktionen: erinnern, lernen, planen, organisieren, imaginieren, Hypothesen bilden, antizipieren sowie Grundhaltungen und Lebensphilosophien entwickeln. Ob diese Prozesse bewusst oder mehr oder weniger unbewusst ablaufen, das ist von Ihrer persönlichen Konstitution und Ihren Erfahrungen geprägt. Viele Menschen lernen zum Beispiel schon sehr früh, alles durch eine negative Brille zu sehen.

Fragen Sie sich Folgendes:
* Welchen inneren Dialog führe ich mit mir?

- Bin ich mir gegenüber kritisch und negativ?
- Habe ich Zweifel an mir und meinem Tun?

Verfolgen Sie in dieser Woche bewusst Ihren inneren Selbstdialog, Ihren »inneren Kritiker«, und überdenken Sie Ihr (selbst)kritisches und negatives Verhalten.

In unseren Selbstgesprächen sind wir häufig negativ eingestellt und verstärken unsere Vorurteile. Anstatt unsere Gedanken zu überprüfen, nehmen wir nur noch diejenigen Eindrücke wahr, die unsere Vorurteile bestätigen. Unsere Gedanken erhalten dadurch sehr viel Macht. In Ihrem Inneren empfinden Sie zum Beispiel enormen Zeitdruck, und das führt zu Stressreaktionen, zur Steigerung des Blutdrucks und zu unangenehmen Gefühlen wie Wut und Ärger. Die unmittelbaren Selbstgespräche bezeichnet man in der Psychologie als »automatische Gedanken«. Sie sind eine reflexartige Reaktion auf individuelle Stressauslöser und kein Resultat von bewusster Reflexion oder gezieltem Wollen. Diese Gedanken sind meistens negativ, unrealistisch und verzerrt. Sie entstehen schnell und sind sehr kurzlebig. Wir werden uns ihrer meistens nicht wirklich bewusst und bemerken auch nicht, dass sie uns zusätzlich Stress verursachen.

Sie kommen Ihren eigenen gedanklichen Verzerrungen auf die Spur, wenn Sie folgende Denkfallen bewusst wahrnehmen:

Alles-oder-nichts-Denken: Die Dinge sind schwarz oder weiß. Wenn eine Leistung nicht absolut perfekt ist, sehen Sie sich als totalen Versager.

Beispiel: Befinden Sie sich im Supermarkt in der langsamsten Schlange, denken Sie sich: »Immer wähle ich die falsche Schlange!«

Übertriebene Verallgemeinerung: Sie nehmen ein einzelnes Ereignis als nie endendes Muster von Niederlagen wahr.
Beispiel: *Jemand* begeht einen Vertrauensbruch, aber Sie denken: »Man kann einfach *niemandem* mehr vertrauen.«

Geistiger Filter: Sie wählen einen einzigen negativen Aspekt aus und beschäftigen sich nur noch damit, sodass Ihre Sicht auf die Realität verstellt wird, genau wie ein Tropfen Tinte einen ganzen Becher Wasser einfärbt.
Beispiel: Sie haben viel Spaß auf einer Party, bis jemand Sie fragt, ob Sie in letzter Zeit zugenommen haben. Nun ist der ganze Abend für Sie verdorben.

Abwehr des Positiven: Sie weisen eine positive Erfahrung ab, indem Sie darauf bestehen, dass sie aus irgendeinem Grund »nicht zählt«.
Beispiel: Jemand lobt Sie für eine getane Arbeit, und Sie denken oder sagen sogar: »Das hätte doch jeder schaffen können.«

Voreilige Schlussfolgerungen: Sie ziehen negative Schlüsse, auch wenn die Beweise dafür fehlen.
Beispiel : Sie sehen einen Nachbarn im Supermarkt, der Sie nicht grüßt, und Sie schlussfolgern automatisch, dass er Sie nicht mag.

Dinge persönlich nehmen: Sie glauben, für ein Ereignis verantwortlich zu sein, obwohl Sie damit in Wirklichkeit gar nichts zu tun haben.
Beispiel: Ihr Kind fällt durch eine Prüfung, und Sie denken: »Ich bin eine schlechte Mutter/ein schlechter Vater.«

Anerkennung suchen: Sie gehen davon aus, dass alle Menschen in Ihrem Leben Sie immer lieben und alles gutheißen müssen, was Sie tun.
Beispiel: Sie sind am Boden zerstört, wenn es mal zu Konflikten mit anderen Menschen kommt.

Solche Gedanken können Ängste auslösen und negative Verstimmungen. Deshalb ist es von hohem Wert für Ihre Herzgesundheit, sich damit auseinanderzusetzen.

- Beobachten Sie sich selbst.
- Erkennen Sie, wie viele Gedanken verzerrt, unlogisch oder unwahr sind.
- Fordern Sie diese negativen Gedanken heraus und hinterfragen Sie sie kritisch.
- Ersetzen Sie negative Gedanken durch positivere und realistischere.
- Üben Sie diesen neuen inneren Dialog.

Begegnen Sie sich mit Selbstmitgefühl und Achtsamkeit, anstatt sich für diese negativen Gedanken zu verurteilen. Immer wenn Sie merken, dass Negatives Ihr Herz belastet, dann machen Sie die folgende Heart-Coherence-Übung.

Heart Coherence™ Technique

Die Heart Coherence™ Technique des internationalen Heart-Math®-Instituts hilft, Stresserlebnisse ganz spontan und aus dem Moment heraus abzuschwächen – besonders, wenn sich negative Gedanken einschleichen oder Ängste Ihr Herz bange machen. Danach werden Sie sich wieder positiv gestimmt, ruhig und voller Energie fühlen. Mit etwas Übung können Sie die Methode bald immer und an jedem Ort, egal in welcher stressbelasteten Situation, für sich ausführen:

- Es ist egal, ob Sie stehen, liegen oder sitzen. Bringen Sie Ihre Aufmerksamkeit in die Region Ihres Herzens. Stellen Sie sich vor, dass Ihr Atem durch Ihr Herz oder Ihren Brustkorb fließt, ein und aus. Versuchen Sie, tiefer und langsamer zu atmen als sonst.
- Aktivieren Sie ein positives Gefühl: Holen Sie eine Situation oder Person in Ihre Erinnerung, die Sie mit einem warmen, positiven Gefühl verbinden, zum Beispiel eine Umarmung eines geliebten Menschen oder das Erlebnis eines Sonnenaufgangs am frühen Morgen. Diese positiven Erlebnisse versuchen Sie für zwei bis drei Minuten vor Ihrem inneren Auge zu halten.
- Nehmen Sie wahr, wie Ihre Energie sich verändert und Ihr Herzbereich sich öffnet. Atmen Sie noch einige Atemzüge weiter und kehren Sie dann erfrischt und mit einer anderen, entspannteren Herzfrequenz zu Ihren Alltagstätigkeiten zurück. Vielleicht empfinden Sie auch ein Gefühl von Dankbarkeit, dass Sie diese schöne Situation erleben konnten.

TÄGLICHER HERZ-IMPULS: Wassertreten und Gehmeditation

Wasser- und Tautreten

Ein Klassiker aus der Kneipp'schen Gesundheitslehre ist das Wassertreten. Sie kennen es vielleicht aus Kuranstalten oder Wellnessbereichen in Hotels. Auch in manchen Parkanlagen und Stadtgärten findet man die flachen Becken mit dem Geländer in der Mitte zum Festhalten.

Wenn Sie eine rutschfeste Matte haben, können Sie Ihr Bad mühelos zur Kneippanstalt umgestalten: Lassen Sie kaltes Wasser in die Badewanne ein. Der Wasserspiegel sollte bis zur Wadenmitte reichen. Dann heben und senken Sie auf der Stelle tretend abwechselnd Ihre Beine wie beim Storchengang. Ein Fuß ist im Wasser, der andere wird vollständig herausgezogen. Nach etwa einer Minute werden Sie einen leichten, ziehenden Schmerz verspüren, dann ist es Zeit aufzuhören. Danach die Füße z.B. mit Strümpfen warm halten. Wenn Sie einen Garten haben, können Sie auch morgens mit bloßen Füßen durch das Gras laufen – wenn der frische Tau noch auf der Wiese liegt. Zwei Minuten reichen. Sie können diese Übung einmal machen oder täglich oder in Kombination mit vorherigen Kneipp'schen Anwendungen.

Mini 6: Gehmeditation

Wenn Sie einmal Schwierigkeiten haben, sich zu beruhigen, weil eine besondere emotionale Belastung Ihr Leben bestimmt, ist dies eine wunderbare Übung. Sie lenkt Ihre Aufmerksamkeit weg von der Aufregung hin zur Körperempfindung.

Stehen Sie aufrecht und richten Sie Ihre Aufmerksamkeit auf die Fußsohlen. Sie können barfuß sein, Strümpfe tragen oder auch Schuhe. Machen Sie kleine, kreisende Bewegungen mit Ihrem Körper und spüren Sie, wie sich die Empfindungen in den Fußsohlen dabei verändern. Wenn Ihre Gedanken abschweifen, kehren Sie immer wieder zu Ihren Fußsohlen zurück. Dann fangen Sie an, langsam und bewusst zu gehen. Achten Sie auf die Empfindungen, während Sie den Fuß anheben, nach vorne bewegen und wieder absetzen. Stellen Sie sich vor, Sie würden zum allerersten Mal in Ihrem Leben laufen und deshalb jedes Detail wahrnehmen. Vielleicht werden Sie sich dabei bewusst, wie klein die Auflagefläche Ihrer Füße ist und wie sie trotzdem Ihren Körper vorantragen. Versuchen Sie, sich den Füßen mit Wertschätzung und Dankbarkeit zuzuwenden. Wenn Sie das geschafft haben, beenden Sie die Meditation.

Moves für zwischendurch

Machen Sie täglich eine kleine Morgenbewegung: »Schmieren« Sie Ihre Gelenke, indem Sie diese in alle Richtungen drehen und bewegen – Fußgelenke, Knie, Hüfte, Schultern, Nacken usw. Im Stehen klopfen Sie dann mit dem lockeren Handgelenk einmal über den ganzen Körper, die Arme entlang, über den Brustkorb, den Bauch, das Gesäß und die

Außenseiten und Innenseiten der Beine. Das animiert und reguliert Ihren Kreislauf.

Immer, wenn Sie etwas vom Fußboden aufheben oder dort abstellen, wenn Sie Ihre Schnürsenkel binden oder sich auf einem Stuhl niederlassen – machen Sie es in Form einer Kniebeuge (einer korrekten – mit geradem Rücken!). Zehn Kniebeugen hintereinander sind auch ein wunderbares und effektives Herz-Kreislauf-Training.

Führen Sie weiterhin regelmäßig ein leichtes Krafttraining durch und steigern Sie Ihre Walking-Zeit so oft wie möglich auf 30 Minuten. Wenn Ihnen die Disziplin Schwierigkeiten bereitet, denken Sie daran, sich einer Gruppe anzuschließen oder zusammen mit einem Partner zu walken.

Vergessen Sie die täglichen **Glücksimpulse** nicht!

ERNÄHRUNG: *Tierische Eiweiße und Fette reduzieren!*

Die Vollwerternährung ist nicht unbedingt vegetarisch oder vegan. Fleisch und Fisch werden zwar nicht ausdrücklich empfohlen, aber toleriert – ein- bis zweimal helles Fleisch oder ein Ei pro Woche. Verarbeitetes Fleisch hingegen ist meistens zu fett, enthält Salz sowie schädliches Häm-Eisen und Nitrosamine. Ob ein mäßiger Fleischkonsum von ein bis zwei Portionen pro Woche gesundheitlich nachteilig sein muss, ist nicht sicher. Studien an Vegetariern und gesundheitsbewussten Nichtvegetariern in England und Deutschland zeigten, dass beide Gruppen ein deutlich niedrigeres Sterberisiko aufwiesen als die Allgemeinbevölkerung. Der gesamte Ernährungs- und Lebensstil scheint also weitaus bedeutsamer zu sein als die Frage, ob gar kein oder wenig Fleisch auf den Tisch kommt. Die oft geäußerte Befürchtung, dass Vegetarier zu wenig Protein aufnehmen, ist unbegründet. Denn die Deutschen essen nicht zu wenig, sondern zu viel Protein. Eine geringere Aufnahme wäre wünschenswert. Darüber hinaus sollten tierische Proteine deutlich reduziert und durch pflanzliches Protein ersetzt werden:

Machen Sie Ihren individuellen Check:
Essen Sie jeden Tag Fleisch? Essen Sie regelmäßig Wurstprodukte? Bei welchen Mahlzeiten könnten Sie diese Lebensmittel durch pflanzliche ersetzen? Versuchen Sie, Wurst und Käse durch herzhafte Brotaufstriche zu ersetzen. Mögen Sie Fisch? Zweimal pro Woche könnten bei Ihnen Lachs (unbedingt biologisch, auch wenn es teurer ist), Hering, Makrele und Sardine auf dem Tisch stehen – Kaltwasserfische mit wertvollen Omega-3-Fettsäuren. Allerdings sollten wir den Konsum dieser Fische wegen Überfischung und Schwermetallbelastung der Meere reduzieren. Aus Gründen der Nachhaltigkeit empfehlen wir deshalb, vor allem die pflanzlichen Omega-3-Fettsäuren zu erhöhen und bei Fisch öfter auf einheimische Binnenfische (z.B. Forelle) zurückzugreifen.
Kaufen Sie bevorzugt fettarme Milch und Milchprodukte und wählen Sie unter den zahlreichen Käsesorten diejenigen mit niedrigerem Fettgehalt aus – zum Beispiel Hüttenkäse, Feta, Mozzarella oder Parmesan? Auch gesäuerte Milchprodukte wie Joghurt, Dickmilch oder Kefir sind empfehlenswert.

STRESS REDUZIEREN: *Das gefühlvolle Herz*

Üben Sie auch in dieser Woche weiterhin regelmäßig einmal täglich die Visualisierungsübung »Ort der Ruhe und Kraft«. Unser Gehirn braucht das regelmäßige Training, um sich umzustrukturieren. Ihr Körper trainiert mit dieser Übung immer wieder neu, auf ein geringeres Anspannungslevel zu kommen.

In dieser Woche laden wir Sie ein, die liebevolle Auseinandersetzung mit den eigenen inneren Stimmen und Gefühlen zu stärken.

Konstruktiv mit unangenehmen Gefühlen umgehen

Welche Gedanken und Gefühle auftauchen, das können Sie häufig nicht kontrollieren. Sie können jedoch lernen, diese gezielter wahrzunehmen, um sich dann für Alternativen zu entscheiden:

- Halten Sie inne und nehmen Sie Ihre Atembewegung wahr.
- Spüren Sie nach, welche Gefühle aufsteigen.
- Benennen Sie sie, ohne sie zu bewerten. Z.B.: »Da ist Angst.«
- Nehmen Sie wahr, welche Gedanken und Bewertungen in Ihnen auftauchen.
- Setzen Sie diesen ein bewusstes »Stopp«.
- Beobachten Sie das Gefühl, ohne sich damit zu identifizieren.

Versuchen Sie, in dieser Woche schwierigen Gefühlen auf diese Weise zu begegnen. Wenn Sie nach einigen Tagen feststellen, dass ein Gefühl Ihnen besonders zu schaffen macht, notieren Sie es hier:

_____

_____

_____

Beobachten Sie das Auftreten dieses Gefühls ein wenig genauer: Was sind typische Auslöser? Notieren Sie diese Auslöser hier:

_____

_____

_____

Wie reagieren Sie normalerweise auf das Gefühl? Machen Sie sich Vorwürfe, verdrängen, unterdrücken oder bagatellisieren Sie es? Notieren Sie alle Ihre Reaktionen hier:

_____

_____

_____

Überlegen Sie, ob Sie dann etwas Entlastendes tun wie eine Zigarette rauchen, zum Kühlschrank gehen, die beste Freundin anrufen etc. Notieren Sie Ihre Handlungen hier:

_____

_____

_____

Versuchen Sie, was Ihre Gefühle und Reaktionen angeht, den Standpunkt eines neutralen Beobachters einzunehmen. Sie brauchen sie nicht zu verändern, sondern bloß wahrzunehmen. Danach können Sie immer noch entscheiden, ob Sie für die Zukunft anders handeln oder reagieren möchten. Diese Achtsamkeit für sich selbst und die eigenen Gefühle kann helfen, emotionale Intelligenz zu entwickeln und den Umgang mit schwierigen Emotionen zu erleichtern.

Hand aufs Herz

Im Alltag geschehen die meisten Bewegungsabläufe unbewusst. Die folgende, einfache Handgeste kennen Sie sicher. Jeder von uns hat sich ihrer bei starken Gefühlen schon einige Male unbewusst bedient. Nun soll sie Ihnen aber bewusst werden. Die Anwendung dieser Handgeste ist eine zentrale Übung, um sich in leidvollen Situationen Selbstmitgefühl zu schenken. Studien zeigen, dass dies keine esoterische Erfindung ist, sondern ein wirksames Mittel, um emotional stark und widerstandsfähig zu werden.

Ob Sie im Moment sitzen oder stehen, richten Sie Ihren Rücken so gerade wie möglich auf. Schließen Sie Ihre Augen, und legen Sie sanft Ihre rechte Hand auf Ihren Brustkorb. Die Handfläche sollte über dem Herzen liegen. Spüren Sie die Wärme Ihrer Hand auf dem Herzen. Atmen Sie dabei einige Male tief ein und aus. Dieses »Handauflegen« ist eine Geste des Schutzes und signalisiert Ihrem Unterbewusstsein, dass Sie gut auf sich selbst aufpassen. Ein leise gesprochenes Wort, »Ruhe« oder »Stille«, verstärkt im Gehirn das Gefühl der Geborgenheit, das durch diese Geste eintritt.

TÄGLICHER HERZ-IMPULS: Kneipp-Anwendung, Mini-Entspannung und Bewegung

Trockenbürsten

Diese morgendliche Routine ist ausgesprochen stimulierend für das Herz-Kreislauf-System.

> Die Haut wird mit einer festen Naturbürste oder einem Sisalschwamm in kreisenden Bewegungen gebürstet. Das praktische Vorgehen ist wie bei den Waschungen (siehe Seite 229): Sie bürsten von unten nach oben, erst außen, dann innen, zuerst rechts und dann links. Der Körper reagiert darauf mit Wärme, Rötung und Wohlgefühl.

Mini 7: Die Natur betrachten

Untersuchungen haben gezeigt, dass »in der Natur sein« einen positiven Einfluss auf unseren Körper hat. So gibt es in Japan oder Südkorea ärztlich verordnetes »Waldbaden«. Blutdruck, Lungenkapazität und Elastizität der Arterien verbessern sich dadurch deutlich. Waldspaziergänge senken auch die Herzfrequenz, reduzieren die Adrenalinausschüttung und damit den Stresspegel. Bevor Sie die folgende Visualisierung durchführen, wäre es hilfreich, wenn Sie eine reale Naturerfahrung machen würden.

> Schließen Sie für ein paar Minuten die Augen – egal, ob Sie stehen, sitzen oder liegen –, und verbinden Sie sich mit ein paar Atemzügen mit Ihrem Körper. Stellen Sie sich vor Ihrem

inneren Auge einen Garten vor und schlendern Sie darin umher. Nun versuchen Sie, zehn verschiedene Pflanzen in diesem Garten nach und nach zu betrachten. Wie ist die Pflanze beschaffen, welche Farbe hat sie? Wie fassen sich Blätter und Blüten an, welchen Duft verströmen sie? Zum Schluss verabschieden Sie sich von dem Ort in dem Bewusstsein, dass Sie immer wieder im Geist zu ihm zurückkehren können. Atmen Sie tief ein und aus, spüren Sie Ihren Körper, und öffnen Sie die Augen.

(Bewegungs-)Plan B

Ziehen Sie eine Zwischenbilanz, was Sie von den Vorschlägen für mehr Bewegung bereits umsetzen konnten. Welche Hindernisse sind aufgetaucht? Schlechtes Wetter? Zu wenig Zeit? Welche Ausreden hatte Ihr »innerer Schweinehund«?

Stellen Sie für sich einen konkreten »Plan B« auf, der Ihre Ausreden aushebelt. Also zum Beispiel: »Wenn es draußen regnet, dann gehe ich ins Fitnessstudio.« Oder: »Wenn ich die festen Kurstermine für den Yoga-Unterricht nicht einhalten kann, dann suche ich mir einen Kurs im Internet, der unabhängig von Kurszeiten ist.« Finden Sie Gleichgesinnte, die mit Ihnen die Freude an der Bewegung teilen. Lassen Sie sich von den vielfältigen Angeboten im Internet zu kleinen Sport- und Kraftübungen inspirieren, mit denen Sie den Alltag hinter sich lassen können. Lernen Sie, die wiederentdeckte Kraft in Ihrem Körper zu genießen, jeden Tag neu.

Vergessen Sie die **Glücksmomente** nicht!

ERNÄHRUNG: *Süßen Sie mit Bedacht!*

Haushaltszucker unterscheidet sich von fast allen Lebensmitteln durch das Fehlen jeglicher vorteilhafter Inhaltsstoffe. Zudem benötigt er, ebenso wie Auszugsmehl, zu seinem Abbau verschiedene Nährstoffe. Besonders die Vitamine aus der B-Gruppe werden durch einen hohen Zuckerkonsum »aufgebraucht«. Zucker steckt nicht nur in Süßigkeiten, sondern auch in vielen Fertiglebensmitteln wie Würsten, Ketchup, Räucherlachs. Käsecremes oder Salzstangen. Fruktose ist keine Alternative, weil sie eine Fettleber begünstigt. Besonders ungünstig sind industriell zugesetzte Iso-Glukose und der Glukose-Fruktose-Sirup. Sie stehen im Verdacht, auf der Zellebene Schäden hervorzurufen, und sollten strikt gemieden werden. Die Lösung liegt nicht darin, isolierten Zucker durch die gleiche Menge Honig, Sirup oder Süßstoff zu ersetzen, sondern die Schwelle für die Geschmacksempfindung »süß« durch allmähliche Umgewöhnung zu senken.

Kaufen Sie keine Produkte mehr, bei denen Zucker, Glukose oder Fruktose an erster, zweiter oder dritter Stelle bei der Kennzeichnung stehen, also den größten Teil des Inhalts ausmachen. Zucker versteckt sich auch hinter anderen Bezeichnungen. Sie erkennen ihn an der Endung »-ose«. Besonders viel Zucker ist in Frühstückszerealien enthalten, die viele Menschen irrtümlich für gesund halten. Auch Joghurt- und Quarkprodukte sind häufig stark gezuckert. Von chemischen Süßungsmitteln wie zum Beispiel Asparagin oder Phenylalanin raten wir ab. Gehen Sie auch mit kalt geschlagenem Honig, Agaven- oder Birnendicksaft und Ähnlichem sparsam um. Verwenden Sie frisches Obst,

Kompott, eingeweichtes Trockenobst und nur bei Bedarf nicht wärmebehandelten Honig.

Nehmen Sie sich einen Vormittag oder Abend Zeit und entrümpeln Sie Ihre Küche. Werfen Sie weg, was erhebliche Mengen Zucker oder die genannten Sirupe und Süßstoffe enthält. Achten Sie auch auf die Zugaben von sogenannten E-Nummern: Am besten entfernen Sie alle Produkte aus Ihrem Vorrat, die mehr als zwei oder drei chemische Zusatzstoffe neben dem Zucker auf der Kennzeichnungsliste stehen haben.

STRESS REDUZIEREN: *Das verbundene Herz*

In dieser Woche lernen Sie die dritte Entspannungstechnik kennen. Falls Sie mit autogenem Training vertraut sind, können Sie dies statt des folgenden »Body-Scans« durchführen. Der Unterschied liegt darin, dass Sie beim Body-Scan, einem Teil des Achtsamkeitstrainings, nichts gezielt auslösen, sondern den Körper so, wie er sich Ihnen präsentiert, annehmen, ohne etwas beeinflussen zu wollen.

Body-Scan

Mit dieser strukturierten Reise durch Ihren Körper fördern Sie Ihre Fähigkeit zur konzentrierten Selbstwahrnehmung. Dabei nehmen Sie den Körper von den Füßen aufwärts bis zum Scheitel Schritt für Schritt in den Fokus Ihrer Aufmerksamkeit. Obwohl die Aufmerksamkeit bewusst gerichtet und geführt wird, stellt sich eine Tiefenentspannung ein, die erholsamer ist als schlafen. Die Aufmerksamkeit bleibt dabei wach, zugleich entspannen sich Geist und Körper. Ein solcher Zustand wird sonst kaum erreicht. Entweder sind wir wach und stehen unter Spannung, oder wir schlafen und der Körper kann sich entspannen. Wachheit bei gleichzeitigem Entspanntsein ermöglicht es jedoch, in der Gegenwart zu verweilen. In diesem Zustand erlauben wir den selbstregulativen Fähigkeiten von Geist und Körper, wirksam zu werden. Der Geist kann langsam zur Ruhe kommen und wird wieder frei für Kreativität. Damit eng verbunden kann der Körper Muskeln entspannen und Prozesse wie Atmung, Herzschlag, Verdauung und Sexualfunktionen wieder in ihren natürlichen Rhythmus zurückführen.

Legen Sie sich bequem auf den Rücken, decken Sie sich zu. Mit einem bewussten tiefen Ein- und Ausatmen lassen Sie Muskelspannung los. Sie richten Ihre Aufmerksamkeit auf Ihren Körper. Spüren Sie, wie er den Boden berührt. Nehmen Sie die Atembewegungen des Körpers wahr. Lenken Sie dann die Aufmerksamkeit zu den Füßen und den Zehenspitzen. Von dort wandern Sie langsam Schritt für Schritt durch den Körper, ohne ihn zu bewegen. Verweilen Sie mindestens ein bis drei Atemzüge an einer Körperstelle. Es gibt nichts zu erreichen, nur wahrzunehmen. Sie lenken nun Ihre Aufmerksamkeit von den Zehen zu den Fußsohlen, zum Fußrücken und zu den Fußgelenken, dann weiter zu den Unterschenkeln, den Knien und den Oberschenkeln bis zum Becken. Sie nehmen Ihr Gesäß wahr, die Hüften und Leisten. An der Bauchdecke spüren Sie vielleicht die Atembewegungen. Dann tritt der Rücken in den Fokus der Aufmerksamkeit, anschließend der Brustkorb und die Schultern. Sie nehmen Ihre Arme wahr bis zu den Händen und Fingern. Sie spüren den Hals und den Kopf samt Kopfhaut, Stirn, Augenbereich, Schläfen, Wangen, Nase und

Mund. Zum Abschluss lassen Sie die Aufmerksamkeit im gesamten Körperinnern verweilen und spüren, wie der Körperraum sich mit dem Atem verändert. Mit einem bewussten langen Ausatmen beenden Sie die Reise.

Machen Sie diese Übung täglich morgens oder abends. Nur wenn sie regelmäßig praktiziert wird, zeigt sich die erwünschte Wirkung.

Beziehungsnetze

Die Fähigkeit, mit sich selbst liebevoll und ohne kritische Wertung umzugehen, ermöglicht Ihnen, auch anderen in Verbundenheit zu begegnen. Das ist wichtig für Ihre seelische Ausgeglichenheit und damit auch für Ihr Herz! In dieser Woche laden wir Sie deshalb ein, Ihr soziales Netz, Ihre persönlichen Beziehungen näher kennenzulernen. Sie realisieren möglicherweise, dass Sie gar nicht einsam kämpfen, sondern sozial eingebunden sind. Das zeigt Ihnen auch bereits vorhandenes Potenzial für Stressbewältigung und mehr Gesundheit – auch und vor allem für das Herz.

Es gibt Menschen, die viele andere kennen und die sich trotzdem einsam und nicht aufgehoben fühlen. Andere leben alleine und sind damit sehr zufrieden und glücklich. Und es gibt Beziehungen, die nach außen sehr eng und verbunden aussehen, aber bei genauer Betrachtung eine ziemliche Belastung für die Beteiligten darstellen. Es lohnt sich, sich aus der Perspektive der Förderung der Selbstheilungskräfte das soziale Netz anzusehen und sich zu verdeutlichen, wo dessen Stärken und Schwachstellen liegen. Vielleicht helfen Ihnen diese Reflexionen, darüber auch miteinander ins Gespräch zu kommen.

Visualisieren Sie sich Ihr soziales Netz: Ihre Freunde, Ihre Beziehungen, Ihre Kollegen, all die Menschen, mit denen Sie täglich zusammen sind. Zeichnen Sie Ihre Beziehungen auf ein Blatt Papier: Malen Sie einen großen Punkt oder ein Symbol in die Mitte. Das sind Sie selbst. Dann malen Sie die Menschen, die Ihnen nahe sind, in einem intuitiv gewählten Abstand dazu.

Prüfen Sie dann, ob die Abstände stimmen. Vielleicht haben Sie den Wunsch, bestimmte Menschen näher an sich heranzuholen und mehr Zeit mit ihnen zu verbringen? Fragen Sie sich: Gibt es auch Menschen, die Sie belasten, die Ihnen nicht guttun, die Sie weiter wegschieben sollten? Es kann aufschlussreich für Sie sein, Pfeile in beide Richtungen zu zeichnen – von Ihnen zu einer anderen Person und umgekehrt. Auch die Dicke der Pfeile kann variieren. Dies kann Ihnen verdeutlichen, wie viel Energie Sie für eine Beziehung aufwenden und wie viel Zuwendung Sie von einer anderen Person empfangen können.

Was fällt Ihnen auf, wenn Sie Ihr soziales Netz betrachten? Taucht etwas auf, das Ihnen bislang nicht bewusst war? Sind Sie mit Ihrem sozialen Netz zufrieden? Gibt es etwas, das Sie gerne ändern möchten?

TÄGLICHER HERZ-IMPULS: Sauna

Saunabesuche

Zusätzlich zu den täglichen Kneipp-Anwendungen empfehlen wir Ihnen wöchentliche Saunabesuche. Wärme (Sauna: 80–100 Grad, Bio-Sauna 40–60 Grad, Dampfbad 45–65 Grad) weitet die Gefäße, was zu besserer Durchblutung von Körper und Haut führt und deshalb eine deutliche Entlastung für das Herz ist. Bei Herzinsuffizienz sollten Sie die maßvolle Nutzung der Bio-Sauna ausprobieren.

> Bleiben Sie in den ersten Minuten auf den unteren Stufen der Sauna sitzen oder liegen. Machen Sie keine Aufgüsse. Übertreiben Sie die Dauer Ihres Aufenthaltes nicht. Bleiben Sie maximal 20 Minuten. Trinken Sie genug zwischendurch und halten Sie ausreichende Ruhezeiten ein. Wählen Sie moderate Temperaturen statt der Hochleistungssauna mit 100 Grad.
> Nicht in die Sauna gehen sollten Patienten mit bestehender dekompensierter Herzinsuffizienz, instabiler Angina Pectoris, unkontrolliertem Bluthochdruck und Aortenstenose. Wichtig ist bei allen Herzerkrankungen, **kein** kaltes Tauchbad nach der Sauna durchzuführen.

Mini 8: »One Moment Meditation«

Die »One Moment Meditation« (vgl. www.youtube.com/watch?v=F6eFFCi12v8) von Martin Boroson zeigt, wie man in einer Minute oder sogar in noch kürzerer Zeit das gestresste System auf das

Achtsamsein im Moment und damit auf die Entspannungsantwort des Körpers umstellen kann. Ansehen lohnt sich und macht Spaß!

Die Übung besteht darin, sich eine Minute Zeit zu nehmen, wirklich mit Stoppuhr. Eine bequeme aufrechte Haltung im Sitzen ist wichtig. Legen Sie die Hände auf die Oberschenkel, schließen Sie die Augen. Lächeln ist erlaubt! Nun lenken Sie eine Minute lang Ihre gesamte Aufmerksamkeit nur auf die Atmung. Wenn Sie merken, dass Sie an etwas anderes denken, sagen Sie sich »Hm« und kehren einfach wieder zur Atembeobachtung zurück. Dies machen Sie eine Minute lang, nicht länger. Dafür üben Sie täglich so oft wie möglich. Sie werden sehen, die Meditationspause wirkt.

Alltagsbewegung:
Bei der Alltagsbewegung haben wir Sie schon genug strapaziert. Die wenigsten Menschen sind bereit, so viel Zeit für Bewegung in ihrem Leben aufzubringen. Deshalb haben Sie vielleicht Grund, auf sich stolz zu sein: Was haben Sie geschafft?

Für diese Woche verabreden Sie sich verbindlich jeden Tag mit Ihrem Partner, einem Freund oder einem netten Arbeitskollegen und gehen zusammen 30–45 Minuten zügig, aber noch so, dass Sie sich unterhalten können. Verbinden Sie das Gehen mit Gesprächsthemen, die Sie ohnehin abhandeln möchten.

Vergessen Sie die täglichen **Glücksmomente** nicht!

ERNÄHRUNG: *Intervallfasten*

Als Übergang in einen langfristigen herzgesunden Lebensstil bietet sich Intervallfasten an. Es ist einfach zu handhaben. Wir schlagen Ihnen vor, das 16:8-Fasten auszuprobieren. Sie können dabei in acht Stunden zwei oder drei Mahlzeiten essen und für die restlichen 16 Stunden eine Esspause einlegen. Wenn Sie die Nacht miteinbeziehen, ist das gar nicht so lange. Selbstverständlich dürfen Sie trinken: Wasser und ungesüßte Kräutertees, auch Kaffee, aber nichts, was sich im Körper zu Zucker verstoffwechselt. Denn der Punkt beim Intervallfasten ist, dass der Körper seine Energiespeicher in der Leber erschöpft und dann auf Fettverbrennung »umschaltet«. Dabei entstehen gesunde Ketonkörper. Intervallfasten ist unter anderem geeignet, Übergewicht zu reduzieren. Auch die Blutwerte verbessern sich.

STRESS REDUZIEREN: *Das fürsorgliche Herz*

In dieser Woche können Sie den Body-Scan mit wohlwollenden Gedanken und Wertschätzung verbinden, indem Sie jedem Körperteil liebevolle Aufmerksamkeit schenken. Vielleicht bemerken Sie beim Üben, wo Sie sich in Ihrem Körper besonders wohlfühlen. Wenn aber körperliches Unbehagen auftritt, versuchen Sie, sich dem freundlich und liebevoll zu stellen. Wenn es schwierig wird, an einer Stelle zu verweilen, gehen Sie einfach weiter. Üben Sie den Body-Scan mit Wertschätzung und Dankbarkeit für die Leistungen Ihres Körpers.

Selbstfürsorge

In allen philosophischen und religiösen Schriften der Menschheit finden wir immer wieder den Hinweis, dass es zuerst der Selbstfürsorge bedarf, bevor man in guter Art und Weise für andere da sein kann. Die Forderung »Liebe deinen Nächsten wie dich selbst« beschreibt das kurz und bündig. Die Forschung zeigt, dass die Art und Weise, wie man in schwierigen Zeiten über sich selber denkt, Folgen hat für die seelische Ausgeglichenheit und Gesundheit. Menschen mit ausgeprägtem Selbstmitgefühl leiden seltener unter Depressionen und Ängsten, erholen sich schneller und sind dem Leben gegenüber aufgeschlossener und optimistischer. Alles Faktoren, die für Ihre Herzgesundheit essenziell wichtig sind.

> Fragen Sie sich in Situationen, in denen Sie sich selbst kritisieren und ungeduldig sich gegenüber werden, ob Sie nicht auch Verständnis und Wertschätzung für sich selber empfinden könnten. Das klingt banal, ist aber gar nicht so einfach. Unser Gehirn ist so aufgebaut, dass es in Stresssituationen das Problem erkennen und lösen will – und keine Zeit hat für Selbstmitgefühl. Deshalb müssen wir das heilsame Selbstmitgefühl immer wieder gezielt üben.

Spannungsregulation

Je nachdem, wie wir mit uns selbst bei Stress umgehen, reagiert der Körper. Mit dieser Übung wird das spürbar.

> Im Sitzen oder Stehen ballen Sie die Fäuste, ziehen die Arme zum Körper und spannen sie, wie auch den gesamten Körper, mit maximaler Anstrengung und so lange Sie können, an. Was spüren Sie? Die Atmung stockt, das Herz schlägt schneller. Vielleicht spüren Sie sogar Schmerzen. Dann lassen Sie die Anspannung langsam los. Die Atmung fließt wieder, die Muskelspannung im gesamten Körper lässt

nach. Es fühlt sich schon besser an. Drehen Sie die geöffneten Handflächen nach oben. Nun entspannt sich auch das Gesicht und wird weicher. Aber wir sind noch wachsam, da wir nicht wissen, was von außen kommt. Legen Sie beide Hände sanft auf den Brustkorb und spüren dort die Berührung. Die Aufmerksamkeit richtet sich nun nach innen. Sie verbinden sich mit der Atmung und der Berührung am Herzen. Körper und Geist beruhigen sich, und es gibt Raum für Ruhe und Gelassenheit.

Selbstmitgefühlspause

Meist spüren Sie in stressigen Situationen körperlichen Druck, Anspannung oder Unwohlsein. Können Sie das an einer bestimmten Körperstelle wahrnehmen? Wo ist es am deutlichsten spürbar? Die Übung »Selbstmitgefühlspause« (nach Neff & Germer) können Sie immer praktizieren, wenn Sie körperlich oder emotional unter Druck stehen oder wenn Sie bemerken, dass Sie sich gerade selbst innerlich stark verurteilen oder kritisieren.

Sie können dann fürsorglich eine Hand auf diese Körperstelle legen und zu sich selbst sagen: »Das ist schwer« oder »Das tut weh«. Atmen Sie tief ein und aus, erinnern Sie sich daran, dass dies vielen Menschen widerfährt, und sagen dann zu sich: »Anderen Menschen geht es auch so« oder »Ich bin nicht allein«. Mit dem nächsten tiefen Atemzug legen Sie nun Ihre Hände fürsorglich auf Ihr Herz oder auf eine andere Stelle am Körper, wo Sie die Hände als schützend und beruhigend erleben. Dann sagen Sie sich still: »Möge ich wohlwollend und freundlich mit mir selbst umgehen« oder »Möge ich sicher und geborgen sein«.

Nachlese

Wir sind am Ende des 8-Wochen-Programms und des Buches angelangt: Gratulation zu Ihrem Durchhaltevermögen! Nun ist es Zeit, die Bilanz zu ziehen! Zum Abschluss Ihrer Übungswochen können Sie den Selbsttest zu Beginn unseres Programms (Seite 209 ff.) erneut ausfüllen und sich dann ansehen, was sich verändert hat.

Überprüfen Sie auch anhand des Übungstagebuches (siehe Seite 283), ob Sie es in den acht Wochen geschafft haben, aus allen Bereichen etwas in Ihren Alltag zu integrieren. Manches haben Sie bestimmt lieber gemacht als anderes. Aber was hat auch Spaß gemacht? Wo könnten Sie doch noch mehr tun, ohne dass es ein Muss ist? Was haben sich für Hindernisse ergeben? Können Sie diese vielleicht beiseite räumen? Wer könnte Sie dabei unterstützen?

Nun malen Sie wieder die Energiebatterie. Vergleichen Sie Ihren Energiestatus mit dem von vor acht Wochen. Sind Sie zufrieden?

Und zu guter Letzt ...
Nehmen Sie sich für ein paar Atemzüge Zeit und verbinden Sie sich mit Ihren Gefühlen, Ihren Gedanken und Ihrem Körper. Wie fühlen Sie sich jetzt in diesem Moment? Sie haben nun ein 8-Wochen-Programm durchgeführt und vieles ausprobiert.

- Können Sie darauf stolz sein?
- Können Sie sich selbst einmal auf die Schulter klopfen?
- Haben Sie Erkenntnisse gefunden und Erfahrungen gemacht, die Ihnen wertvoll sind?

- Haben Sie ausprobiert, wie es ist, Ihre Gewohnheiten zu verändern?
- Was ist Neues für Sie entstanden?
- Bekommen Sie auch positive Kommentare von Ihren Arbeitskollegen und aus der Familie?
- Gibt es Menschen, die Ihnen auf Ihrem weiteren Weg der Gesundung und der Stärkung Ihrer Selbstheilungskräfte behilflich sein möchten?

Am besten setzen Sie sich mit Ihrem Partner oder Ihrer Partnerin zusammen und fragen, ob eine Veränderung bei Ihnen feststellbar ist. Nehmen Sie selbst die Grenzen Ihrer Belastungsfähigkeit nun besser wahr? Können Sie achtsam innehalten? Haben Sie eine Beziehung zu Ihrem Herzen aufbauen können? Sind Sie bereit, ihm zur Seite zu stehen, es zu schützen und auf seine Signale zu hören?

Dann, so hoffen wir, werden Sie einige der gelernten Übungen in Ihr Leben integrieren und – wenn Sie merken, wie gut diese Ihnen tun – immer mehr davon in Ihrem Alltag praktizieren. Viel Erfolg!

Übungstagebuch

Kopiervorlage für jeden Tag

Kneipp-Anwendungen:

☐ Knie- und Unterschenkelguss

☐ Armbad

☐ Wasser- und Tautreten

☐ Trockenbürsten

☐ Oberkörperwaschung

☐ Armguss

☐ Brustwickel (und Lavendel-Herzauflage)

☐ Saunabesuch

Alltagsentspannung:

☐ Zwerchfellatmung

☐ Versteckte Pausen im Alltag

☐ Gehmeditation

☐ One Moment Meditation

☐ Atem-Zählübungen

☐ Finger-Atmung

☐ Atmen – Lächeln – Innehalten

☐ Die Natur betrachten

Alltagsbewegung:

☐ Spazierengehen (10–45 Minuten)

☐ Treppensteigen

☐ Krafttraining

☐ Walking/Nordic Walking

☐ Moves für zwischendurch

☐ Ausdauertraining (Fahrradfahren, Schwimmen etc.)

Ernährung:

- ☐ Grüne Lebensmittel
- ☐ Ballaststoffe
- ☐ Achtsam essen
- ☐ Reduktion von tierischem Eiweiß/Fett
- ☐ Saisonale und regionale Lebensmittel
- ☐ Die richtigen Öle und Fette
- ☐ Die richtigen Süßungsmittel
- ☐ Intervallfasten

Stressregulation:

- ☐ Progressive Muskelentspannung
- ☐ Heart Coherence™ Technique
- ☐ Spannungsregulation
- ☐ Fantasiereise
- ☐ Atemmeditation
- ☐ Body-Scan
- ☐ Selbstfürsorge
- ☐ Selbstmitgefühlspause

Glücksmomente:

_____

_____

_____

_____

_____

_____

_____

_____

_____

_____

_____

Lebensstil-Impulse	Woche 1	Woche 2	Woche 3	Woch
Täglich wechselnd: Kneipp	Kalter Knie- und Unterschenkel-guss	Kalte Oberkörper-waschung	Kalter Armguss	Kalte Armb
Täglich wechselnd: Herz-Minis	Zwerchfellatmung	Atem-Zählübungen	Versteckte Pausen im Alltag	Finge
Täglich steigernd: Bewegung	10-Minuten-Sprint	10 Minuten gehen, Treppen steigen	30 Minuten gehen, Treppen steigen	30 Mi Trepp Fahrr leicht Kraft
Täglich: Positive Gefühle wahrnehmen	Glücksmomente-Tagebuch	Glücksmomente-Tagebuch	Glücksmomente-Tagebuch	Glück Tage
Immer mehr: Herzgesunde Ernährung	»Grüne« Lebens-mittel, Rezept: Petersilien-Pesto	Lebensmittel saisonal und regional kaufen, nach jeder Haupt-mahlzeit eine Portion Obst	Ballaststoffe, Vollkorn-Rezept: Dobos-Müsli	Achts
Stress-regulation	Progressive Muskelentspannung	Progressive Muskelentspannung	Progressive Muskel-entspannung	Fanta Atem
Impulsthemen	Stress-Selbsttest: Wie herzgesund lebe ich?, Energiebatterie zeichnen	Was bereitet mir Stress?, körperliche, mentale, emotionale und Verhaltens-aspekte von Stress	Flucht- und Kampfreaktion, Entspannungs-reaktion	Halt Acht

Woche 5	Woche 6	Woche 7	Woche 8
…wickel und …del-…uflage	Wasser- und Tautreten	Trockenbürsten	Saunabesuch
…n – Lächeln – …alten	Gehmeditation	Die Natur betrachten	One Moment Meditation
…riges tägliches …gungsprogramm, …ic) Walking	Bisheriges tägliches Bewegungsprogramm, Moves für zwischendurch	Bisheriges tägliches Bewegungsprogramm, Umgang mit Ausreden	Resümee Alltagsbewegung, 30 bis 45 Minuten spazieren gehen mit Gespräch
…smomente-…uch	Glücksmomente-Tagebuch	Glücksmomente-Tagebuch	Glücksmomente-Tagebuch
…ge Öle und Fette, …t: Olivenölbutter	Reduktion von tierischem Eiweiß/Fett	Süßen mit Bedacht	Einführung Intervallfasten
…Coherence™ …ique, Fantasie-…Umgang mit …teilen	Fantasiereise, mit unangenehmen Gefühlen umgehen, Hand aufs Herz	Body-Scan	Body-Scan (noch bis Ende 9. Woche), Mitgefühlspause, Spannungsregulation
…acht der …ken	Gefühle und das Herz	Soziale Unterstützung	Selbstfürsorge, Selbstmitgefühl

Danksagung

Dankbarkeit gehört zur Achtsamkeitspraxis, die an unserer Klinik für Naturheilkunde und Integrative Medizin gepflegt wird. Deshalb möchte ich sie auch hier zum Ausdruck bringen: Wir erfahren täglich, wozu Patienten fähig sind, wenn sie zur Selbstfürsorge motiviert werden. Ich lerne stets dazu, gemeinsam mit ärztlichen Kollegen, Therapeuten und der Pflege, und bin dankbar für diese fruchtbare Teamarbeit, ohne die dieses Buch nicht möglich gewesen wäre.

Besonders hervorheben möchte ich Andreas Michalsen, langjähriges Mitglied in unserem Team und heute Professor für Klinische Naturheilkunde an der Charité Berlin, der wesentliche Impulse für die gemeinsame Forschung zu Fragen der Kardiologie und Lebensstilmedizin gesetzt hat. Ohne die Unterstützung der Alfried Krupp von Bohlen und Halbach-Stiftung sowie der Corona-Stiftung hätten wichtige Forschungsprojekte nicht stattfinden können. Dr. Anna Paul macht als langjährige Mitarbeiterin und Freundin Gesundheit nachhaltig. Sie hat mit der Ernährungswissenschaftlerin Christiane Pithan das inspirierende Herzgesundheitsprogramm erarbeitet. PD Dr. Holger Cramer sicherte als Forschungsleiter die wissenschaftliche Evidenz. Prof. Dr. med. Jost Langhorst, lange leitender Oberarzt bei uns und nun Chefarzt der Klinik für Integrative Medizin und Naturheilkunde am Klinikum Bamberg sowie Lehrstuhlinhaber, arbeitet mit Frau Dr. Petra Klose an der Umsetzung unserer Forschung in den Leitliniengremien. Für ihre Kompetenz und die stets gute Zusammenarbeit bedanke ich mich.

Herzlichen Dank auch für die kollegiale Unterstützung der Herz-Experten Dr. med. Heiko Rath, Arnulf Müller und Dr. med. Ernst Girth. Dem Scorpio Verlag danke ich für seine mutige Unterstützung unserer Visionen einer ganzheitlichen Medizin. Jens Schadendorf hat das Projekt beratend begleitet und Dr. Petra Thorbrietz hat die Essenz unserer Arbeit in diesem Buch auf wunderbare Weise zusammengeführt.

Mein ganz besonderer Dank gilt meiner Frau Karin und meinen Töchtern Aniko und Marika, die mich und meine Arbeit als Familie stets unterstützt, getragen und in vielen Diskussionen bereichert haben.

Quellenverzeichnis

1   Yusuf S et al.: Effect of potentially modifiable risk factors associated with myocardial infarction in 52 countries (the INTERHEART-study): Case-control study. The Lancet. 2004; 364: 937–52.

2   Was muss ein Künstliches Herz können? Aachener Zeitung, 8.6.2017; https://www.aachener-zeitung.de/karlo-clever/was-muss-ein-kuenstliches-herz-koennen_aid-24788269 (letzter Zugriff 4.3.2019).

3   GBD 2017 Mortality Collaborators: Global Health Metrics Global, regional, and national age-sex-specific mortality and life expectancy, 1950–2017. A systematic analysis for the Global Burden of Disease Study. The Lancet. November 10, 2018; Vol. 392.

4   https://www.destatis.de/Europa/DE/Thema/BevoelkerungSoziales/Gesundheit/Gesundheitsausgaben.html (letzter Zugriff 4.3.2019).

5   https://www.destatis.de/DE/ZahlenFakten/GesellschaftStaat/Gesundheit/Todesursachen/Todesursachen.html (letzter Zugriff 4.3.2019).

6   https://www.herzstiftung.de/pressemeldungen_artikel.php?articles_ID=705

7   Ornish D et al.: Can lifestyle changes reverse coronary heart disease? The Lifestyle Heart Trial. The Lancet 1990; 336: 129–133.

8   Greenberg G: What if the Placebo Effect Isn't a Trick? New York Times Magazine. 7.11.2018.

9   Deutscher Herzbericht 2017, hg. von Deutsche Herzstiftung e. V., Frankfurt/Main 2018.

10   https://dgk.org/pressemitteilungen/herzbericht-2016/steigerung-auf-hohem-niveau-deutscher-herzbericht-2016-stellt-der-herz-medizin-ein-gutes-zeugnis-aus/ (letzter Zugriff 23.1.2019).

11   Boden WE et al.: Optimal Medical Therapy with or without PCI for Stable Coronary Disease. N Engl J Med. 2007; 356:1503–1516. doi: 10.1056/NEJMoa070829.

12 Stergiopoulos K, Brown DL: Initial coronary stent implantation with medical therapy vs medical therapy alone for stable coronary artery disease: Meta-analysis of randomized controlled trials. Arch Intern Med. 2012 Feb 27;172(4):312–9. doi: 10.1001/archinternmed.2011.1484.

13 Al-Lamee R et al.: Percutaneous coronary intervention in stable angina (ORBITA): A double-blind, randomized controlled trial The Lancet. January 06, 2018; Volume 391, Iss. 10115, P31–40.

14 Wie 12.

15 Kolata G: »Unbelievable«: Heart Stents Fail to Ease Chest Pain. New York Times. Nov. 2, 2017. https://www.nytimes.com/2017/11/02/health/heart-disease-stents.html (letzter Zugriff 25.1.2019).

16 Jeschke E et al.: Komplikationen und Folgeeingriffe nach koronaren Prozeduren in der klinischen Routine. Eine Ein-Jahres-Follow-up-Analyse auf der Basis von AOK-Routinedaten. Dtsch Med Wochenschr 2013; 138: 570–575.

17 Dobos G, Paul A (Hg.): Mind-Body-Medizin. Integrative Konzepte zur Ressourcenstärkung und Lebensstiländerung. 2. Auflage. Elsevier, München 2019.

18 a) Hall KT, Kaptchuk TJ: Genetic biomarkers of placebo response: What could it mean for future trial design? Clin Investig. 2013 Apr 1;3(4):311–314.
b) Hall KT, Loscalzo J, Kaptchuk TJ: Genetics and the placebo effect: The placebome. Trends Mol Med. 2015 May;21(5):285–94. doi: 10.1016/j. molmed. 2015. 02.009. Epub 2015 Apr 14. Review.
c) Wang RS et al.: Network analysis of the genomic basis of the placebo effect. JCI Insight. 2017 Jun 2;2(11). pii: 93911. doi: 10.1172/jci.insight. 93911

19 https://www.aerztezeitung.de/medizin/krankheiten/herzkreislauf/herzinfarkt/article/946750/studie-herzkatheter-therapie-stabiler-khk-nicht- wirksamer-placebo.html (letzter Zugriff 19.11.2018).

20 Hochman JS et al.: Coronary Intervention for Persistent Occlusion after Myocardial Infarction. N Engl J Med 2006; 355:2395–2407. doi: 10.1056/NEJMoa066139. https://www.nejm.org/doi/full/10.1056/NEJMoa066139 (letzter Zugriff 19.11.2018).

21 Girth E: So schützen Sie Ihr Herz. Wege zu einer menschlichen Kardiologie. ZS-Verlag, München 2014; S. 78.

22 Ibidem, S. 79.

23 Dissmann W, de Ridder M: The soft science of German cardiology. The Lancet. June 8, 2002; Vol. 349.

24 Ibidem.

25 Lukenda J et al.: An Analysis of Cardiologic Interventional Procedures in Croatia between 2010 and 2014: Towards the Establishment of a National Registry. Cardiologia Croatica. 11. 2016;142–150. 10.15836/ccar2016.142.

26 Flachskampf FA et al.: Reimbursement and the practice of cardiology. Journal of the American College of Cardiology 59(17):1561–5 · April 2012; doi: 10.1016/j.jacc.2011.11.058

27 Ibidem.

28 BMBF (Hg.): Herz in Gefahr? Ursachen, Prävention, Therapie – Ergebnisse der Herz-Kreislauf-Forschung. Berlin 3. Auflage, 2015; S. 60.

29 Deutsche Herzstiftung (Hg.): Deutscher Herzbericht 2016. Frankfurt 2016.

30 Yusuf S et al.: Effect of potentially modifiable risk factors associated with myocardial infarction in 52 countries (the INTERHEART study): Case-control study. The Lancet 2004; 364: 937–52.

31 https://www.leitlinien.de/mdb/downloads/nvl/khk/khk-4aufl-vers1-kurz.pdf (letzter Zugriff 25.2.2019).

32 Deutsche Gesellschaft für Kardiologie – Herz- und Kreislaufforschung (Hg.): Leitlinie Risikoadjustierte Prävention von Herz- und Kreislauferkrankungen. https://leitlinien.dgk.org/files/2007_Leitlinie_Risikoadjustierte_Praevention.pdf (letzter Zugriff 23.11.2018).

33   Braun R: Die Heilkraft der Zuwendung. Stern, 24.12.2007; https://
     www.stern.de/gesundheit/medizin-die-heilkraft-der-zuwendung-
     3218578.html (letzter Zugriff 23.11.2018).

34   Unverzagt S u.a.: Verbesserung der Adhärenz bei Herzinsuffizienz.
     Systematisches Review und Metaanalyse zu Interventionen bei me-
     dikamentöser Therapie und Lebensstilmodifikationen. Dtsch Arzt-
     ebl Int. 2016; 113(25): 423–30; doi: 10.3238/arztebl.2016.0423.
     https://www.aerzteblatt.de/archiv/180174/Verbesserung-der-Ad-
     haerenz-bei-Herzinsuffizienz (letzter Zugriff 24.11.2018).

35   https://www.coliquio-insights.de/3-gruende-mangelnde-adhaerenz/
     (letzter Zugriff 24.11.2018).

36   https://www.merckgroup.com/content/dam/web/corporate/non-
     images/press-releases/2018/mar/de/Medisafe-PR-DE.pdf (letzter Zu-
     griff 24.11. 2018).

37   http://de.slideshare.net/GSW_Worldwide/2015-health-
     trends?qid=6c24e 4ed-386f-467c-8f02-fa40c484704a&v=qf1&b=&
     from_search=1

38   Syed SM et al.: The Framingham Heart Study and the Epidemiology
     of Cardiovascular Diseases: A Historical Perspective. The Lancet.
     2014 Mar 15; 383(9921): 999–1008.

39   The Sprint Research Group: A Randomized Trial of Intensive ver-
     sus Standard Blood-Pressure Control. N Engl ˙ Med. 2015;
     373:2103–2116; doi: 10.1056/NEJMoa1511939 (letzter Zugriff
     28.11.2018).

40   https://www.swr.de/odysso/blutdruck-sinnlos-behandelt/-/id...... /
     did....../index.html (letzter Zugriff 10.2.2019).

41   Atasoy S et al.: Association of hypertension cut-off values with 10-
     year cardiovascular mortality and clinical consequences: a real-
     world perspective from the prospective MONICA/KORA study.
     European Heart Journal. 2018; https://doi.org/10.1093/eurheartj/
     ehy694.

42 https://de.statista.com/statistik/daten/studie/283274/umfrage/prognose-des-umsatz-mit-arzneimitteln-nach-therapiegebiet/

43 http://www.fr.de/wirtschaft/valsartan-verunreinigte-blutdrucksenker-a- 1543324

44 https://www.arzneimittel-atlas.de/arzneimittel/c02c09-mittel-bei-hypertonie/meilensteine/ (letzter Zugriff 24.11.2018).

45 Kolata G: How to Lower your Blood Pressure. The New York Times. 15.11.2017; https://www.nytimes.com/2017/11/15/health/blood-pressure-answers.html (letzter Zugriff 29.11.2018).

46 Streit S et al.: Lower blood pressure during antihypertensive treatment is associated with higher all-cause mortality and accelerated cognitive decline in the oldest-old. Data from the Leiden 85-plus Study. Age and Ageing. 1 July 2018; Volume 47, Issue 4, Pages 545–550, https://doi.org/10.1093/ageing/afy072 (letzter Zugriff 28.11.2018).

47 Bundesministerium für Bildung und Forschung (BMBF) (Hg.): Medikamente im Alter: Welche Wirkstoffe sind ungeeignet? Berlin 2018; https://www.bmbf.de/pub/Medikamente_im_Alter.pdf

48 Dibaba DF et al.: The effect of magnesium supplementation on blood pressure in individuals with insulin resistance, prediabetes, or noncommunicable chronic diseases: a meta-analysis of randomized controlled trials. Am J Clin Nutr. 2017 Sep;106(3):921–929. doi: 10.3945/ajcn.117.155291. Epub 2017 Jul 19.

49 Houschyar KS et al.: Effects of phlebotomy-induced reduction of body iron stores on metabolic syndrome: results from a randomized clinical trial. BMC Medicine 2012; 10:54.

50 Zacharski LR et al.: Reduction of iron stores and cardiovascular outcomes in patients with peripheral arterial disease: A randomized controlled trial. JAMA 2007; 297(6): 603–610.

51 Ellervik C et al.: Total and Cause-Specific Mortality by Moderately and Markedly Increased Ferritin Concentrations: General Population Study and Metaanalysis. Clinical Chemistry. August 2014.

52 Michalsen A: Heilen mit der Kraft der Natur, Berlin 2017.

53 Wie 51.

54 Kamhieh-Milz S et al.: Regular blood donation may help in the management of hypertension: An observational study on 292 blood donors. Transfusion. Article first published online: 8 DEC 2015; doi: 10.1111/trf.13428.

55 Flachskampf FA et al.: Randomized trial of acupuncture to lower blood pressure. Circulation. 2007; 115:3121–3129.

56 Michalsen A et al.: Thermal hydrotherapy improves quality of life and hemodynamic function in patients with chronic heart failure. Am Heart J. 2003 Oct;146(4):728–33.

57 Laukkanen T et al.: Sauna bathing is associated with reduced cardiovascular mortality and improves risk prediction in men and women: A prospective cohort study. BMC Medicine. 2018; 16:219
https://doi.org/10.1186/s12916-018-1198-0.

58 Kunutsora SK et al.: Joint associations of sauna bathing and cardiorespiratory fitness on cardiovascular and all-cause mortality risk: A long-term prospective cohort study. Annals of Medicine. 2018; 50:2, 139–146, doi: 10.1080/07853890.2017.1387927.

59 Deutsche Gesellschaft für Kardiologie, Deutsche Hochdruckliga (Hg.): Leitlinien für das Management der arteriellen Hypertonie, 2013. https://www.hochdruckliga.de/tl_files/content/dhl/downloads/2014_Pocket-LeitlinienArterielle_Hypertonie.pdf (letzter Zugriff 29.11.2018).

60 https://www.mayoclinic.org/diseases-conditions/high-blood-pressure/in-depth/high-blood-pressure/art-20045206 (letzter Zugriff 29.11.2018).

61 Hayashi T et al.: Walking to work and the risk for hypertension in men: The Osaka Health Survey. Ann Intern Med. 1999 Jul 6;131(1):21–6.

62 Naska A et al.: Siesta in healthy adults and coronary mortality in the general population. Arch Intern Med. 2007; 167:296–301.

63 Stang A et al.: Midday naps and the risk of coronary artery disease: Results of the Heinz Nixdorf Recall Study. Sleep. 2012 Dec 1;35(12):1705–12. doi: 10.5665/sleep.2248.

64 Kolata G: Why Everything We Know About Salt May Be Wrong. The New York Times. 8.5.2017; www.nytimes.com/2017/05/08/health/salt-healtheffects.html (letzter Zugriff 29.11.2018).

65 https://www.bmel.de/DE/Ernaehrung/GesundeErnaehrung/_Texte/DEGS_Salzstudie.html (letzter Zugriff 29.11.2018).

66 https://www.test.de/Salz-in-Lebensmitteln-Die-groessten-Salzsuender-4348583-4348587/

67 https://www.verbraucherzentrale.de/wissen/lebensmittel/gesundernaehren/salzquellen-hier-versteckt-sich-das-meiste-salz-11381.

68 Strohm D et al.: Salt intake in Germany, health consequences, and resulting recommendations for action. A scientific statement from the German Nutrition Society (DGE). ErnährungsUmschau. 2016; 63(03): 62–70. doi: 10.4455/eu.2016.012 (letzter Zugriff 29.11.2018).

69 https://ec.europa.eu/health/sites/health/files/nutrition_physical_activity/docs/salt_report1_en.pdf.

70 https://www.hochdruckliga.de/nachrichtendetails/items/277.html.

71 Steffen LM et al.: Associations of plant food, dairy product, and meat in-takes with 15-y incidence of elevated blood pressure in young black and white adults: The Coronary Artery Risk Development in Young Adults (CARDIA) Study. Am J Clin Nutr. 2005 Dec; 82(6):1169–77; quiz 1363–4.

72 Appleby PN, Davey GK, Key TJ: Hypertension and blood pressure among meat eaters, fish eaters, vegetarians and vegans in EPIC-Oxford. Public Health Nutr. 2002 Oct; 5(5):645–54.

73 Alexander S et al.: A plant-based diet and hypertension. J Geriatr Cardiol. 2017 May; 14(5): 327–330. doi: 10.11909/j.issn.1671-5411.2017. 05.014.

74 https://www.apotheken-umschau.de/Erhoehte-Bluttfettwerte-Cho-lesterin/Cholesterinwerte-In-Ordnung-oder-zu-hoch-57728_3.html.

75 https://www.dkgd.de/dkgd-presse/fast-zwei-drittel-der-menschen-in-deutschland-haben-gefaehrlich-viel-cholesterin-im-blut.html

76 Steinberg D: History of the Cholesterol Controversy. The Journal of Lipid Research. April 21, 2004; doi: 10.1194/jlr. R400003-JLR200 (letzter Zugriff 12.12.2018).

77 O'Donoghue M et al.: Lipoprotein (a) For Risk Assessment in Patients with Established Coronary Artery Disease. J Am Coll Cardiol. February 18, 2014; 63(6): 520–527. doi: 10.1016/j.jacc.2013.09.042

78 Zheng SL et al.: Association of Aspirin Use for Primary Prevention With Cardiovascular Events and Bleeding Events. A Systematic Review and Meta-analysis. JAMA. 2019;321(3):277–287. doi:10.1001/jama.2018.20578

79 Bavry AA, Elgendy IY, Elbez Y et al.: Aspirin and the risk of cardiovascular events in atherosclerosis patients with and without prior ischemic events. Clin Cardiol. 2017; 40:732–739. https://doi.org/10.1002/clc.22724

80 FDA, 7.9.2015. https://www.fda.gov/Drugs/DrugSafety/ucm451800.htm (letzter Zugriff 29.1.2019).

81 Reynolds A et al.: Carbohydrate quality and human health: a series of systematic reviews and meta-analyses. Elsevier. January 10, 2019; doi: https:// doi.org/10.1016/S0140-6736(18)31809-9.

82 https://www.allgemeinarzt-online.de/journal/a/statine-fuer-al-le-1690715 (letzter Zugriff 29.1.2019).

83 Cholesterol Treatment Trialists' Collaborators: The effects of lowering LDL cholesterol with statin therapy in people at low risk of vascular disease: Meta-analysis of individual data from 27 randomised trials. The Lancet. 2012; 380:581–590. doi:10.1016/S0140-6736(12)60367-5

84 (No authors listed): Randomized trial of cholesterol lowering in 4444 patients with coronary heart disease: The Scandinavian Simvastatin Survival Study (4S). The Lancet. 1994 Nov 19; 344(8934): 1383–9.

85 de Lorgeril M et al.: Mediterranean alpha-linolenic acid-rich diet in secondary prevention of coronary heart disease. The Lancet. 1994 Jun 11; 343(8911):1454–9.

86 DuBroff M, de Lorgeril M: Cholesterol confusion and statin controversy. World J Cardiol. 2015 Jul 26; 7(7): 404–409. doi: 10.4330/wjc. v7.i7.404

87 de Lorgeril M et al.: Mediterranean alpha-linolenic acid-rich diet in secondary prevention of coronary heart disease. The Lancet. 1994; 343:1454–9.

88 Trichopoulou A et al.: Adherence to a mediterranean diet and survival in a Greek population. N Engl J Med. 2003; 348:2599–608.

89 Ballmer PE: Mediterrane Ernährung – Mythen und Fakten. Rev Med Suisse. 2011; volume 7. 185–186.

90 Malhotra A et al.: Br J Sports Med, August 2017, Vol 51, No 15.

91 https://www.sevencountriesstudy.com/ (letzter Zugriff 29.11.2018).

92 Keys A: Coronary heart disease in seven countries. Circulation. 1970; 41(Suppl):1–211.

93 Dobbin V et al.: The Low Fat, Low Cholesterol Diet. Garden City, NY: Doubleday and Company. 1951.

94 Keys A, Keys M: Eat Well and Stay Well. Garden City, NY: Doubleday and Company. 1959.

95 de Souza RJ et al.: Intake of saturated and trans unsaturated fatty acids and risk of all cause mortality, cardiovascular disease and type 2 diabetes: Systematic review and meta-analysis of observational studies. BMJ. 2015; 351: h3978.

96 Richi EB et al.: Health Risks Associated with Meat Consumption: A Review of Epidemiological Studies. Int. J. Vitam. Nutr. Res. 2015; 85 (1–2), 70–78.

97 Micha R, Wallace SK, Mozaffarian D: Red and processed meat consumption and risk of incident coronary heart disease, stroke, and diabetes mellitus. A systematic review and meta-analysis. Circulation. 2010; 121: 2271 – 2283.

98 Greger M: How Not to Die. Entdecken Sie Nahrungsmittel, die Ihr Leben verlängern – und bewiesenermaßen Krankheiten vorbeugen und heilen. Unimedica. 2016.

99 Frankfurter Allgemeine Sonntagszeitung. 3.2.2019.

100 Ferdowsian HR, Barnaard ND: Effects of Plant-Based Diets on Plasma Lipids. The American Journal of Cardiology. October 1, 2009; Volume 104, Issue 7, Pages 947–956.

101 Ornish D: Can lifestyle changes reverse coronary heart disease? The Lifestyle Heart Trial. The Lancet. 1990; 336: 129–133.

102 Gould KL, Ornish D et al.: Changes in myocardial perfusion abnormalities by positron emission tomography after long-term, intense risk factor modification. JAMA. 1995 Sep 20;274(11):894–901.

103 https://nutritionfacts.org/video/how-not-to-die-from-heart-disease/ (letzter Zugriff 23.12.2018).

104 Willich SN et al.: Cardiac risk factors, medication, and recurrent clinical events after acute coronary disease; a prospective cohort study. Eur Heart J. 2001 Feb; 22(4): 307–13.

105 Horne BD et al.: Usefulness of routine periodic fasting to lower risk of coronary artery disease in patients undergoing coronary angiography. Am J Cardiol. 2008 Oct 1;102(7):814–819. doi: 10.1016/j.amjcard.2008.05.021. Epub 2008 Jul 10.

106 Wie 99.

107 Galbete C et al.: Nordic diet, mediterranean diet, and the risk of chronic diseases: The EPIC-Potsdam study. BMC Med. 2018; 16: 99. Published online 2018 Jun 27. doi: 10.1186/s12916-018-1082-y

108 Austel A et al.: Weight loss with a modified mediterranean type diet using fat modification – a randomized controlled trial. Eur J Clin Nutr. 2015; 69 (8): 878–884.

109 Ellrott T: »New German Diet«? Das Konzept einer lokal adaptierten Mediterranen Diät zur Gewichtsreduktion. Moderne Ernährung Heute. 3/2017; S. 2–7. https://www.bdsi.de/fileadmin/redaktion/ Wissenschaftlicher_Pressedienst/WPD_03-2017.pdf (letzter Zugriff 31.1.2019).

110 Średnicka-Tober D et al.: Composition differences between organic and conventional meat: A systematic literature review and meta-analysis. British Journal of Nutrition. 2016; 115(6), 994–1011. doi:10.1017/S000711 4515005073

111 DGE: Trans-Fettsäuren und ihr Einfluss auf die Gesundheit. https:// www.dge.de/wissenschaft/weitere-publikationen/fachinformatio-nen/trans-fettsaeuren/ (letzter Zugriff 31.1.2019).

112 Michalsen A: Mit Ernährung heilen. Insel, 2019; S. 66 f.

113 Ibidem, S. 70.

114 Briggs ADM et al.: A statin a day keeps the doctor away: Comparative proverb assessment modelling study. British Medical Journal. 17. December 2013; doi: 10.1136/bmj.f 7267

115 Chai SC et al.: Daily apple versus dried plum: Impact on cardiovascular disease risk factors in postmenopausal women. J Acad Nutr Diet. 2012 Aug;112(8):1158–68. doi: 10.1016/j.jand.2012.05.005

116 Katzmarzyk PT, Lee I-M: Sedentary behaviour and life expectancy in the USA: a cause-deleted life table analysis. BMJ Open. 2012; Volume 2, Issue 4 http://dx.doi.org/10.1136/bmjopen-2012-000828

117 Lee I-M et al.: Effect of physical inactivity on major non-communicable diseases worldwide: an analysis of burden of disease and life expectancy. The Lancet. 2012 Jul 21;380(9838):219–29. doi: 10.1016/S0140-6736(12) 61031-9

118 https://www.sport.mri.tum.de/files/content/presse/presseveroef-fentlichungen/Sportmedizin%20TUM_TZ_18-12-2018.pdf (letzter Zugriff 23. 12.2018).

119 Wie 115.

120 https://www.health.harvard.edu/heart-health/the-best-heart-healthy-workouts-for-your-60s-70s-and-80s (letzter Zugriff 6.2.2019).

121 Tikkanen E et al.: Associations of Fitness, Physical Activity, Strength, and Genetic Risk With Cardiovascular Disease. Longitudinal Analyses in the UK Biobank Study. Circulation. 9 Apr 2018; 137:2583–2591.

122 Hollmann S: Sportmedizin, Schattauer 2009.

123 Wislöff U et al.: Superior Cardiovascular Effect of Aerobic Interval Training Versus Moderate Continuous Training in Heart Failure Patients. A Randomized Study. Circulation. 2007; 115:3086–3094.

124 Hambrecht R et al.: Percutaneous coronary angioplasty compared with exercise training in patients with stable coronary artery disease: A randomized trial. Circulation. 2004 Mar 23;109(11):1371–8. Epub 2004 Mar 8.

125 Whellan DJ et al.: Heart Failure and controlled trial investigating outcomes of Exercise training (HF-ACTION): Design and rationale. Am Heart J. 2007 Feb;153(2):201–11.

126 https://dgk.org/pressemitteilungen/herzbericht-2016/herzinsuffizienz-immer-mehr-betroffene-bessere-therapien-senken-die-sterblichkeit/

127 (Empfohlen für Patienten mit einer stabilen Herzschwäche Stadium II bis III nach NYHA).

128 https://www.aerzteblatt.de/nachrichten/83137/Koerperliches-Training-bei-Herzinsuffizienz-nicht-vernachlaessigen.

129 Langenbach J: Stickstoffmonoxid: Hüter von Herz und Hirn. Die Presse. 2.4.2016.

130 North TE et al.: Hematopoietic stem cell development is dependent on blood flow. Cell. 2009; 137(4):736–748.

131 Calvert JW et al.: Exercise Protects Against Myocardial Ischemia–Reperfusion Injury via Stimulation of β3-Adrenergic Receptors and Increased Nitric Oxide Signaling: Role of Nitrite and Nitrosothiols.

Circulation Research. 2011; 108:1413. Originally published in June 10, 2011.

132 Roberts WO et al.: Fifty Men, 3510 Marathons, Cardiac Risk Factors, and Coronary Artery Calcium Scores. Med Sci Sports Exerc. 2017 Dec; 49 (12):2369–2373. doi: 10.1249/MSS.0000000000001373

133 Kröger K et al.: Carotid and peripheral atherosclerosis in male marathon runners. Med Sci Sports Exerc. 2011 Jul; 43(7):1142–7. doi: 10.1249/MSS.0b013e3182098a51

134 Mons U, Hahmann H, Hermann B: A reverse J-shaped association of leisure time physical activity with prognosis in patients with stable coronary heart disease: Evidence from a large cohort with repeated measurements. Heart. 2014; doi: 10.1136/heartjnl-2013-305242

135 Drca N: Atrial Fibrillation and Lifestyle Factors with Focus on Physical Activity and Alcohol Consumption. Department of Medicine, Huddinge, Unit of Heart and Lug Dieeases. Karolinska Institutet, Stockholm 2017. https://openarchive.ki.se/xmlui/bitstream/handle/10616/45501/Thesis_Nikola_Drca.pdf?sequence=3 (letzter Zugriff 5.2.2019).

136 Vaughn WB et al.: Fitness vs. Fatness on All-Cause Mortality: A Meta-Analysis. Progress in Cardiovascular Diseases. Elseiver. 2014; 382–390. https://doi.org/10.1016/j.pcad.2013.09.002 (letzter Zugriff 25.12.2018).

137 Mosley M: Forget walking 10,000 steps a day. BBC. 31.1.2018. https://www.bbc.com/news/health-42864061 (letzter Zugriff 25.12.2018).

138 Bassett DR et al.: Physical Activity in an Old Order Amish Community. Medicine & Science in Sports & Exercise. January 2004; 36(1):79-85. doi: 10.1249/01.MSS.0000106184.71258.32. PMID: 14707772

139 Taniguchi A et al.: Effect of physical training on insulin sensitivity in Japanese type 2 diabetic patients: Role of serum triglyceride levels. Diabetes Care. 2000; 23:857–858.

140 Tudor-Locke C et al.: How fast is fast enough? Walking cadence (steps/min) as a practical estimate of intensity in adults: A narrative review. British Journal of Sports Medicine, Volume 52, Iss. 12. 2018; 52:776–788. https://bjsm.bmj.com/content/52/12/776 (letzter Zugriff 25.12.2019).

141 Cannon WB: The Wisdom of the Body. London 1932.

142 Selye H: The General Adaptation Syndrome and the Diseases of Adaptation. Journal of Clinical Endocrinology. 1946;6(no. 2):119–131.

143 Sapolsky RM: Why Zebras don't get ulcers. Holt Paperback. 2004.

144 Rosengren A, Hawken S, Ounpuu S et al.: Association of psychosocial risk factors with risk of acute myocardial infarction in 11 119 cases and 13 648 controls from 52 countries (the INTERHEART study): case-control study. The Lancet. 2004; 364: 953–962.

145 Taggert P et al.: Anger, Emotion, and Arrhythmias: from Brain to Heart. Front Physiol. 2011; 2: 67. Published online 2011 Oct 19. doi: 10.3389/fphys.2011.00067

146 McManus et al.: Alcohol Consumption, Left Atrial Diameter, and Atrial Fibrillation. Journal of the American Heart Association. 2016;5: e004060.

147 https://www.zdf.de/politik/frontal-21/riskanter-eingriff-am-herzen-100.html (letzter Zugriff 7.2.2019).

148 Lakkireddy D, Atkins D, Pillarisetti J, Ryschon K, Bommana S, et al.: (2013) Effect of yoga on arrhytmia burden, anxiety, depression, and quality of life in paroxysmal atrial fibrillation: The yoga my heart study. J Am Coll Cardiol 61: 1177–1182.

149 Can a Broken Heart Really Kill You? Understanding the Link between Depression and Heart Disease. Association of Accredited Naturopathic Medical Colleges. 2016. https://aanmc.org/news/can-broken-heart-kill-understanding-link-between-depression-heart-disease/ (letzter Zugriff 27.12.2018).

150 Ibidem.

151 Carey IM et al.: Increased Risk of Acute Cardiovascular Events After Partner Bereavement A Matched Cohort Study. JAMA Intern Med. 2014;174(4):598–605. doi:10.1001/jamainternmed.2013.14558 (letzter Zugriff 27.12.2018).

152 Long, bad marriages really do break hearts. https://www.futurity.org/marriage-heart-health-807332/ (letzter Zugriff 27.12.2018).

153 Valtorta NK et al.: Loneliness and social isolation as risk factors for coronary heart disease and stroke: Systematic review and metaanalysis of longitudinal observational studies. Heart. 2016; 102:1009–1016. doi:10.1136/heartjnl-2015-308790

154 Scientists are working on a pill for loneliness. The Guardian. 26.1.2019.

155 Wilbert-Lampen U et al.: Cardiovascular events during World Cup soccer. N Engl J Med. 2008 Jan 31;358(5):475–83. doi: 10.1056/NEJMoa0707427.

156 Moman A M et al.: Christmas, national holidays, sport events, and time factors as triggers of acute myocardial infarction: SWEDEHEART observational study 1998–2013. BMJ. 2018; 363. doi: https://doi.org/10.1136/bmj.k4811

157 Sato M et al.: Increased Incidence of Transient Left Ventricular Apical Ballooning (So-Called ›Takotsubo‹ Cardiomyopathy) After the Mid-Niigata Prefecture Earthquake. Circ J. 2006; 70:947–953.

158 Eitel I et al.: Genome-wide association study in Takotsubo syndrome – preliminary results and future directions. Clin Res Cardiol 106, Suppl. 1 April 2017.

159 Bot I, Kuiper J: Stressed brain, stressed heart? The Lancet. January 11, 2017. doi: https://doi.org/10.1016/S0140-6736(17)30044-2

160 Tawakol A et al.: Relation between resting amygdala activity and cardiovascular events: A longitudinal and cohort study. The Lancet. January 11, 2017. http://dx.doi.org/10.1016/S0140-6736(16)31714-7

161 Rosengren A et al.: Association of psychosocial risk factors with risk of acute myocardial infarction in 11 119 cases and 13 648 con-

trols from 52 countries (the INTERHEART study): Case-control study. Lancet. 2004; 364:953–62.

162 Dorsch F, Strohmer J: Dorsch – Lexikon der Psychologie. https://portal.hogrefe.com/dorsch/typ-d-persoenlichkeit (letzter Zugriff 1.1.2019).

163 O'Connor A: How Emotions Can Effect the Heart. The New York Times. 30.10.2018.

164 Hare D et al.: Depression and cardiovascular disease: A clinical review. European Heart Journal, Volume 35, Issue 21. Pages 1365–1372. 1 June 2014. https://doi.org/10.1093/eurheartj/eht462

165 Agelink MW et al.: Komorbidität zwischen kardiovaskulären Erkrankungen und Depressionen. Deutsche Medizinische Wochenschrift. 2004; 129 (13): 697–700.

166 Agelink MW, Boz C, Ullrich H, Andrich J: Relationship between major depression and heart rate variability. Clinical consequences and implications for antidepressive treatment. Psychiatry Res. 2002; 113:139–149.

167 Kuehl LK, Penninx BW, Otte C: Depression: Risk factor for cardiovascular disease. Nervenarzt. 2012;83(11):1379–1384.

168 Mezuk B, Eaton WW, Albrecht S, Golden SH: Depression and type 2 diabetes over the lifespan: A meta-analysis. Diabetes Care. 2008; 31(12):2383–90.

169 https://heartandsoulstudy.ucsf.edu/ (letzter Zugriff 2.1.2019).

170 Wie 162.

171 Richards SH et al.: Psychological interventions for coronary heart disease. Cochrane Database Syst. Rev. Published by JohnWiley & Sons, Ltd. 28 Apr 2017; 4:CD002902

172 https://www.health.harvard.edu/heart-health/depression-and-heart-disease-a-two-way-street (letzter Zugriff 23.2.2019).

173 Lakkireddy D et al.: Effect of yoga on arrhythmia burden, anxiety, depression, and quality of life in paroxysmal atrial fibrillation: the

YOGA My Heart study. J.Am.Coll. Cardiol. 2013. doi: 10.1016/j. jacc.1012.11.060

174 https://www.hopkinsmedicine.org/health/healthy_heart/move_more/the-yoga-heart-connection (letzter Zugriff 9.2.2019).

175 Bridges L, Sharma M: The Efficacy of Yoga as a Form of Treatment for Depression. J Evid Based Complementary Altern Med. 2017 Oct; 22(4): 1017–1028. Published online 2017 Jun 30. doi: 10.1177/2156587217715927

176 Cramer H et al.: Yoga for depression: A systematic review and meta-analysis. Depress Anxiety. 2013 Nov;30(11):1068–83. doi: 10.1002/da.22166. Epub 2013 Aug 6.

177 Parswani MJ et al.: Mindfulness-based stress reduction program in coronary heart disease: A randomized control trial. Int J Yoga. 2013 Jul–Dec; 6(2): 111–117. doi: 10.4103/0973-6131.113405

178 Piet J, Hougaard E: The effect of mindfulness-based cognitive therapy for prevention of relapse in recurrent major depressive disorder: a systematic review and meta-analysis. Clin Psychol Rev. 2011 Aug;31(6):1032–40. doi: 10.1016/j.cpr.2011.05.002. Epub 2011 May 15.

179 https://www.mskcc.org/cancer-care/integrative-medicine/herbs/st-john-wort

180 Hou WA et al.: Treatment Effects of Massage Therapy in Depressed People: A Meta-Analysis. Clin Psychiatry 2010;71(7):894–901. doi:10.4088/JCP. 09r05 009blu

181 Blumenthal JA et al.: Is exercise a viable treatment for depression? ACSMs Health Fit J. 2012 July/August; 16(4): 14–21. doi: 10.1249/01.FIT. 0000 416000.09526.eb

182 Latif WA et al.: Omega-3 fatty acids and the treatment of depression: a review of scientific evidence. Integr Med Res. 2015 Sep; 4(3): 132–141. Published online 2015 Jul 15. doi: 10.1016/j.imr.2015.07.003

183 Greenwood B et al.: Patient–physician gender concordance and increased mortality among female heart attack patients. PNAS. Au-

gust 21, 2018; 115 (34) 8569–8574; published ahead of print August 6, 2018. https://doi.org/10.1073/pnas.1800097115

184 https://www.aerzteblatt.de/nachrichten/96972

185 https://de.statista.com/statistik/daten/studie/158849/umfrage/aerzte-nach-taetigkeitsbereichen-in-deutschland/ (letzter Zugriff 10.2.2019).

186 https://www.herzstiftung.de/pressemeldungen_artikel.php?articles_ID=830

187 https://www.herzbewusst.de/risikofaktoren-herzinfarkt (letzter Zugriff 10.2.2019).

188 Dollinger M: Hormonersatztherapie: Risiko für Herzinfarkt. Bayern 2. 12.3.2018. https://www.br.de/radio/bayern2/hormonersatztherapie-risiko-fuer-herzinfarkt-100.html (letzter Zugriff 27.12.2018).

189 AWMF/Bundesärztekammer/KBV: Nationale Versorgungsleitlinie: Chronische KHK. https://www.awmf.org/uploads/tx_szleitlinien/nvl-004l_S3_KHK_2016-02.pdf (letzter Zugriff 19.2.2019).

190 Donohue D, Movahed MR: Clinical characteristics, demographics and prognosis of transient left ventricular apical ballooning syndrome. Heart Fail Rev. 2005; 10:311–316. PMID 16583130.

191 https://www.aerztezeitung.de/medizin/krankheiten/herzkreislauf/article/944864/takotsubo-syndrom-erfolg-forschung-broken-heart-syndrom.html (letzter Zugriff 10.2.2019).

192 Regitz-Zagrosek V. auf YouTube: https://www.youtube.com/watch?v=Lhpz lngkwdI
https://www.zeit.de/2017/22/geschlechter-medizin-maenner-frauen-medikamente-unterschiede/komplettansicht (letzter Zugriff 13.2.2019).

194 Regitz-Zagrosek V, Espinola-Klein C: Schlagen Frauenherzen anders? Geschlechtsunterschiede in Manifestation, Diagnostik und Therapie der koronaren Herzkrankheit. Kardiologie up2date 2. 2006; OE2006 OEDOI 10.1055/s-2006-944799

195 Schulman KA et al.: The Effect of Race and Gender on Physicians' Recommendations for Cardiac Catheterization. NEJM Volume 340 Number 8. Feb 25 1999; 340(8):618–26.

196 Luy M: Warum Frauen länger leben: Erkenntnisse aus einem Vergleich von Kloster- und Allgemeinbevölkerung (Materialien zur Bevölkerungswissenschaft, 106). Bundesinstitut für Bevölkerungsforschung (BIB). 2002. https://nbn-resolving.org/urn:nbn:de:0168-ssoar-333988

197 Heinrich C: Bin ich anders krank als du? DIE ZEIT. 23. Mai 2017. https://www.zeit.de/2017/22/geschlechter-medizin-maenner-frauen-medikamente-unterschiede/komplettansicht (letzter Zugriff 13.2.2019).

198 Brown W, Pavey T, Bauman AE: Comparing population attributable risks for heart disease across the adult lifespan in women. British Journal of Sports Medicine. 2015; Volume 49, Issue 16.

199 https://www.herzstiftung.de/pressemeldungen_artikel.php?articles_ID=830

Register

Unsere Leseempfehlung

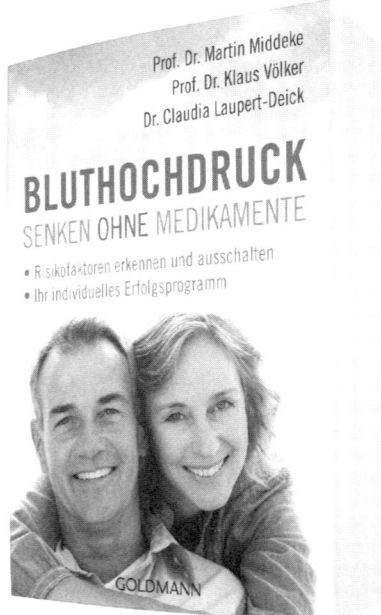

384 Seiten

Bluthochdruck schadet der Gesundheit und verkürzt das Leben, wenn er nicht behandelt wird. Aber auch ohne die tägliche Einnahme von Medikamenten kann jeder viel dazu beitragen, die eigenen Werte zu verbessern. In diesem Buch werden der beste Schutz und die beste Behandlung ohne Medikamente beschrieben – mit einem auf Bewegung und gesunder Ernährung basierenden Erfolgsprogramm, das Ihren Blutdruck dauerhaft senkt.

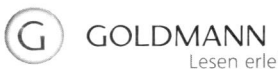